reinhardt

mensch & tier

Rainer Wohlfarth • Bettina Mutschler

Praxis der hundegestützten Therapie

Grundlagen und Anwendung

Mit zahlreichen Abbildungen

4., aktualisierte Auflage

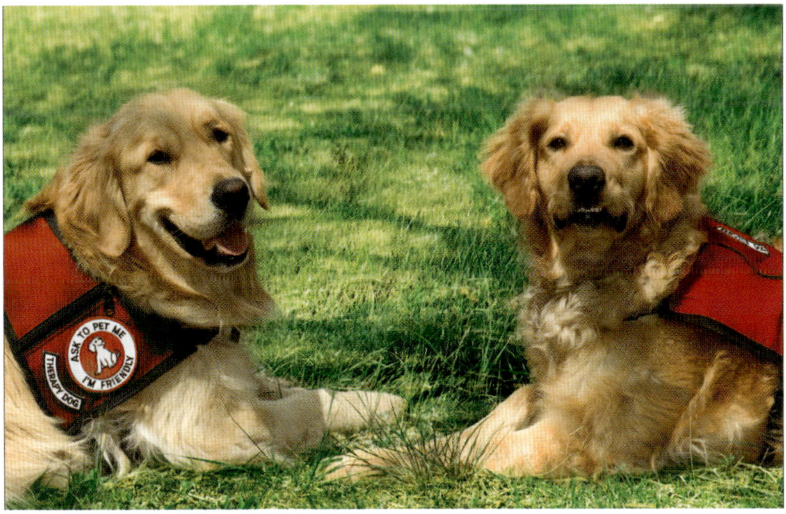

Ernst Reinhardt Verlag München

Dr. Rainer Wohlfarth, psychologischer Psychotherapeut, ist akademischer Mitarbeiter der Pädagogischen Hochschule in Freiburg. Er arbeitet in eigener Praxis, leitet Ani.Motion, das Institut für tiergestützte Therapie in Sasbachwalden, und ist Vizepräsident der „International Society of Animal-Assisted Therapy" (ISAAT).

Bettina Mutschler ist Spezialistin für tiergestützte Therapie. Als Coach setzt sie Hund und Esel in ihrer täglichen Arbeit mit ihren Klienten ein. Außerdem gibt sie deutschlandweit Seminare und bildet Therapiebegleithunde-Teams aus. Weitere Informationen unter: www.animotion-institut.de und www.wohlfarth-mutschler.de

Bibliografische Information der Deutschen Nationalbibliothek

Die Deutsche Nationalbibliothek verzeichnet diese Publikation in der Deutschen Nationalbibliografie; detaillierte bibliografische Daten sind im Internet über <http://dnb.d-nb.de> abrufbar.

ISBN 978-3-497-03135-1 (Print)
ISBN 978-3-497-61602-2 (PDF-E-Book)
ISBN 978-3-497-61603-9 (EPUB)

4., aktualisierte Auflage

Printed in EU
Coverbild: © iStock.com/Shelley Dennis
Satz: FELSBERG Satz & Layout, Göttingen

Ernst Reinhardt Verlag, Kemnatenstr. 46, D-80639 München
Net: www.reinhardt-verlag.de E-Mail: info@reinhardt-verlag.de

Inhalt

Vorwort

Tiergestützte Therapie ist „IN". In zahlreichen Zeitschriften und selbst zur Primetime im Fernsehen wird darüber berichtet sowie in vielen Internetforen darüber diskutiert. Durch die verstärkte mediale Aufmerksamkeit werden Hunde oft als „Wundermittel" angesehen, das sie nicht sind. Viele schwarze Schafe – wobei wir den echten Schafen hier grob unrecht tun – tummeln sich auf diesem Markt. Sie versprechen Heilung, wo es keine Heilung geben kann und was wir besonders schlimm finden: Es wird wenig darauf geachtet, wie es den Hunden dabei geht. Therapeuten werden Aus- und Weiterbildungen zwischen günstig und unbezahlbar, von einem Wochenende bis zur Dauer von mehr als zwei Jahren angeboten. Daher ist die Frage „Wie muss die Mensch-Hund Beziehung gestaltet sein, dass wir Hunde ethisch vertretbar als Co-Therapeuten einsetzen dürfen?" zu einem Lebensthema für uns geworden.

„Hunde als Begleiter in der Therapie: Traumtänzerei, Tierquälerei oder sinnvoller Einsatz?" Mit diesem Buch möchten wir diese Frage beantworten und haben daher unsere Erfahrungen, unsere Einsichten und Ideen sowie unsere Haltung zusammengefasst. Manches an unserer Haltung mag ungewöhnlich sein, manches irritieren und manches unbequem erscheinen. Aber lassen Sie sich nicht abschrecken. Der Neurobiologe Gerald Hüther (2014) spricht davon, dass immer die Irritation, das Verstörende, das Unbequeme der Ausgangspunkt, der Motor und die Triebfeder für jede neue Entdeckung, jede neue Erkenntnis und für jede neue Sicht auf die Dinge sind. Wir möchten Sie daher einladen, unsere Haltung kennenzulernen, kritisch zu hinterfragen und eine eigene Haltung dazu zu entwickeln. Über tiergestützte Therapie mit Hunden kann man manches lesen und man kann sich vieles aneignen. Das Wichtigste aus unserer Sicht ist jedoch, eine eigene Haltung zu seiner Arbeit, seinen Klienten und seinem Hund sowie der gemeinsamen Arbeit zu entwickeln.

In dieses Buch sind eigene wissenschaftliche Erkenntnisse und praktische Erfahrungen eingeflossen. Aber nicht nur: Wir haben von interessanten Diskussionen mit den Teilnehmenden und Referierenden unserer Fortbildungen profitiert und konnten durch zahlreiche Supervisionen tiergestützter Arbeit vielfältige Einblicke in unterschiedlichste Arbeitsfelder gewinnen. Auch die Mitarbeit in verschiedenen Projekten zu tiergestützten Interventionen hat unseren Blick geweitet und neue Sichtweisen vermittelt. Viele wichtige Ideen, Hinweise und Anregungen – ohne diese im Buch jeweils kenntlich gemacht zu haben – stammen von: Andrea Beetz, Karin Hediger, Susanna Haitzer, Antigone Kiefner, Diana Ladner, Jan Nijboer, Erhard Olbrich, Lisa Ott, Wedigo von Wedel, Karin Jansen sowie unseren norwegischen Kolleginnen Line Sandstedt und Mari-Louise Asp. Herzlichen Dank! Wir danken auch den vielen anderen, die uns auf unserem Weg – wissenschaftlich wie praktisch – bisher begleitet haben.

Dieses Buch wäre ohne unsere verstorbene Schafpudelhündin Ayla nie geschrieben worden. Ihre kreative Persönlichkeit hat uns erst dazu gebracht, uns mit dem Verhalten von Hunden intensiv auseinanderzusetzen. Seit einigen Jahren bereichert nun Thimba unser Leben. Sie ist eine zurückhaltende und doch selbstsichere Barbethündin, die Talent und Freude hat, mit uns therapeutisch zu arbeiten.

Nun geht das Buch bereits in die vierte Auflage. Über den breiten Anklang sind wir sehr erfreut, zeigt dies doch, dass wir eine bestehende Lücke in dem Angebot an Büchern zum Thema tiergestützte Interventionen haben füllen können. Anlässlich der Überarbeitung des Textes waren zwar keine tiefgreifenden Eingriffe in die Struktur des Buches notwendig, wohl aber umfangreiche Aktualisierungen und inhaltliche Neuausrichtungen. Außerdem wurde die Sammlung der zusätzlichen Online-Materialien nochmals erweitert.

Wir hoffen, dass dieses Buch weiterhin Inspiration sein kann für einen kreativen, ehrlichen und reflektierten Umgang mit unseren Hunden, welche einen großen Schatz als therapeutisches Medium darstellen.

1 Einleitung

Streicheln, Kuscheln, Nähe zulassen: Der Kontakt zu Hunden kann Menschen helfen, Ängste abzubauen und Nähe zuzulassen. Mit einem psychisch kranken Menschen Kontakt aufzunehmen, ist selbst für uns Therapeuten nicht so einfach. Wenn während der Sitzung jedoch ein netter Hund um den Klienten herumtollt, ihn aus braunen Knopfaugen anschaut und signalisiert: „Streichle mich", kann dies die Situation deutlich entspannen.

Aus der Neurobiologie wissen wir heute auch, dass neue Erfahrungen in neuronalen Netzen, den Datenautobahnen unseres Gehirns gespeichert werden und jede neue Erfahrung die Landkarte unseres Gehirns verändert. Und hier sind Tiere ganz besonders wirksam, denn sie schaffen einen kreativen Erfahrungsraum, der es erleichtert, neue Erfahrungen zu machen, gleichsam unsere neuronalen Netzwerke umzuprogrammieren und unsere individuellen Landkarten im Gehirn zu verändern.

Neuronale Netzwerke knüpfen sich dann, und nur dann besonders gut um, wenn wir Verdichtungserlebnisse machen, also gleichzeitig mehrere Hirnareale angeregt werden. Diese Erlebnisse sind dann besonders wirksam, wenn sie in einem positiven Kontext, also zum Beispiel in guten Beziehungen, erfahrbar werden, wie sie Klienten mit Therapiebegleithunden erleben können.

Normalerweise arbeitet der Therapeut mit dem Klienten in einer Zweierbeziehung, das kann manchmal langweilig und ermüdend sein. Durch den Einbezug eines Tieres wird dies aufgebrochen, weil eine Dreierbeziehung entsteht. Und dies kann nicht zu gering geschätzt werden. Mit einem tierischen Co-Therapeuten tauchen wir in eine andere Atmosphäre im Therapieraum ein. Denn Tiere setzen die Klienten nicht unter Leistungsdruck, verurteilen sie nicht für ihre Probleme und Schwierigkeiten, für ihre Lebensweise und dass sie nicht der Norm entsprechen. Sie haben keine Meinung über sie. In der Erweiterung der Therapie um einen tierischen Kollegen entsteht ein neuer psychischer Raum, der die Therapie grundsätzlich verändert. Denn der neu entstandene Raum wird nun von drei Lebewesen beeinflusst und

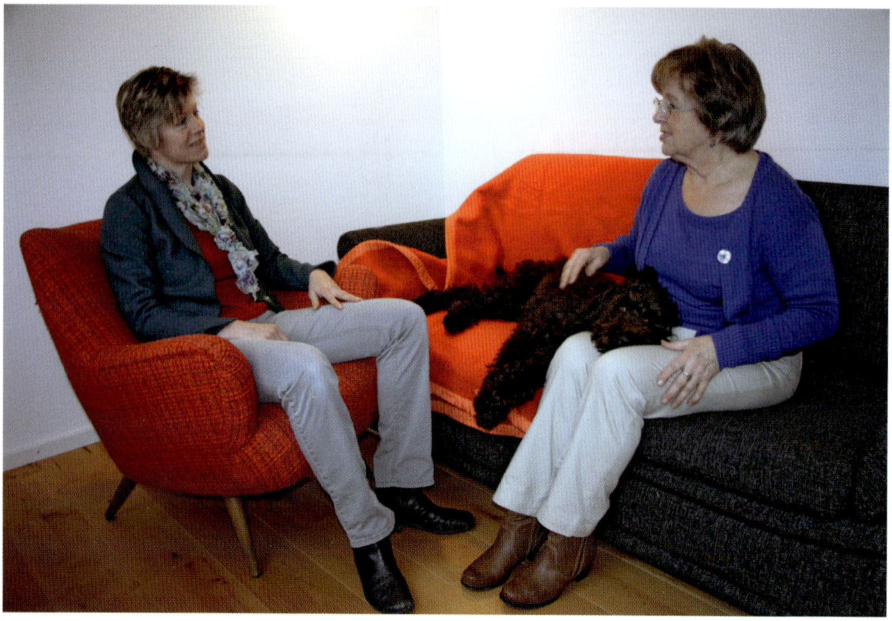

Abb. 1: Das Wissen, mit Thimba kuscheln zu dürfen, motiviert, in die Therapie zu kommen.

geformt – vom Therapeuten, dem Tier und dem Klienten. Das therapeutische Setting wird aber nur spannender, wenn das Tier tatsächlich als eigenständiges Du anerkannt wird und es auf seine tierspezifische Art Kontakt zum Klienten aufnehmen kann.

Durch Anwesenheit eines Hundes wird der diagnostische und therapeutische Prozess dynamischer, vielschichtiger und kreativer. Es wird zu einem komplexen Spiel von agieren, beobachten, reagieren, beeinflussen, reflektieren. Der Klient kann uns in unserem Umgang mit dem Tier beobachten und daraus lernen. Auch kann er im Kontakt mit dem Tier unterschiedliche Verhaltensweisen ausprobieren und sehen, welche erfolgreich sind, um sein Ziel zu erreichen. Und schließlich können wir und der Klient das Tier beobachten und sein Verhalten als Modell aufgreifen.

Vielschichtiger wird es aber auch aus einem weiteren Grund: Während der normalen Therapiesitzungen ist der Therapeut derjenige, der die Situation lenkt und leitet und letztlich alle Macht besitzt. Durch die Anwesenheit eines Tieres wird dieses Machtgefälle aufgehoben. Teilweise wird dem Klienten sogar das Gefühl gegeben, die Fäden in der Hand zu halten und gleichsam Herr der Lage zu sein.

Unsere Arbeit zeigt noch einen weiteren Aspekt: Tiere wirken nicht nur für ihre Besitzer als Ruhepol und Wohlfühloase, sondern auch für viele unserer Klienten. Wenn Thimba im Therapieraum ist, dann huscht vielen Klienten ein Lächeln über das Gesicht. Wenn sie Thimba streicheln, wird ihr Gehirn sehr wahrscheinlich von Wohlfühlhormonen geduscht, wodurch Stress und Angst zurückgedrängt werden. Und dass Thimba auf sie zugeht und Kontakt sucht, vermittelt ihnen das Gefühl von Akzeptanz und Zugehörigkeit. Hunde helfen Klienten daher einfacher und schneller in den beschriebenen kreativen und spannenden Erlebnisraum eintreten zu können.

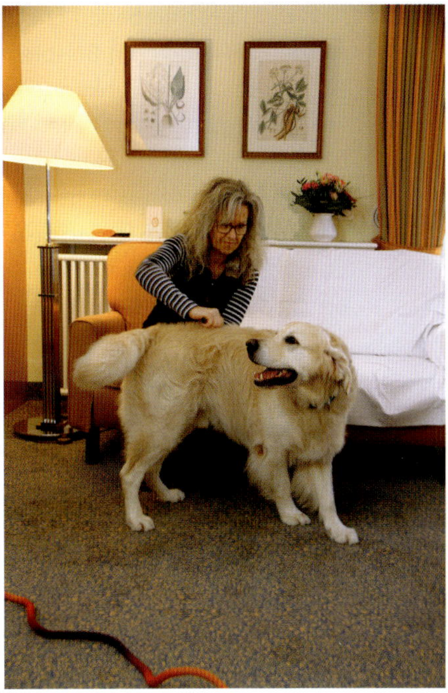

Abb. 2: Hier wird Nikan „versorgt". Dies fördert beim Klienten die Feinmotorik sowie das Gefühl, etwas Gutes für den Hund zu tun. Dabei wird der Hund so positioniert, dass der Kopf „ausgespart" bleibt, da viele Hunde dies nicht mögen.

Hunde sind zudem fantastische Lehrer, denn sie können sich nicht verstellen, sie versuchen es schon gar nicht. Sie sind vielmehr authentisch, wertschätzend, machen Beziehungsangebote, wenden sich uns zu und geben direkte Rückmeldung auf unser Verhalten, daher sind sie glaubwürdig. Und genau das braucht es, damit unser Gehirn neue emotionale und mentale Leistungen erbringen kann. Einen Aspekt möchten wir aus unserer Erfahrung gleich hier besonders hervorheben: Menschen beobachten sehr genau, wie der Therapeut mit seinem Hund umgeht. Nur wenn dieser Umgang durch Fürsorglichkeit gekennzeichnet ist, wird der Klient davon ausgehen, dass der Therapeut seine Fürsorge auch auf ihn überträgt.

Viele unserer Klienten berichten auch, dass sie im Kontakt mit Thimba ein schönes, warmes und belohnendes Gefühl verspüren. Aus der Neurobiologie wissen wir, dass dieses Gefühl hauptsächlich in einem Gehirnbereich entsteht, der für das Prinzip Hoffnung zuständig ist, weil hier emotionale Belohnungs- und Glückserwartungen verarbeitet werden. Tiere sind wahre Meister darin, dieses Glücks- und Belohnungssystem zu aktivieren. Dann wird unser Gehirn durch einen Cocktail unterschiedlicher Überträgerstoffe geduscht.

In dem beschriebenen Erlebnisraum können vielfältige Ziele angestrebt werden. Es kann zum Beispiel darum gehen, die körperlichen, kognitiven und emotionalen Funktionen zu erhalten oder wiederherzustellen oder Fähigkeiten und Fertigkeiten zu unterstützen, welche für Alltagsaktivitäten bedeutsam sind. Ein Hund kann in der Physiotherapie helfen, behinderte Kinder zu motivieren, sich zu bewegen. In der Psychotherapie kann er Angst und Stress mindern und so helfen, dass Klienten offener werden und leichter über ihre Schwierigkeiten sprechen. In der Sprachtherapie fällt es Kindern oft leichter, einem Hund etwas vorzulesen. In der Ergotherapie kann durch Bürsten oder Streicheln die Feinmotorik geübt werden.

Hundegestützte Therapie ist ohne Zweifel eine wirksame Methode. Doch erst eine qualifizierte Ausbildung und laufende Fortbildungen machen aus einer Aktivität mit einem Hund eine wirklich gelungene tiergestützte Therapie. Denn wie gut und wie erfolgreich Ihre Arbeit sein wird, hängt weitgehend von Ihrem Wissen und Ihrer Ausbildung ab. Als menschliches Teammitglied müssen Sie lernen, Ihren Hund „zu lesen", die therapeutischen Sitzungen gut zu planen, so dass Hund und Klient ein gutes Gefühl entwickeln und mögliche Risiken für Mensch und Hund minimiert werden können. Auch die Fähigkeit eines Hundes, Therapeuten in ihrer Arbeit zu unterstützen, ist nicht angeboren, vielmehr ist eine solide Ausbildung für Hund und Mensch notwendig, bevor man mit tiergestützter Therapie starten kann. Eine gute und fundierte Ausbildung kann helfen, Sie und Ihren Hund auf die Herausforderungen, welche an eine hundegestützte Therapie gestellt werden, allmählich vorzubereiten.

Denn die Therapie wird in vielen Fällen zunächst nicht einfacher, sondern komplexer, da die Anforderungen bezüglich der Mensch-Hund-Beziehung in diesem Arbeitsgebiet besonders hoch sind. Es gilt, die Potentiale, die der Umgang mit Hunden und Menschen bieten kann, optimal zu nutzen und möglichen Schaden oder negative Folgen für den Klienten und den Hund möglichst abzuwenden.

Eine positive Wirkung eines Tieres ergibt sich nur dann, wenn eine konstante, intensive, positive und partnerschaftliche Beziehung zwischen Hund und Bezugsperson vorliegt. Die bloße Anwesenheit eines Tieres sagt aus unserer Sicht den Verlauf einer Therapie nicht automatisch vorher. Vielmehr verändern Hunde die Atmosphäre im Therapieraum so, dass Vertrauen, Sicherheit, Mitteilungs- und Geselligkeitsbedürfnis sowie Motivation und Kooperation positiv beeinflusst werden. Daher können wir von einer „Vorfeldfunktion" sprechen (Prothmann, 2012). Dies bedeutet, wie gut eine Intervention abläuft, hängt von der Fachkraft, dem Tier und vor allem von deren Beziehung ab.

Im Folgenden wird aus Gründen der sprachlichen Vereinfachung nur die männliche Form verwendet. Es sind jedoch stets Personen männlichen und weiblichen Geschlechts gleichermaßen gemeint. Den Begriff „Therapie" verwenden wir umfassend für alle Maßnahmen wie „Behandlung", „Förderung", „Training", „Rehabilitation", „Coaching", „Hilfe", „Unterstützung", „Initiierung von Lernprozessen" oder „Pflege". Der Begriff „Klient" meint u.a. Patienten, Klienten, Bewohner, Coachees, Kunden. Der Begriff „Therapeut" umfasst alle Berufsgruppen, welche ihre Patienten oder Klienten therapieren, behandeln, fördern, unterstützen, trainieren, coachen oder pflegen. Es sind daher u.a. gemeint: Physiotherapeuten, Ergotherapeuten, Logopäden, Pflegekräfte, Sozialpädagogen, Coaches, Psychotherapeuten, Psychologen u.a.m.

2 Geschichte tiergestützter Therapie mit Hunden

Die Anfänge

Die moderne tiergestützte Therapie beginnt im Jahr 1962, damals erschien der erste wissenschaftliche Artikel „The Dog as a Co-Therapist" („Der Hund als Co-Therapeut") des amerikanischen Kinderpsychotherapeuten Boris Levinson (Levinson, 1962). Einige Jahre später erschien sein wegweisendes Buch „Pet-Oriented Child Psychotherapy" (Levinson, 1969).

Levinson, der heute als Pionier der tiergestützten Therapie gilt, entdeckte durch Zufall, dass ein Tier ein Katalysator für menschliche Interaktionen sein kann. Die folgende Schlüsselgeschichte von Boris Levinson verdeutlicht, wie ein Tier einen Therapieprozess unterstützen kann:

Die Eltern eines Jungen, der lange Zeit erfolglos behandelt wurde, baten Levinson, die Behandlung ihres Sohnes zu übernehmen. Daraufhin lud er sie zu einem Gespräch in seine Praxis ein. Die völlig verzweifelten Eltern erschienen bereits eine Stunde vor dem verabredeten Termin. Zu dieser Zeit war zufällig Levinsons Hund Jingles in der Praxis. Auf die stürmische Begrüßung durch Jingles reagierte der Junge nicht ängstlich, sondern drückte und streichelte das Tier. Nach einer Weile fragte das Kind, ob wohl alle Kinder, die in die Praxis kamen, mit dem Hund spielen dürften. Auf die zustimmende Antwort des Psychologen erklärte der Junge, dann auch wiederkommen zu wollen, um mit dem Hund zu spielen. Dies tat er dann einige Sitzungen lang, ohne Levinson selbst Beachtung zu schenken. Allmählich wurde dieser aber in das Spiel mit einbezogen. Langsam entwickelten die beiden eine gute Arbeitsbeziehung, an deren Ende die erfolgreiche Behandlung des Jungen stand.

Nach dieser Erfahrung setzte Levinson nun auch bei seinen anderen Patienten Jingles als „Eisbrecher" ein und erreichte so, dass sich die psychisch auffälligen Kinder ihm mehr als je zuvor öffneten und ihre Reserviertheit und Feindseligkeit ihm als Therapeuten gegenüber aufgaben.

In den 1970er Jahren bauten Sam und Elizabeth O'Leary Corson an der Psychiatrischen Klinik der Ohio State University ein Tierversuchslabor auf, in dem sie das Verhalten von Hunden in unterschiedlichen Settings beobachten wollten. Sie hatten die Vorstellung, dass das Verhalten der Hunde ihnen einen Einblick in das Verhalten von Kindern und Jugendlichen erlauben würde. Da der Zwinger, in dem die Hunde gehalten wurden, nicht lärmgeschützt war, hörten die Patienten in der Abteilung für Jugendliche die Hunde bellen. Schon bald fragten Jugendliche, die bisher schweigsam waren und sich in sich zurückgezogen hatten, ob sie bei der Versorgung der Hunde mithelfen könnten und ob sie sich nicht intensiver um die Hunde kümmern dürften.

Die Reaktion der Jugendlichen auf die Hunde regte die Corsons an, ein Forschungsprojekt zu starten, das zeigen sollte, welche Effekte Hunde auf psychiatrische Patienten haben können. Ausgewählt wurden vor allem solche Patienten, die bisher nicht auf die herkömmlichen Behandlungsmethoden angesprochen hatten. Das fast unglaubliche Ergebnis dieser Pilotstudie war eine Verbesserung bei 28 von 47 Patienten.

Sie schlussfolgerten, dass es den Jugendlichen aufgrund der Anwesenheit der Hunde leichter falle, soziale Kontakte zu knüpfen. Auch breite sich durch die Interaktion zwischen Patienten, Hunden und Therapeuten ein „erweiternder Kreis aus Wärme und Zustimmung" aus. Die Verbesserungen erklärten Elisabeth und Samuel Corson auch damit, dass sich Kinder und Jugendliche zu Tieren hingezogen fühlen, unabhängig davon, ob sie in der Lage sind, zu Erwachsenen eine Beziehung aufzubauen. Jugendliche seien bereit, so die Corsons, Tieren Vertrauen entgegenzubringen, da sie entweder noch keine Erfahrungen mit ihnen gemacht haben oder sogar positive. Viele Kinder und Jugendliche konnten zudem durch den Umgang mit den Hunden Selbstwirksamkeit erfahren, da die Tiere – anders als die Therapeuten – keine Ansprüche an sie stellten (Corson et al., 1977).

Später wechselte das Ehepaar Corson in ein Altenpflegeheim, wo sie auch erfolgreich ihre Hunde einsetzten. So fasste die Vorstellung, dass tiergestützte Therapie als therapeutische Intervention, ähnlich der Musik- oder Kunsttherapie, eingesetzt werden könnte, langsam Fuß.

Die wissenschaftliche Erforschung

Bei einer Untersuchung, welche Faktoren die Prognose bei Herzinfarktpatienten positiv beeinflussen, stellte die Soziologin Erika Friedmann in den 1980er Jahren zu ihrem eigenen Erstaunen fest, dass den entschieden günstigsten Einfluss der Besitz eines Haustieres darstellte (Friedmann et al., 1980).

Auch Alan Beck und Aaron Katcher postulierten schon 1983, dass Tiere die körperliche und psychische Gesundheit fördern, soziale Unterstützung bieten und auch therapeutisch wirken können (Beck & Katcher, 1983). In der zweiten Auflage ihres Buches „Between pets and people: The importance of animal companionship“ im Jahr 1996 belegten sie mit zahlreichen Forschungsarbeiten, dass Tiere für uns nicht nur Begleiter im Alltag sein, sondern dass sie auch bei der therapeutischen Arbeit mit Menschen einen wertvollen Beitrag leisten können (Beck & Katcher, 1996).

In Deutschland waren Prof. Bergler und die Forschungsgruppe „Psychologie der Mensch-Tier-Beziehung“ der Universität Köln wesentlich an der wissenschaftlichen Erforschung der Mensch-Tier-Beziehung beteiligt. Die bisherigen theoretischen wie empirischen Forschungsergebnisse wurden seit 1986 in Monographien, Zeitschriftenartikeln und Kongressbeiträgen publiziert. So erschien zum Beispiel 1986 das Buch „Mensch und Hund“ (Bergler, 1986). Die frühen Forschungen zur Mensch-Tier-Beziehung sind auch mit dem Psychologen Professor Erhard Olbrich verbunden. Er erkannte früh, dass die Mensch-Tier-Beziehung eine Vielzahl sozialer, psychischer und somatischer Effekte hat.

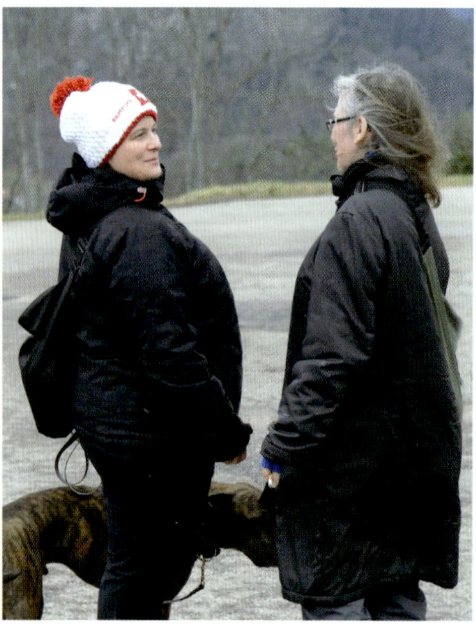

Abb. 3: Mit einem tierischen Begleiter kommt man schnell mit Passanten ins Gespräch.

Eine wissenschaftliche Weiterentwicklung dieser ersten Forschungsarbeiten zu tiergestützter Therapie blieb in der Folge im deutschsprachigen Raum jedoch aus. Es kam zu keiner systematischen evidenzbasierten Praxis der tiergestützten

Therapie. Die meisten Praktiker traten kaum an die Öffentlichkeit und systematische Forschung, die wissenschaftlichen Standards genügt, entstand in keinem nennenswerten Umfang.

Erste Organisationen entstehen

Ende der 1970er Jahre gründeten Mediziner, Psychologen, Gerontologen, Psychotherapeuten und Verhaltensforscher aus den USA und England eine Organisation, die „Human Animal Companion Bond", welche sich die Erforschung der Mensch-Tier-Beziehung zur Aufgabe gemacht hatte. Aus diesen Anfängen entstand im Laufe der Jahrzehnte eine große Anzahl von Institutionen, die sich mit der Mensch-Tier-Beziehung befassen:

1977 entstand in Portland/Oregon die Stiftung „Delta Socitey", die mit ihrem sogenannten „Pet Partner Programm" die „Pet facilitated Therapy" flächendeckend in den USA verbreitete. Nach über 35 Jahren änderte die Delta Society 2012 ihren Namen in „Pet Partners", um direkt im Namen der Organisation ihre Ziele deutlich zu machen. Wichtigstes dieser Ziele ist die Verbesserung der Gesundheit von Menschen durch die positive Interaktion mit Therapie-, Service- und Haustieren (englisch: therapy, service and companion animals).

1990 wurde die internationale Dachorganisation „International Association of Human-Animal Interaction Organizations" (IAHAIO) gegründet. Als Folge des internationalen Zusammenschlusses aller Institutionen, die sich mit dem Thema der Mensch-Tier-Beziehung beschäftigen, ist die IAHAIO in Organisationen weltweit untergliedert, z. B. in Großbritannien (z. B. „Society für Companion Animal Studies"), in Deutschland (z. B. „Forschungskreis Heimtiere in der Gesellschaft", Hamburg), in Japan (z. B. „Society for the Study of Human Animal Relations").

Der von der „Delta Society" ausgelöste Boom, vor allem Hunde in Therapien und im Rahmen von Besuchsdiensten, in den USA einzusetzen, führte auch im deutschsprachigen Raum zur Gründung unterschiedlichster Organisationen. Angelehnt an die Vorgaben und das Vorgehen der „Delta Society" gründeten sich kleine Gruppen von Interessierten.

In Österreich organisierte 1985 die Biologin Gerda Wittmann erste Initiativen zur tiergestützten Therapie. Gerda Wittmann hatte während ihres Aufenthaltes in Australien die Gelegenheit gehabt, die tiergestützte Therapie kennenzulernen. Nach ihrer Rückkehr setzte sie es sich zum Ziel, diese auch in Österreich einzuführen. Wittmann und einigen freiwilligen Helferinnen, die von ihrer Idee überzeugt waren, gelang es, ein Tierbesuchsprogramm im

Gartenareal des ehemaligen Geriatriezentrums am Wienerwald einzuführen. 1991 wurde dann der Verein „Tiere als Therapie" gegründet.

Eine ähnliche Entwicklung war in der Schweiz zu beobachten. Ursula Sissener reiste oft zur Weiterbildung in die USA. Sie lernte dort durch die „Delta Society" die Arbeit von Therapiehunden kennen. Sie führte das Konzept dann 1992 in der Schweiz ein – als Präsidentin des Vereins „Therapiehunde Schweiz". 1993 bestand dann die erste Pioniergruppe einen Eignungstest nach den Kriterien der „Delta Society".

In Deutschland wurde 1987 der Verein „Tiere helfen Menschen e.V." gegründet. Initiatorin war die Tierärztin Brigitte von Rechenberg. Sie hatte die Idee aus den Vereinigten Staaten von Amerika mitgebracht. Nachfolgend entstanden in Deutschland vielfältige Organisationen, Vereine und Initiativen, die sich mit tiergestützter Therapie im weitesten Sinne beschäftigten. Während die Initiativen zunächst den Schwerpunkt ihrer Tätigkeit in der praktischen Umsetzung sahen, zeigte sich bald, dass ohne die Entwicklung von systematischen Aus- und Weiterbildungen sowie der Einführung von zumindest minimalen Qualitätsstandards eine Fortentwicklung nicht möglich sein würde. Dies führte im Oktober 2004 zur Gründung der ESAAT, der „European Society for Animal Assisted Therapy" in Wien. Sie machte es sich zur Aufgabe, die therapeutischen, pädagogischen und salutogenetischen Wirkungen der Mensch-Tier-Beziehung zu erforschen und zu fördern.

Weiter möchte die ESAAT die tiergestützte Therapie als eigenständige Methode etablieren sowie Richtlinien für die Aus- und Weiterbildung europaweit entwickeln und vereinheitlichen.

Jedoch kam es bald zu Unstimmigkeiten über die Qualitätsstandards und vor allem über die Ausbildung der Therapiebegleittiere. Daraufhin spaltete sich die „International Society of Animal Assisted Therapy" (ISAAT) ab, so dass derzeit zwei (konkurrierende) Organisationen existieren.

Der aktuelle Stand

Es kann festhalten werden, dass das Feld der tiergestützten Interventionen aus der Praxis heraus entstanden ist und durch sie wesentlich geprägt wurde. Die bisherige Entwicklung zeigt den typischen Verlauf einer sogenannten ‚Graswurzelbewegung'. Dies hat dazu geführt, dass das Feld der tiergestützten Interventionen – zumindest in Deutschland – durch eine ausgeprägte Heterogenität der Angebote, der Strukturen und der Akteure gekennzeichnet ist. Zunächst waren es vor allem Menschen, die mit ihrem Hund alte oder kranke Menschen besuchten. Später integrierten mehr und mehr Therapeuten ihre eigenen Tiere, insbesondere Hunde, in ihre therapeutische Arbeit.

Es darf dabei nicht vergessen werden, dass die ersten Jahrzehnte tiergestützter Therapie häufig aus wenig professionellen Versuchen bestanden, Tiere bei meist sonst als „untherapierbar" geltenden Patienten einzusetzen. So verweist Gabriele Niepel in ihrem wegweisenden Buch „Mein Hund hält mich gesund: Der Hund als Therapeut für Körper und Seele" schon 1998 darauf hin, dass im Mittelpunkt stets die Menschen standen, denen es zu helfen galt (Niepel, 1998). Die Tiere dagegen waren allein ein Mittel zum Zweck, das ausgetauscht werden konnte, wenn es diesen Zweck nicht zufriedenstellend erfüllte. Die Entscheidung darüber, welche Tiere man einsetzte, beruhte häufig weniger auf Überlegungen hinsichtlich der therapeutischen Ziele oder einer Passung zwischen Tier und Klient, sondern vielmehr auf räumlichen, organisatorischen, finanziellen und/oder personellen Gegebenheiten.

In den Anfangsjahren der tiergestützten Therapie wurden Tiere noch häufig funktionalisiert und instrumentalisiert. Sie wurden gleichsam als Pille oder Therapiematerial betrachtet. Erst nach und nach setzte sich sowohl bei Praktikern wie Wissenschaftlern die Erkenntnis durch, dass Tiere in der Therapie als Arbeitspartner angesehen werden sollten und nicht als Werkzeug, das ausgebeutet wird. Ebenso wurde erkannt, dass trotz aller Euphorie über die Wirkungen tiergestützter Interventionen, tierethische Überlegungen nicht zu kurz kommen dürfen (Wohlfarth & Olbrich, 2014).

Ein weiterer Meilenstein war die Veröffentlichung des „Handbook on Animal Assisted Therapy", das von Aubry Fine 1999 erstmals herausgegeben wurde. Heute in der vierten Auflage erschienen, stellt es das Standardwerk im englischen Sprachraum dar.

Im deutschsprachigen Raum wurde der aktuelle Wissensstand 2018 erstmals in dem Fachbuch „Tiergestützte Interventionen: Handbuch für die Aus- und Weiterbildung", herausgegeben von Andrea Beetz, Meike Riedel und Rainer Wohlfarth, zusammengefasst.

Trotz der zunehmenden empirischen und theoretischen Fundierung werden Tiere auch heute noch häufig als „Wundermittel" angesehen. Dies führt dazu, dass die Chancen tiergestützter Therapie überschätzt und die Risiken unterschätzt werden.

Es besteht ein Missverhältnis zwischen den Hoffnungen, welche in diese Therapieform gesetzt werden und den wissenschaftlich gesicherten Erkenntnissen über ihre Wirkmechanismen und möglichen Wirkungen.

Um dies zu verdeutlichen, stellen wir hier exemplarisch zwei aktuelle Übersichtsarbeiten vor. Diese zeigen, dass hundegestützte Therapie durchaus empirisch gesicherte Wirkungen zeigen:

Jones und Mitarbeiter (2019) fasste die Wirkungen von hundegestützter Psychotherapie zusammen. Sie konnte zeigen, dass positive Effekte bei posttraumatischen Belastungsstörungen, Angst und Depression auftraten. Positive sekundäre Aspekte fanden sich bezüglich Motivation, Sozialverhalten und der Minderung störenden Verhaltens. Kein Effekt ergab sich bezüglich Selbstwert, subjektivem Wohlbefinden und Bewältigung von Belastungen.

Nach Graham & Bair (2019) ergaben sich nach Auswertung von 24 Studien durchschnittliche Verbesserungen in folgenden Bereichen: Schmerzsymptome 15 %, Angstsymptome 16 %, Depressionssymptome 13 %, posttraumatische Belastungsstörung 18 %. Auf den ersten Blick scheinen die mittleren Verbesserungen nur gering zu sein, sie entsprechen jedoch Größenordnungen, wie sie auch bei anderen therapeutischen Verfahren erzielt werden.

Trotz der steigenden Zahl von Studien – vor allem im englischsprachigen Raum – bestehen weiterhin vielfältige Limitationen (Santaniello et al., 2020, Lopez-Cepero, 2020):

Meist handelt es sich um kleine Stichproben, die nicht randomisiert wurden. Die eingesetzten Interventionen sind oft nicht ausreichend beschrieben und nicht vergleichbar. Die Häufigkeit des Tiereinsatzes ist unterschiedlich, sie reicht von einer Sitzung bis über zwanzig Sitzungen. Leider werden auch längerfristige Wirkungen nur selten erfasst. Zudem werden vor allem in Übersichtsarbeiten die Wirkungen unterschiedlicher Tierarten zusammengefasst, wobei unklar ist, ob unterschiedliche Tierarten in ihrer Wirkung vergleichbar sind.

Neben der noch nicht ausreichenden wissenschaftlichen Grundlage sind vier weitere wesentliche Grundprobleme in der praktischen Arbeit festzuhalten:

Erstens wird immer noch davon gesprochen, dass „tiergestützte Therapie“ ein Beruf werden könnte. Jedoch besitzen tiergestützte Interventionen weder eine eigenständige Modellbildung, Theorien noch Bezugssysteme. Der Einbezug eines Tieres muss daher immer zunächst auf dem Hintergrund der Modelle, der Theorien und des Bezugsrahmens der jeweiligen Profession, also der Ergotherapie, Physiotherapie, Logopädie oder Psychotherapie konzipiert werden. Erst daran anschließend sind Überlegungen sinnvoll, ob und wie der Einsatz eines Tieres einen Mehrwert innerhalb des geplanten Konzeptes erbringen kann.

Zweitens ist der Diskurs über Ethik im Bereich tiergestützter Interventionen bisher über grundsätzliche Überlegungen zur Rolle des Tieres in der Mensch-Tier-Beziehung oder zur Qualitätssicherung nicht hinausgekommen. Aufgrund der wachsenden Einsatzgebiete und der immer weiter zahlreicher werdenden Klientengruppen entstehen vielfältige ethische

Probleme. Unter anderem sind dies: Keine einheitlichen Standards bzw. Leitlinien für die Auswahl von Tieren, für Ausbildung und Prüfung der eingesetzten Tiere bzw. Mensch-Tier Teams, für die Aus- und Weiterbildung der Anbieter von Tiergestützten Interventionen, bezüglich der „Arbeitsbedingungen" der Tiere (z. B. Einsatzdauer, Pausen, Höchstalter, Gesundheit).

Drittens gibt es kaum rechtliche Vorgaben, welche den Einsatz von Hunden in tiergestützter Therapie regeln. Es ist jedoch festzustellen, dass in Deutschland die Veterinärämter vermehrt einen Sachkundenachweis nach §11 Tierschutzgesetz fordern. Für den Nachweis der entsprechenden Sachkunde dienen neben fachspezifischen Aus- und Weiterbildungen auch berufliche oder sonstige Erfahrungen im Umgang mit der betreffenden Tierart. In Österreich dagegen wurden die Begriffe „Assistenzhund" und „Therapiehund" erstmals 2014 verbindlich gesetzlich geregelt. Es zeigte sich jedoch, dass eine gesetzliche Regelung angesichts der heterogenen Grundprofessionen, in denen Hunde zum Einsatz kommen, nicht unproblematisch ist.

Viertens gibt es keinen Konsens darüber, wer tiergestützte Therapie anbieten darf und welche Voraussetzungen hierfür gegeben sein müssen. Es sind jedoch erste Bestrebungen erkennbar, dass hierfür eine Weiterbildung zur Fachkraft für tiergestützte Interventionen nach ESAAT / ISAAT sowie eine Ausbildung mit dem jeweiligen Tier vorausgesetzt werden.

Für die Zukunft tiergestützter Intervention ist es wichtig, dass

- sich die Zusammenarbeit der einzelnen Organisationen und Institutionen im Feld tiergestützter Interventionen verbessert und sich Praxis und Forschung vermehrt gegenseitig „befruchten",
- gut geplante Studien durchgeführt werden, welche einen hohen Praxisbezug besitzen,
- folgende wesentlichen ethischen Fragen beantwortet werden: Was sind die Normen und die Pflichten von tiergestützt Tätigen im Umgang mit ihren Tieren? Welche Leitziele und welcher Weg zur Verwirklichung einer für alle Beteiligten „guten" Intervention bestehen? Welches sind die sozialen und ökologischen Bedingungen, unter denen eine „gute" Intervention möglich wird?

Weiterführende Literatur

Serpell, J. A. (2015). Animal-assisted interventions in historical perspective. In H. A. Fine (Ed.). Handbook of animal-assisted therapy: Theoretical foundations and guidelines for practice (4rd Ed.) (pp. 11–19). London: Academic Press.

Turner, D. C., Wohlfarth, R., Beetz, A. (2021). Geschichte tiergestützter Interventionen. In A. Beetz, M. Riedel, R. Wohlfarth (Hrsg.). Tiergestützte Interventionen: Handbuch für die Aus- und Weiterbildung (2. Aufl.) (S. 14–17). München: Ernst Reinhardt Verlag.

Wohlfarth, R. & Mutschler, B. (2020). Die Heilkraft der Tiere. Wie der Kontakt mit Tieren uns gesund macht. München: btb.

3 Begriffe und Definitionen

Sicherlich haben Sie schon in der Einleitung bemerkt, wie schwierig es ist, eine griffige Bezeichnung für Hunde als therapeutische Begleiter zu finden. Dies ist vor allem darin begründet, dass die therapeutischen Felder, in denen Hunde eingesetzt werden, sehr heterogen und oft kaum miteinander vergleichbar sind. Zudem bestehen in Deutschland keine rechtlichen Vorgaben, so dass es eine Vielzahl unterschiedlicher Begriffe wie auch Aus- und Weiterbildungen gibt.

Ausgehend von der aktuellen Definition der „International Association of Human Animal Interaction Organizations" (IAHAIO) werden einige Begriffe näher beleuchtet und spezifiziert.

3.1 IAHAIO-Definition

Eine Arbeitsgruppe der „International Association of Human Animal Interaction Organizations" (IAHAIO) hat international anerkannte Definitionen von Formen der Tiergestützten Intervention erarbeitet (IAHAIO, 2018).

DEFINITION

Als Übergriff benennt die IAHAIO **tiergestützte Intervention** (TGI). Eine tiergestützte Intervention ist eine zielgerichtete und strukturierte Intervention, die bewusst Tiere in den Bereichen Gesundheitswesen, Pädagogik und Sozialwesen einbezieht und integriert, um therapeutische Verbesserungen bei

Menschen zu erreichen. Tiergestützte Interventionen sind formale Ansätze, bei denen Teams von Mensch und Tier im Gesundheits- und Sozialwesen einbezogen werden und umfassen Tiergestützte Therapie (TGT), Tiergestützte Pädagogik (TGP) und unter bestimmten Voraussetzungen auch Tiergestütztes Coaching (TGC).

Tiergestützte Therapie (TGT): Tiergestützte Therapie ist eine zielgerichtete, geplante und strukturierte therapeutische Intervention, die im Gesundheitswesen, der Pädagogik oder dem Sozialwesen von professionell ausgebildeten Personen angeleitet oder durchgeführt wird (beispielsweise Psychologen oder Fachpersonen für Soziale Arbeit). Fortschritte im Rahmen der Intervention werden gemessen und professionell dokumentiert. TGT wird von beruflich (durch Lizenz, Hochschulabschluss oder Äquivalent) qualifizierten Personen im Rahmen ihrer Praxis innerhalb ihres Fachgebiets durchgeführt und/oder angeleitet. TGT strebt die Verbesserung physischer, kognitiver, verhaltensbezogener und/oder sozio-emotionaler Funktionen bei Klienten entweder im Einzel- oder im Gruppensetting an. Die Fachkraft, welche TGT durchführt (oder der Betreuer der Tiere unter Supervision dieser Fachkraft), muss adäquate Kenntnisse über das Verhalten, die Bedürfnisse, die Gesundheit sowie die Indikatoren und die Regulation von Stress der beteiligten Tiere besitzen.

Tiergestützte Pädagogik (oder tiergestützte Erziehung): Tiergestützte Pädagogik (TGP) ist eine zielgerichtete, geplante und strukturierte Intervention, die von professionellen Pädagogen oder gleich qualifizierten Personen angeleitet und/oder durchgeführt wird. TGP wird von Lehrpersonen mit einem einschlägigen Abschluss in allgemeiner Pädagogik oder Sonderpädagogik im Einzel- oder Gruppensetting durchgeführt. Ein Beispiel für Tiergestützte Pädagogik durch einen Schulpädagogen sind Tierbesuche, die zu verantwortungsbewusster Tierhaltung erziehen sollen. Von einem Sonder- oder Heilpädagogen durchgeführte TGP wird auch als therapeutische und zielgerichtete Intervention angesehen. Der Fokus der Aktivitäten liegt auf akademischen Zielen, auf pro-sozialen Fertigkeiten und kognitiven Funktionen. Fortschritte der Schüler werden gemessen und dokumentiert. Die Fachkraft, welche TGP durchführt, einschließlich der regulären Lehrkraft (oder des Betreuers der Tiere unter Supervision dieser Fachkraft), muss adäquate Kenntnisse über das Verhalten, die Bedürfnisse, die Gesundheit und die Indikatoren und die Regulation von Stress der beteiligten Tiere besitzen.

Tiergestütztes Coaching (TGC): Tiergestütztes Coaching (oder tiergestützte Beratung) ist eine zielorientierte, geplante und strukturierte tiergestützte Intervention, die durch professionell ausgebildete Coaches oder Berater durchgeführt und/oder angeleitet wird. Fortschritte im Rahmen der Intervention werden gemessen und professionell dokumentiert. TGC wird von beruflich (durch Lizenz, Hochschulabschluss oder Äquivalent) qualifizierten Personen im Rahmen ihrer Praxis innerhalb ihres Fachgebiets durchgeführt und / oder angeleitet. TGC strebt die Förderung von persönlichem inneren Wachstum und der sozialen und/oder sozio-emotionalen Funktionen der Klienten an und bietet Unterstützung zur Verbesserung von gruppenbildenden Prozessen. Die Fachkraft, welche TGC durchführt (oder der Betreuer des Tieres unter Supervision der Fachkraft), muss adäquate Kenntnisse über das Verhalten, die Bedürfnisse, die Gesundheit sowie die Indikatoren und Regulation von Stress der beteiligten Tiere besitzen.

Tiergestützte Aktivitäten (TGA): TGA sind geplante und zielorientierte informelle Interaktionen/Besuche, die von Mensch-Tier-Teams mit motivationalen, erzieherischen/bildenden oder entspannungs- und erholungsfördernden Zielsetzungen durchgeführt werden. Die Mensch-Tier-Teams müssen mindestens ein einführendes Training, eine Vorbereitung und eine Beurteilung durchlaufen haben, um Im Rahmen von informellen Besuchen aktiv zu werden. Mensch-Tier-Teams, die TGA anbieten, können auch formal und direkt mit einem professionell qualifizierten Anbieter von gesundheitsfördernden, pädagogischen oder sozialen Leistungen hinsichtlich spezifischer und dokumentierter Zielsetzungen zusammenarbeiten. In diesem Fall arbeiten sie im Rahmen einer TGT oder TGP, die von einer professionellen, einschlägig ausgebildeten Fachkraft in ihrem jeweiligen Fachgebiet durchgeführt wird. Beispiele für TGA umfassen tiergestützte Hilfe bei Krisen, die darauf abzielt, Menschen nach einer Traumatisierung, einer Krise oder Katastrophe Trost und Unterstützung zu geben oder auch einfache Tierbesuchsdienste für Bewohner von Pflegeheimen. Die Person, welche TGA durchführt, muss adäquate Kenntnisse über das Verhalten, die Bedürfnisse, die Gesundheit und die Indikatoren von Stress der beteiligten Tiere besitzen.

Über diese Definition der IAHAIO hinaus möchten wir hier Kriterien beschreiben, welche den Begriff tiergestützte Therapie näher erläutern.

3.2 Definition grundlegender „tiergestützter“ Prinzipien

„Tiergestützt“ sind aus der Grundprofession geplante pädagogische, psychologische, pflegerische und sozialintegrative Angebote unter Berücksichtigung „tiergestützter“ Prinzipen mit speziell dafür sozialisierten, an das Setting gewöhnten, spezifisch ausgebildeten und artgerecht gehaltenen Tieren für Menschen jeden Alters mit und ohne physischen, psychischen, sozial-emotionalen und kognitiven Einschränkungen und Verhaltensweisen. Die grundlegende Planung und Umsetzung einer Intervention erfolgt nach den Richtlinien der jeweiligen Profession. Sie integriert dabei „tiergestützte“ Prinzipien. Dies bedeutet, dass in der jeweiligen zielgerichteten Intervention an und mit dem Klienten das Tier als Subjekt mit besonderer Berücksichtigung seiner Bedürfnisse in diese Arbeit einbezogen wird.

Die „tiergestützten“ Einheiten werden von Personen geplant, durchgeführt und evaluiert, die eine therapeutische, pädagogische, soziale, pflegerische oder medizinische Profession oder Coaching als Profession besitzen sowie eine tiergestützte Weiterbildung absolviert haben.

„Tiergestützte“ Angebote erfordern eine spezifische Tierethik, welche die Wahrnehmung der Tiere als fühlende Lebewesen, die Respekt verdienen,

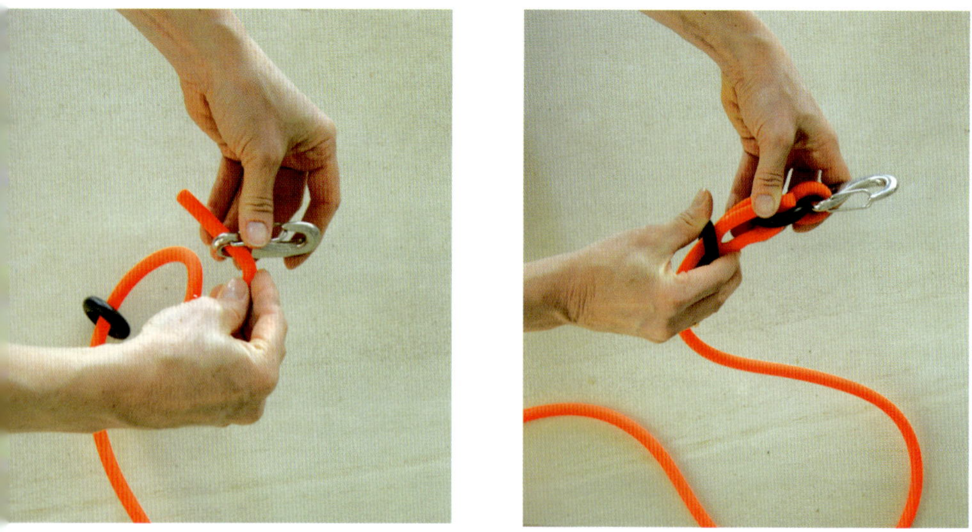

Abb. 4a–b: Für den Hund. Ein Karabiner wird an eine Leine angebracht. Hier braucht der Hund gar nicht anwesend sein.

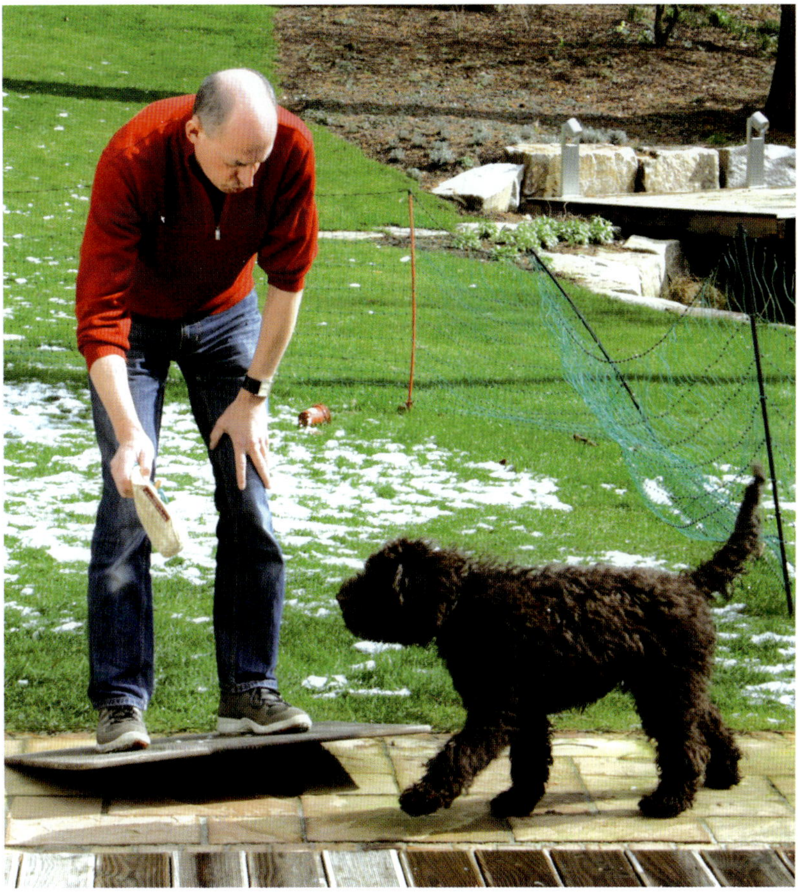

Abb. 5: Mit dem Hund. Thimba ist hier der Motivator, um auf dem Wackelbrett zu stehen und die Gleichgewichtsübung zu machen.

eine tiergerechte Haltung sowie eine tiergemäße Ausbildung der Tiere umfasst. Diese Tierethik umfasst im Speziellen:

- Die Begegnung von Tieren und Menschen, mit denen gearbeitet wird, erfolgt mit Achtung und Respekt.
- Die Ausrichtung der tiergestützten Arbeit berücksichtigt die ethischen Grundlagen des jeweiligen Berufsfeldes und tierethischer Aspekte zum Wohle von Menschen und Tieren.
- Eine intensive, partnerschaftliche und tragfähige Beziehung zu den eingesetzten Säugetieren.
- Die Kenntnis der individuellen Vorlieben und Bedürfnisse der Tiere.

- Ein besonderes Augenmerk bei der „tiergestützten" Arbeit liegt auf dem Schutz des Tieres.
- Die eingesetzten Tiere dürfen nicht instrumentalisiert, ausgebeutet oder überfordert werden.
- Bei Stress oder Unwohlsein in der „tiergestützten" Arbeit werden sofort Maßnahmen zum Wohlergehen des Tieres ergriffen.
- Jedes eingesetzte und/oder gehaltene Tier wird entsprechend der aktuellen Leitlinien und Standards der jeweiligen tierspezifischen Fachgesellschaften (z. B. BTI–Bundesverband tiergestützte Interventionen, ÖKL –Österreichisches Kuratorium für Landwirtschaft, TVT – Tierärzte für den Tierschutz) art- und tiergerecht gehalten und versorgt.
- Die Vorbereitung des Tieres auf den tiergestützten Einsatz beinhaltet verpflichtend eine gute Sozialisation, Habituation und eine tiergerechte Ausbildung durch Methoden der positiven Bestärkung, des Modelllernens und des sozialen Lernens.
- Die Vorbereitung bzw. Ausbildung des Tieres muss weitgehend stressfrei und wertschätzend erfolgen.
- Basis „tiergestützter" Angebote ist die Beziehungs- und Prozessgestaltung im Beziehungsdreieck Klient – Tier – Bezugsperson. Damit ist gesagt, dass nicht der Einbezug von Tieren alleine etwas bewirkt, sondern dass es sich um eine Teamleistung handelt.

„Tiergestützte" Angebote beinhalten Methoden, bei denen Klienten mit Tieren interagieren, über/mit Tieren kommunizieren oder für die Tiere tätig sind. Die Durchführung der Mensch-Tier-Interaktion erfolgt zielorientiert anhand einer klaren Prozess- und Themenorientierung unter Berücksichtigung tierethischer Grundsätze mit anschließender Dokumentation und fachlich fundierter Reflexion, Evaluation und Supervision.

„Tiergestützte" Angebote berücksichtigen in ihrer Vorgehensweise rasse- und tierspezifische sowie individuelle Bedürfnisse und Fähigkeiten von Tieren und binden diese in die Konzeption einer Intervention mit ein.

Die Ziele „tiergestützter" Angebote orientieren sich ausgehend von der Indikationsstellung aus der jeweiligen Profession vor allem an den Bedürfnissen, den Ressourcen und den Stärken des jeweiligen Klienten und des Tieres.

„Tiergestützte" Angebote nützen die Erkenntnisse verwandter Wissenschaftsdisziplinen, welche sich mit der Mensch-Tier-Beziehung befassen, wie etwa der Antrozoologie, Psychologie, Ethologie, Biologie und Veterinärmedizin.

3.3 Weitere Begriffe

Therapiebegleithund

Der Therapiebegleithund ist ein mit seinem Halter oder seiner Halterin für die therapeutische Arbeit ausgebildeter und geprüfter Hund, der durch gezielten Einbezug positive Auswirkungen auf das Erleben und Verhalten von Menschen erzielen soll. Der Hund hilft durch seine Anwesenheit und ist Teil eines spezifischen therapeutischen Konzepts. Häufig wird von einem Therapiebegleithunde-Team gesprochen, wenn Hundebesitzer und Hund eine spezifische Ausbildung durchlaufen haben, da die therapeutische Wirkung von Hund und Mensch nicht getrennt werden kann.

Stationshund

Dieser kommt in zwei unterschiedlichen Arten vor. Zum einen findet er sich als Hund, der sozusagen als Stationshund angeschafft wird und den ganzen Tag in der jeweiligen Institution verbringt, oder Mitarbeiter bringen ihren eigenen Hund mit an ihren Arbeitsplatz. In der Regel läuft der Hund selbständig im Heim oder auf der Station umher. Beide Formen halten wir aus tierethischer Sicht nicht für geeignet.

Besuchshund

Gemeint damit ist ein Hund, welcher bei tiergestützten Aktivitäten (TGA) eingesetzt wird. TGA mit Hund oder hundegestützte Aktivitäten sind informelle Interaktionen/Besuche, die von Mensch-Hund-Teams durchgeführt werden. Dabei zählt alleine die Anwesenheit des Hundes. Die Aktivitäten wie Streicheln, Füttern, gemeinsame Spiele, Bewegung und Kommunikation mit den Besuchten ergeben sich von allein und grundsätzlich ohne Zwang für alle Beteiligten. Hundegestützte Aktivitäten können bei der Gestaltung der Freizeit helfen, fördern häufig die Mobilität der besuchten Menschen, sie bieten Gesprächsstoff und sie helfen bei der Beziehungsgestaltung und Kontaktaufnahme mit der Umwelt.

In Deutschland ist umstritten, ob diese Teams eine Ausbildung und eine Beurteilung durchlaufen müssen. Entsprechend der aktuellen IAHAIO-Definition müssen sie wenigstens ein einführendes Training, eine Vorbereitung und eine Beurteilung durchlaufen haben, um im Rahmen von informellen Besuchen aktiv zu werden.

Assistenzhunde oder Servicehunde

Hunde, welche die Teilhabe am gesellschaftlichen und wirtschaftlichen Leben (Partizipation) direkt fördern, bezeichnen wir als Assistenzhunde. Diese Hunde kompensieren oder assistieren Menschen direkt bei allen Aktivitäten des täglichen Lebens (ADL, engl.: Activities of Daily Living).

Die Assistenzhunde unterscheiden sich grundsätzlich von Besuchs- und Therapiebegleithunden dadurch, dass sie spezifisch für die individuelle Bedürfnislage eines behinderten Menschen ausgebildet werden und sie mit diesem behinderten Menschen zusammenleben. Sie unterstützen Menschen in Aktivitäten, die zur selbständigen Lebensgestaltung notwendig sind. Dies bedeutet, sie helfen mit, dass Menschen trotz Behinderung aktiv am Leben teilhaben können. Zu den Assistenzhunden werden meist gezählt: Behinderten gerechter Begleithund (Behindertenbegleithund), Blindengeleithund (Blindenführhund), Signal meldender Hund (Signalhund), anfallsmeldender Hund (Anfallshund).

Im Weiteren werden wir unsere Darstellung auf die hundegestützten Therapie bzw. das Therapiebegleithunde-Team beschränken.

Online-Material

Zur Diskussion: Eine neue Definition „tiergestützt"
Die Online Materialien finden Sie unter:
https://s3.eu-central-1.amazonaws.com/coverpubl-erv-01/54448/SP/9783497029150_Onlinematerial.zip

4 Merkmale tiergestützter Therapie

In diesem Kapitel möchten wir, ausgehend von den beschriebenen Definitionen, wichtige Merkmale tiergestützter Therapie mit Hund aus unserer Sicht näher erläutern.

Der Begriff tiergestützte Interventionen umfasst tiergestützte Therapie, tiergestützte Pädagogik und tiergestützte Aktivitäten.

Tiergestützte Therapie ist aus unserer Sicht wiederum der Oberbegriff aller zielorientierten Maßnahmen, bei denen Tiere begleitend bei „Therapie", „Förderung", „Training", „Rehabilitation" wie auch bei der „Initiierung von Lernprozessen" eingesetzt werden. Sie umfasst auch präventive und fördernde Maßnahmen.

4.1 Keine eigenständige Therapiemethode

Es wird uns immer wieder die Frage gestellt, ob tiergestützte Therapie eine eigenständige Therapieform sei. Diese Frage muss man klar mit „Nein" beantworten. Grundlage jeglichen Einbezugs von Hunden in einen therapeutischen Prozess bilden die Modelle und Theorien der jeweiligen Profession, also der Ergotherapie, Physiotherapie, der Pflege oder der Psychotherapie. Denn ein Einbezug eines Tieres erfolgt immer auf den Grundlagen des jeweiligen Fachgebietes. Diese sind etwa in der Ergotherapie Ansätze des neurophysiologischen Bezugsrahmens wie Bobath, PNF (Propriozeptive Neuromuskuläre Fazilitation) oder der Rood-Ansatz oder im Bezugsrahmen psychosozialer Funktionsstörungen der verhaltensorientierte, der kognitive oder der Gruppenarbeitsansatz.

Damit ist auch deutlich, dass im Fokus des therapeutischen Prozesses der Klient mit seinen Einschränkungen und Problemen steht. Leider rückt allzu oft das Tier in den Fokus der Therapie oder bestimmt sogar den therapeutischen Prozess.

Da es in der tiergestützten Therapie keine eigenständigen Konzepte und Theorien zu Störungsentwicklungen oder Behandlungen gibt, muss der therapeutische Prozess immer aus Sicht der jeweiligen Grundprofession geplant werden. Erst dann sollte überlegt werden, ob und wie ein Tier in diesen Prozess integriert werden könnte.

Daher ist es aus unserer Sicht sinnvoller, nicht von tiergestützter Therapie, sondern von tiergestützter Ergotherapie, tiergestützter Physiotherapie, tiergestützter Psychotherapie oder tiergestützter Humanpflege zu sprechen. Wenn Sie im Weiteren den Begriff tiergestützte Therapie lesen, sollten Sie sich also in Gedanken immer das Präfix „Ergo", „Physio", „Sprach" oder „Psycho" davor stellen.

Hunde in die Therapie einzubeziehen erweitert zwar das Methodenrepertoire, erfordert meist aber auch eine konzeptuell andere Herangehensweise. Dabei beinhaltet ein tiergestütztes Konzept keine vorgeschriebenen Techniken, Methoden oder Übungen, die mit allen Klienten in stets gleicher Weise zu absolvieren sind, sondern es berücksichtigt vielmehr die individuellen Möglichkeiten und Grenzen eines Klienten sowie des eingesetzten Hundes und bezieht diese unter Anwendung einiger grundlegender tierethischer Prinzipien in den therapeutischen Prozess ein.

4.2 Notwendigkeit spezifischer Weiterbildung

Die bisherigen Ausführungen machen deutlich, dass ein Ergotherapeut zunächst Ergotherapeut, ein Physiotherapeut zunächst Physiotherapeut und ein Psychotherapeut primär Psychotherapeut ist und erst sekundär mit tiergestützter Therapie befasst ist. Dies bedeutet jedoch nicht, dass Tiere einfach so – ohne spezifische Aus- und Weiterbildung sowohl des Menschen als auch des Tieres – in die Therapie integriert werden sollten. Natürlich ist es verlockend, eine Weiterbildung in tiergestützter Therapie in möglichst kurzer Zeit hinter sich zu bringen. Möchte man jedoch Tiere professionell in seinem Beruf einsetzen, ist eine umfassende Weiterbildung nötig. Diese umfasst bei seriösen Anbietern zwischen 250 und 300 Unterrichtseinheiten in Theorie und Praxis (Weiterbildung zur Fachkraft für tiergestützte Interventionen). Hinzu kommt eine spezifische Ausbildung mit dem eigenen Hund (Ausbildung zum Therapiebegleithunde-Team). Die Trennung in allgemeine tiergestützte Weiterbildung und spezifische Ausbildung des Hund-Mensch-

Teams ist sinnvoll, da für das Hund-Mensch-Team in der Regel eine jährliche Überprüfung stattfindet. Wenn der Hund zum Beispiel durch Krankheit nicht mehr tiergestützt arbeiten kann, kann die Anerkennung auch wieder entzogen werden.

Zusätzlich zur Weiterbildung empfiehlt es sich, wie in jeder Therapieform, sich kontinuierlich supervidieren zu lassen. Supervision ermöglicht einen gemeinsamen Blick auf die geleistete Arbeit, indem die Interaktionen zwischen Therapeuten und Klienten genau analysiert und gemeinsam reflektiert werden. Jedoch ist für die Supervision nicht nur die Beziehung zwischen dem tiergestützt arbeitenden Therapeuten und dessen Klienten bedeutsam, sondern als dritter eigenständiger Partner kommt der Hund mit in den Interaktionsprozess. Eine kontinuierliche Supervision ist aus unserer Sicht ein wesentliches Element für eine gelingende „Dreiecks"-Beziehung zwischen den beteiligten Akteuren und damit Grundvoraussetzung für eine qualitativ hochwertige Arbeit (Kapitel 18).

4.3 Der Hund als aktiver Arbeitspartner

Tiergestützte Therapie mit Hund basiert auf einer Verbundenheit zwischen Angehörigen verschiedener Spezies. Sie geht somit über den gewohnten therapeutischen Umgang von Menschen mit Menschen hinaus und bezieht das Lebewesen „Hund" als aktiven „Arbeits"-Partner ein. Das fordert nicht nur ethologisches Wissen um den Hund, dessen artgerechte Erziehung und um gelingende Formen der Kommunikation und Interaktion mit dem Hund, es verlangt letztlich eine Ethik der Ehrfurcht vor dem Leben, die sowohl das eigene Leben als auch das Leben des Hundes achtet und in der gegenseitigen Bezogenheit Erfüllung findet. Denn in der tiergestützten Therapie wirkt vor allem die Speziesgrenzen überschreitende einfühlende Zuwendung zu anderen Lebewesen.

Mehr als in der üblichen therapeutischen Arbeit von Menschen für Menschen fordert daher die tiergestützte Therapie, biologisch-evolutionäre ebenso wie durch Erfahrung gewonnene soziale und psychologische Prozesse in ihrem Zusammenspiel zu beachten. Das stellt hohe Anforderungen an interdisziplinäre Erklärungen und das Verstehen ihrer Effekte sowie an die Umsetzung der tiergestützten Therapie.

Es ist eine ebenso große Herausforderung, das Erleben und Befinden des Hundes in der tiergestützten Arbeit möglichst objektiv zu erkennen. Ziel ist es, die Reaktionen des eigenen Hundes (etwa auf bestimmte Menschen, auf andere Tiere, auf die Anforderungen bestimmter Situationen) sicher erfassen und berücksichtigen zu können. Mittels Supervision durch kynologisch Versicherte kann nicht nur allgemeines ethologisches Wissen vertieft, sondern auch das Erkennen individueller Reaktionen des eigenen Hundes erleichtert werden.

Das Lebewesen „Hund" als Arbeitspartner ist mehr als ein Werkzeug. Ein Werkzeug liegt meist passiv in der Hand des Ausführenden. Ein Arbeitspartner ist aktiv, er kommuniziert, versteht und teilt sich mit. Er weiß die Situation und seine Aufgaben einzuschätzen.

Man kann auch sagen, dass der Hund das „Mängelwesen" (Bergler, 1986, 12) Therapeut absichert, entlastet, unterstützt, indem er sein authentisches Verhalten in der therapeutischen Arbeit einbringt. Hunde sind spontan, authentisch, direkt, sie geben unverfälscht Rückmeldung. Therapeuten dagegen müssen ihr Verhalten kontrollieren. Die Rolle des Therapeuten ist es, das Verhalten des Klienten und des Hundes sowie deren Interaktion zu dokumentieren, zu analysieren, zu vermitteln und zu lenken.

Tiergestützte Therapie ist und bleibt eine professionelle Helferbeziehung mit Einflussnahme auf den Menschen, auch wenn wir im Tandem mit einem Hund arbeiten.

Oft besteht in der tiergestützten Therapie die Illusion, mit einem „Co-Therapeuten" zu arbeiten. Jedoch muss uns klar sein, dass ein Hund den Klienten nicht „heilen" möchte. Die Vorstellung, dass Tiere von sich aus „heilen" möchten, ist eine zutiefst anthropomorphe Sichtweise.

Anthropmorphismus und tiergestützte Therapie

Für eine soziale Mensch-Tier-Beziehung sind folgende Kriterien nach Wild notwendig (Wild, 2008): Du-Evidenz, Empathie, Anthropomorphisierung als Voraussetzung für das Entstehen einer sozialen Beziehung zwischen Mensch und Tier und Kommunikation (Verständigung) bzw. Kommunikationsfähigkeit.

In der individuellen Mensch-Tier-Beziehung werden dem Tier sinnliche, emotionale und kognitive Fähigkeiten zugestanden und es wird zum Individuum, zum „Du" im menschlichen Sinne. Um eine individuelle Beziehung zu einem Tier aufzubauen, braucht der Mensch ein Hilfsmittel, um über das Tier nachzudenken und zwar in einer Weise, die ihm das Gefühl gibt, das Tier zu verstehen und selbst verstanden zu werden. Er bedient sich hier meist einer anthropomorphen Betrachtung des Tieres, er vermenschlicht es. Ist er sich der

„Krückenfunktion" dieser Betrachtungsweise bewusst, pflegt er also einen reflektierten und investigativen Anthropomorphismus, so ist dies ein probates Hilfsmittel. Er weiß, dass das, was er in das Verhalten des Tieres hineininterpretiert, nur möglicherweise das ist, was das Tier dabei denkt und bezweckt. Pflegt er jedoch einen naiven Anthropomorphismus, bei dem er glaubt, das Tier erfülle in jedem Belang menschliche Maßstäbe, so verneint er die biologische Identität des Tieres, ist ihm gegenüber ungerecht und respektlos und kann es in höchstem Maße überfordern, zum Beispiel, wenn er (im menschlichen Sinne) moralisches Handeln oder (menschliche Formen der) Dankbarkeit von ihm erwartet.

Ein Therapeut wird immer die jeweiligen berufsspezifischen Kernfähigkeiten einsetzen, wie zum Beispiel Nutzung der Umwelt, bewusster Einsatz der eigenen Person, Einsatz von zielgerichteten Aktivitäten. Er wird analysieren, beobachten, messen, aufzeichnen, überprüfen. Keine dieser Techniken einer professionellen Beziehung zum Klienten wird ein Hund beachten, wenn er mit einem Klienten interagiert. Es wird manchmal davon gesprochen, der Hund agiere von sich aus therapeutisch und zielgerichtet, zum Beispiel indem er den Blick weglenke von Defiziten, ganz gezielt auf Ressourcen, die schon da seien.

Doch der Hund besitzt weder eine Vorstellung von Defiziten noch von Ressourcen. Er besitzt weder spezifische Kernfähigkeiten noch therapeutische Kenntnisse. Der Hund ist nicht aktiv mit Heilen beschäftigt, sondern wir nehmen sein Verhalten als heilend wahr. Und dies macht einen entscheidenden Unterschied aus. Wir nehmen zum Beispiel wahr, dass er unsere Ressourcen anspricht. Oder, dass der Hund da ist, wenn wir traurig sind. Ob er unsere Traurigkeit spürt – vielleicht. Ob er durch sein Verhalten vermitteln möchte „Ich bin da" – vielleicht. Es gibt keine Untersuchungen, welche diese Einschätzungen stützen.

Empirisch gesichert ist, dass der Hund als Motivator, Stressminderer, Bindungsförderer, Kommunikationsförderer oder sozialer Katalysator eingesetzt werden kann. Und es liegt in der Hand des Therapeuten, diese Fähigkeiten in den therapeutischen Prozess zum Nutzen des Klienten zu integrieren.

4.4 Zielorientierung tiergestützter Therapie

Tiergestützte Therapie besitzt immer eine „Zielorientierung". Wie spezifisch diese ist, hängt vom jeweiligen therapeutischen Kontext ab. Die Zielorientierung kann sich aus verschiedenen Perspektiven (z. B. Anbieter, Angehörige, Kostenträger) unterschiedlich darstellen, deren Mittelpunkt bildet aber die Perspektive der Klienten.

Zielorientierung in der tiergestützten Therapie ist meist Lösungsorientierung. Dies bedeutet, durch den Einbezug eines Tieres werden Veränderungsprozesse angestoßen: Ressourcen werden entdeckt, alternative Gedanken- und Handlungsmuster ermöglicht, Gefühle in bestimmten Situationen anders erlebt und körperliche Reaktionen verändert.

Die besondere Kraft des Einbezugs eines Tieres besteht darin, dass es für die Klienten einfacher wird, neue Muster mit anderen Gefühls-, Verhaltens-, Gedanken- und Körpermustern zu verankern. Denn hierzu benötigt der Mensch meist nicht nur rational gesetzte Ziele, mögen sie noch so logisch und sinnvoll erscheinen. Für tatsächlich stattfindende Veränderung müssen alle Ebenen einbezogen werden: Verstand, Gefühle, Sinnhaftigkeit und das Körperwissen auf der unwillkürlichen Ebene.

Von tiergestützter Therapie kann daher erst gesprochen werden, wenn ein Tier bewusst in den therapeutischen Prozess integriert wird, um den Erlebnisraum des Klienten zu verändern. Natürlich kann auch ein Hund, der „nur" im Therapieraum liegt, weil sein Besitzer ihn nicht Zuhause lassen kann, den Erlebnisraum verändern. Natürlich kann die Motivation eines Klienten gestärkt werden, wenn er dem Hund ein Leckerli geben darf, nachdem der Klient eine Aufgabe erfolgreich bewältigt hat.

Doch für uns schöpft dies nicht die enormen Möglichkeiten aus, welche tiergestützte Therapie bietet. Hundegestützte Therapie schöpft dann ihre Potentiale aus, wenn der Hund als Lebewesen mit allen seinen Facetten in den Therapieprozess integriert und so für den Klienten zur „anerkennenden Umwelt" wird.

4.5 Die Triade Therapeut – Hund – Klient

Basis der tiergestützten Therapie ist die Beziehungs- und Prozessgestaltung im Beziehungsdreieck Klient – Tier – Therapeut.

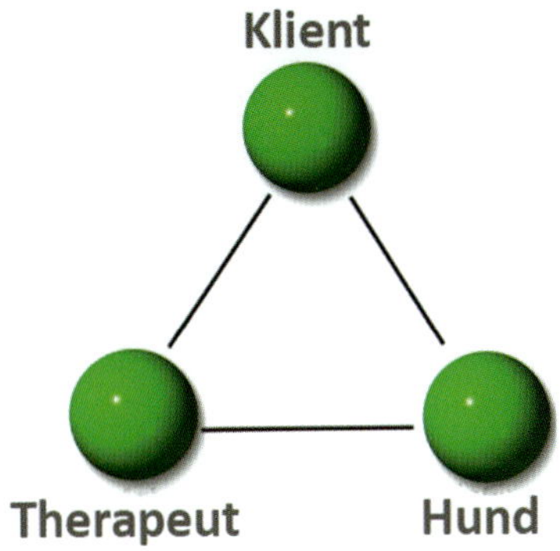

Abb. 6: Tiergestützte Therapie in der Triade

Das Schaubild verdeutlicht, dass aus einer Dyade – wie sie in den meisten therapeutischen Beziehungen vorhanden ist – durch den Einbezug eines Hundes eine Triade wird. Dadurch wird der therapeutische Prozess dynamischer, vielschichtiger und kreativer, aber auch komplexer und schwerer zu steuern. Durch die Triade entsteht eine Vielzahl unterschiedlicher Interaktionsformen (→ Kap. 15.1). Eine besondere Kreativität ergibt sich, da tiergestützte Therapie sehr häufig eine beziehungsorientierte Arbeit in einem System von Individuum und anerkennender Umwelt – hier dem Hund – darstellt. Dazu bedarf es jedoch einer eigenständigen Konzeption tiergestützter Therapie, welche die Interaktions- und Beziehungsmöglichkeiten nutzt, die in der Triade durch den Einbezug des Lebewesens Hund entstehen. Daraus lässt sich ableiten, dass die Triade vor allem geeignet ist, wenn es um Interaktion und Beziehung geht. Zum Training von Fertigkeiten kann auch mit dem Diamanten-Ansatz gearbeitet werden. Damit ist gemeint, dass im therapeutischen Prozess vier Interaktionspartner beteiligt sind: Klient, Therapeut, Hundeführer und Hund. Die Darstellung dieser Interaktionsform erinnert an einen Diamanten (→ Abb. 49).

Die Arbeit in der Triade darf nicht unterschätzt werden, weil sich die Komplexität des Therapieprozesses erhöht. Da der Therapeut nicht nur den Klienten im Blick haben sollte, sondern auch den Hund, kommt der Zusammenarbeit zwischen Therapeut und Hund eine wesentliche Bedeutung zu. Der therapeutische Prozess würde schnell eskalieren, wenn ein Therapeut sich nicht auf seinen Hund und der Hund sich nicht auf seine Bezugsperson verlassen kann.

4.6 Qualität der Mensch-Hund-Beziehung

Wir sind davon überzeugt, dass die Qualität tiergestützter Therapie entscheidend von der Mensch-Tier-Beziehung, in unserem Fall der Mensch–Hund-Beziehung, abhängig ist. Eine positive Wirkung eines Hundes ergibt sich nur dann, wenn eine konstante, intensive, positive und partnerschaftliche Beziehung zwischen Hund und Bezugsperson vorliegt. Dies bedeutet auch, dass eine auf Dominanz ausgerichtete Hundeerziehung in der tiergestützten Therapie keinen Platz hat, ebenso wenig wie eine Erziehung, welche auf jegliche Grenzen und Regeln verzichtet.

Eine bindungsgeleitete Hundeerziehung ist für uns eine wesentliche Basis der gemeinsamen Arbeit. Dies bedeutet: Sicherheit vermitteln, Bedürfnisse befriedigen, Struktur und Orientierung bieten, die Führung im Rudel übernehmen, aber auch gemeinsame Aktivitäten starten und zusammen Ruhe und Entspannung genießen. All das macht eine gute Bindung zum Hund aus (Kapitel 11). Dies ist bedeutsam, da Hunde ihre Erfahrungen mit ihrer Bezugsperson als primären Beziehungspartner meist auch auf sekundäre soziale Beziehungspartner wie die Klienten übertragen.

Und es muss nicht gesondert betont werden, dass die Qualität der Mensch-Hund-Beziehung auch davon abhängt, dass der Hund in der tiergestützten Therapie nicht instrumentalisiert, ausgebeutet oder überfordert wird.

Primäre und sekundäre Beziehung

Im Beziehungsdreieck ergeben sich für den Hund zwei ganz unterschiedliche Beziehungen. Zum einen die zwischen dem Hund und seiner Bezugsperson und die zwischen dem Hund und dem Klienten. Diese zwei Beziehungen haben sehr unterschiedliche Qualitäten. Wir unterscheiden die primäre soziale Beziehung zwischen Bezugsperson/Therapeut und Hund von der sekundären sozialen Beziehung zwischen Klient und Hund.

Eine **primäre Beziehung** ist gekennzeichnet durch

- einander sehr gut kennen
- die gleichen Ziele verfolgen
- ähnliche Interessen haben
- einander sehr gut verstehen

- einander vertrauen
- sich räumlich und zeitlich nah sein

Eine **sekundäre Beziehung** ist dagegen gekennzeichnet durch

- ich erst kennenlernen (oberflächlicher)
- begrenzte gemeinsame Interessen
- wenig gemeinsame Zeit
- eine Priorisierung der eigenen Bedürfnisse des Menschen
- dass der Hund zum Teil als „Produkt" betrachtet wird, das zur Verfügung steht

Die primäre Beziehung ist sehr exklusiv und beruht optimalerweise auf der Basis einer sicheren Bindung, die Beziehung zum Klienten ist nicht exklusiv und Bindungsaspekte spielen hier aus Hundesicht keine Rolle.

4.7 Interaktionsformen tiergestützter Therapie

Tiergestützte Therapie ist nicht alleine auf die direkte Interaktion mit einem Hund beschränkt, sondern beinhaltet alle Methoden, bei denen Klienten mit dem Hund interagieren, über ihn kommunizieren oder für ihn tätig sind. Dieser Aspekt erscheint uns besonders bedeutsam, da in der tiergestützten Therapie das Augenmerk zu sehr auf der direkten Interaktion zwischen Klient und Hund und hier vor allem auf dem Streicheln und dem Leckerli-Geben liegt (→ Kap. 15).

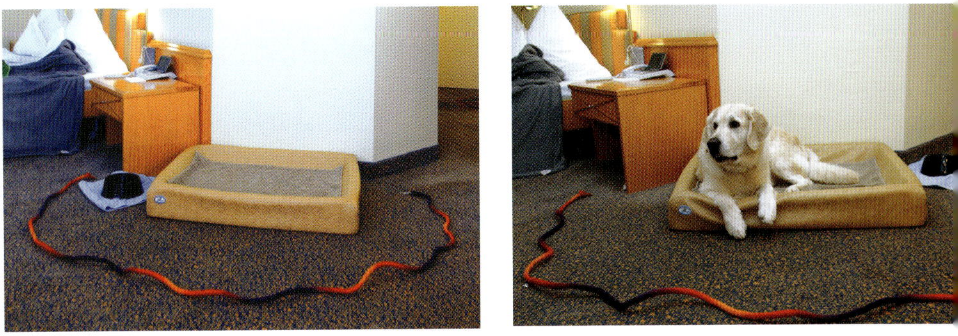

Abb. 7a–b: Ein „sicherer" Ort mit Kissen und Wassernapf – damit Nikan sich wohlfühlt. Die lange Leine dient als zusätzliche optische Grenze, die vom Klienten nicht überschritten wird.

Praxistipp

Für, Über, Mit

Kreativität in der tiergestützten Therapie zeigt sich im Wechsel zwischen „Für", „Über" und „Mit" zwischen aktivem Tun und passivem Geschehen lassen, sowohl für den Hund als auch für den Klienten. Um nicht immer nur mit dem Hund etwas zu tun, kann auch viel für oder über den Hund gearbeitet werden. Der Klient könnte, bevor der Hund kommt, seine Liegestelle vorbereiten und den Wassernapf füllen und bereitstellen. Bevor überhaupt Kontakt zwischen den Beiden entsteht, macht es Sinn, über den Hund und seine Einzigartigkeit zu sprechen. Dabei lernen die Klienten den Hund als lebendiges Geschöpf mit Bedürfnissen und Eigenarten und seiner spezifischen Form der Kommunikation kennen. Der Hund kann beobachtet werden und besonders in dieser ersten Phase bietet sich der Therapeut als Modell an, indem er u. a. seine Hilfe bei der Interpretation des Hundeverhaltens anbietet, die nötigen Verhaltensregeln bespricht und das richtige Fürsorgeverhalten zeigt. Beim eigentlichen Kontakt, also MIT dem Hund, wechseln sich ruhige Phasen mit aktiven Phasen ab. Für den Hund eher passiv sind die Phasen des Gestreicheltwerdens, die auch für den Klienten einen ruhigen Genuss darstellen. Etwas aktiver wird der Klient, wenn es darum geht, sich auch in die Pflege des Hundes einzubringen, beispielsweise durch Füttern und Bürsten. Entscheidend ist, dass Klient und Hund dann selbst in Kommunikation treten. Für den Hund können in der Ergotherapie Decken gewoben oder Körbe geflochten werden, es könnten Hundekekse gebacken oder Futterrationen vorbereitet werden.

4.8 Salutogenetische Aspekte

Salutogenese fragt, wie Menschen trotz Belastungen und Stress gesund bleiben bzw. welche Ressourcen einer Person zur Verfügung stehen bzw. sich aktivieren lassen, um mit Stress fertig zu werden, Belastungen zu ertragen und die eigene Gesundheit zu erhalten. Ein Schlüsselkonzept ist das Kohärenzgefühl, das sich im Laufe des Lebens auf der Basis von Ressourcen entwickelt und aussagt, ob das eigene Leben als verstehbar, bewältigbar und sinnhaft erlebt wird.

Befunde zeigen, dass Menschen beim Erleben von Natur wie auch einer guten Beziehung zu vertrauten Lebewesen eher ein Kohärenzgefühl spüren – und dass sie wahrscheinlich getragen davon, die Anforderungen ihrer Lebenssituation produktiv bearbeiten können. Das wird durch eine allgemeine, allerdings nicht immer explizit bewusst werdende Erfahrung erleichtert: wir sind verbunden, die unbelebte und die belebte Welt stellt sich uns verstehbar dar und in unserem kleinen menschlichen Rahmen auch handhabbar. Es ist zudem sinnvoll, darin zu leben und zusammen zu leben.

Nach Beetz und Wohlfarth (2021) bieten tiergestützte Interventionen die Möglichkeiten zur Erfahrung einer stimmigen Verbundenheit mit der lebendigen Umwelt. Jedoch betonen sie, dass tiergestützte Interventionen nur dann salutogenetisch orientiert sind, wenn sie folgenden Kriterien entsprechen (Beetz & Wohlfarth, 2021, 50 f.):

1. Tiergestützte Interventionen sollten sich an Stimmigkeit, Kohärenz, Verbundenheit, aufbauender Kommunikation orientieren. In tiergestützten Interventionen, welche gute Beziehung zu Tieren als Basis haben, können Klienten erfahren, dass eine klare, meist gut vorhersehbare und oft unverbrüchliche Überschaubarkeit im Erleben und Verhalten der Tiere und in den Interaktionen mit ihnen besteht. Verstehbarkeit von Tieren und vom Zusammenleben stellt sich nicht automatisch ein, sie setzt aktive Bezugnahme voraus. Sie fordert Wissen um das bestimmte Tier, genauso aber eine emotionale Haltung, die das Tier „wirklich meint".
2. Tiergestützte Interventionen sollten auf attraktive Ziele oder Vorstellungen für die Klienten ausgerichtet sein. Dies bedeutet, tiergestützte Interventionen sollten die Ressourcen der Klienten betonen und nach erstrebenswerten Zielen, wie z. B. Wohlbefinden, Sicherheit, Lust, Lebensqualität, Freude, Fitness, Sinnerfüllung, Weisheit fragen. Hier können Tiere helfen, indem sie Bedürfnisse nach Zusammensein, Geborgenheit, Erfahrung von Nähe, Gemeinsamkeit, Nichtalleinsein erfüllen.
3. Tiergestützte Interventionen sollten sich an den Fähigkeiten der Klienten orientieren und diese unterstützen. Zugleich sollten durch Tiere Wohlbefinden, Eigenaktivität und Motivation erzeugt werden. Zahlreiche Forschungsergebnisse (z. B. Wohlfarth et al., 2013; Julius et al., 2014) weisen darauf hin, dass Tiere die intrinsische Motivation erhöhen und über Fürsorgeverhalten die Eigenaktivität steigern.
4. In tiergestützten Interventionen sollte das Individuum nicht in eine Norm gepresst werden. Vielmehr erkennen wir das Subjektive an, die Selbstwahrnehmung, Gefühle, individuelle Ziele und fragen nach subjektiven Deutungen und Bewertungen. Dies gilt für Klient und Tier.
5. Tiergestützte Interventionen, welche salutogenetisch orientiert sind, sind dynamisch prozess-/lösungsorientiert und geben der (Selbst-)

Regulation großen Raum. Damit verbunden ist eine Aufmerksamkeit für systemische/kommunikative Selbstorganisation und -regulation und der Einbezug individueller, sozialer und kultureller Erfahrungen.

5 Sonderstellung Hund

Der Hund gilt als das wohl erste domestizierte Tier und somit als ältester Begleiter des Menschen. Er war schon weit vor der Zeit anderer Haustiere im sozialen Nahraum des Menschen präsent (Oeser, 2004).

Anders als viele andere Heimtiere lebt der Hund im engsten Kontakt zu uns Menschen. Gerade bei Hunden wird deutlich, dass im Gegensatz zu vielen anderen Tieren, das individuelle Tier im Mittelpunkt steht und wirtschaftliche oder ‚sachliche' Nutzungsaspekte in den Hintergrund treten. Stattdessen ist die Beziehung zu Hunden hochgradig emotional.

5.1 Unterschiedliche Funktionen des Hundes

Dennoch kann auch unsere Beziehung zum Hund unter dem Aspekt der Funktion betrachtet werden. Dies ist allein schon deshalb offensichtlich, weil viele Hunde früher spezifische Funktionen erfüllt haben und teilweise heute noch erfüllen. Das beste Beispiel ist der Hund, der zum Jagen von Wild, zum Hüten von Herdentieren, zum Schutz des Hofes, usw. eingesetzt wurde und noch immer wird. Das Tätigkeitsfeld des Hundes erweiterte sich fortlaufend, zum Beispiel wird er zum Blinden-, Spür- oder Rettungshund ausgebildet, um nur einige Arbeitsbereiche aufzuzählen. Andererseits kann man sich durch seinen Hund auch Anerkennung in der Gesellschaft erhoffen: Die Hausfrau, die auf der Hundeausstellung Preise erringen möchte, um die Wertschätzung zu erhalten, die ihr für die Hausarbeit versagt wird oder der Golden Retriever Züchter, der die Rasse veredeln möchte, um damit im Hundeverein Respekt zu gewinnen. Hunde können jedoch auch zu Prestigeobjekten werden, zum Beispiel der Pyrenäenberghund, der zum Marmor passt. Oder der Staffordshire Bullterrier, der die eigene Kraft und Kampfbereitschaft symbolisiert.

Ein weiterer Funktionsaspekt von Heimtieren sind Familie und Kinder. Werden Hunde als Familienmitglieder angesehen, dann befinden wir uns am

Übergang von eher sachlicher oder zweckorientierter Funktion hin zu einer emotionalen Beziehung zum Tier, die man auch als emotionale Funktion des Tieres bezeichnen kann. Wenn Hunde einen bestimmten Platz in der Familie einnehmen, geht damit auch eine entsprechende emotionale Position einher. Dies wird besonders an den Begriffen deutlich, die wir für die Funktion des Hundes verwenden: „Familienmitglieder", „Ersatzkind", „Kinderersatz", „mein Mädchen" oder „unser drittes Kind".

Der Hund kann also für den Menschen vermeintlich oder tatsächlich sehr viele unterschiedliche Funktionen übernehmen:

- Soziale Anregung, d.h. ein Hund fordert und beschäftigt einen Menschen, er verhindert Gefühle der Einsamkeit und vermittelt Freude; er ist ein Lebewesen, zu dem man eine konstante, meist positive gefühlsmäßige Beziehung aufbauen kann.
- Partner, Vorbild und Befriedigung emotionaler Bedürfnisse, d.h. ein Hund befriedigt die für den Menschen existentiellen Bedürfnisse nach Verstehen, Treue, Beistand in schweren Situationen, Dankbarkeit und Sympathie und lebt sie ihm vor, und er vermittelt das Gefühl der Wärme, Geborgenheit und somit der psychologischen Sicherheit, so dass eine Stärkung des Selbstwertgefühles geschieht.
- Freizeitaspekt, d.h. ein Hund beeinflusst die Lebensgestaltung (insbesondere der Freizeit) und wird Bestandteil des Lebensstils; er ist Anlass für Anregung, Entspannung, Ablenkung von Alltagssorgen und vermittelt Lebensfreude.
- Prophylaxe, d.h. ein Hund veranlasst einen Menschen zu Bewegung und trägt somit zur Gesundheitsvorsorge durch Freizeitaktivität bei.
- Erziehungspartner, d.h. ein Hund übt erzieherischen Einfluss auf den Lebensrhythmus der Besitzer aus.
- Aufgabe und Verpflichtung, d.h. ein Hund ist ein Lebewesen, für das man Sorge, Verantwortung und Verpflichtung übernimmt; das Gefühl, gebraucht zu werden, beugt gerade bei älteren Menschen Gefühlen der Resignation und Depression vor.
- Beschützer, d.h. ein Hund gibt das Gefühl der physischen Sicherheit, welche wiederum die Voraussetzung des Gefühls der psychischen Sicherheit und damit der Geborgenheit ist.
- Wesen ohne Launen, d.h. ein Hund schenkt konstante emotionale Zuneigung.
- Vermittler von Erfolg, d.h. ein Hund erscheint in der Rolle eines gelehrigen Schülers, dessen Leistungsfortschritt den eigenen widerzuspiegeln scheint.

- Vermittler sozialer Kontakte, d. h. ein Hund erleichtert die Herstellung von Kontakt zu anderen Menschen.
- Prestigegewinn, d. h. die sozial anerkannte Attraktion bestimmter Hunde erhöht die eigene soziale Wertigkeit.

Alle diese Punkte, und die damit einhergehenden Vorteile, beziehen sich auf das Halten von Heimtieren. Viele dieser Punkte sind aber auch auf den Bereich der hundegestützten Therapie anwendbar.

5.2 Gemeinsame Evolution von Hund und Mensch

Betrachtet man an dieser Stelle die Beziehung zwischen Mensch und Hund genauer, so lässt sich festhalten, dass der Hund, wie der Mensch, ein soziales Wesen ist. Dies wiederum äußert sich in seiner Geselligkeit, Anhänglichkeit, Kooperationsbereitschaft und Anpassungsfähigkeit sowie seinem Bedürfnis nach sozialen Beziehungen mit Nähe, Zuwendung und Aufmerksamkeit. Der Hund hat den Status eines sozialen Partners und befriedigt wesentliche emotionale Grundbedürfnisse des Menschen, so dass diese Beziehung zwischen Mensch und Hund einer persönlichen zwischenmenschlichen Beziehung sehr nahe kommt.

Während es völlig klar und von jedem akzeptiert ist, dass der Mensch die wilden Vorfahren unserer Hunde domestiziert und durch Züchtung genetisch verändert hat, bleibt die Frage offen, welchen Anteil der Vorläufer unseres Hundes an der Menschwerdung des Affen gehabt hat. Schimpansen sind wie alle anderen Menschenaffen in gewissem Umfang zu Hilfsbereitschaft und Kooperation fähig, doch kaum ein Wesen hat so ausgeklügelte Sozialstrukturen wie der Wolf. Und auch der Hund hat diese besonderen sozialen Fertigkeiten behalten und weiterentwickelt, die viel mit dem Sozialverhalten des Menschen gemein haben.

Der ungarische Hundeforscher Ádám Miklósi meint, dass die Verhaltensähnlichkeiten zwischen Hund und Mensch durch eine gemeinsame Evolution und Entwicklung in einer nahezu identischen Umwelt zustande kommen. Er sieht drei verschiedene Fähigkeitsbereiche, welche die Basis für Ähnlichkeiten zwischen Hunden und Menschen bilden (Miklósi, 2011):

- Das Bedürfnis nach sozialer Interaktion und die Fähigkeit, individuelle Bindungen einzugehen.
- Die Fähigkeit, sich auf das Gegenüber einzustellen und sich ihm anzupassen, d. h. die Fähigkeit, sich im Verhalten und gefühlsmäßig auf den anderen einzustimmen („Synchronisation"), soziales Lernen zu vollziehen, die Fähigkeit, Regeln zu befolgen.
- Die Fähigkeit zu einer komplexen, analogen Form der Kommunikation, die aktiven Informationsaustausch und gemeinsame Aktivitäten ermöglicht.

Diese Fertigkeiten erlauben unseren Hunden eine sehr enge Interaktion mit Menschen, ohne dass ausgeprägte sprachliche Fähigkeiten vorhanden sein müssen. Die Domestizierung (Haustierwerdung) des Hundes verlief über viele Jahrtausende, in denen Mensch und Hund zusammenlebten. Die Domestikation hat dazu geführt, dass Hunde sehr gut darin sind, menschliche Gesten zu erkennen und für sich zu nutzen. Hunde können dies deutlich besser als Schimpansen oder Wölfe. Und inzwischen weiß man auch, dass diese Fähigkeit nicht erlernt, sondern genetisch verankert ist: Welpen verschiedener Altersgruppen lesen bei solchen Versuchen problemlos menschliche Signale – selbst wenn sie erst neun Wochen alt sind.

Hunde können also unsere Absichten erkennen, während in der Erfahrungswelt eines Schimpansen zweckgebundene Zustände keinen Platz haben. Dass bereits junge, menschenunerfahrene Hunde diese hohe soziale Kunst beherrschen, während Wölfe sich als minderbegabt erweisen, deutet darauf hin, dass im Laufe der Domestikation des Hundes durch den Menschen über die letzten zehntausend Jahre diese Fähigkeit selektioniert wurde. Intentionen werden also möglicherweise von einer speziellen, genetisch vorprogrammierten Gehirnregionen erkannt, repräsentiert und verhaltensrelevant genutzt – beim Hund genau wie beim Menschen.

Wir können also konstatieren, dass Mensch und Hund sich über die Evolution sehr gut aneinander angepasst haben und viele Merkmale ihres Sozialverhaltens miteinander teilen und dass Hunde auch deshalb in der tiergestützten Therapie einen besonderen Platz einnehmen.

5.3 Verbale Welt – Erfahrungswelt

Wir möchten für die tiergestützte Therapie noch auf eine Besonderheit hinweisen: Hunde leben vor allem in einer Erfahrungswelt. Die Erfahrungswelt besteht aus Geräuschen und Bildern, aus Gerüchen und all den Signalen, die ständig auf seine Sinne treffen. Hunde kommunizieren kaum über Sprache, also den digital-verbalen Kanal, mit uns, sie teilen sich uns vielmehr über den nonverbalen Kanal der Körpersprache mit. Körpersprache ist analoge Kommunikation und spielt im menschlichen Sozialverhalten eine wichtige Rolle. Der bekannte ungarische Ethologe Ádám Miklósi bezeichnet die Körpersprache als das wichtigste Sprachmedium des Hundes (Miklósi, 2011). Der Hund versteht unsere Mitteilungen als Gesamtbild, das alle verbalen wie nonverbalen Mitteilungen umfasst. Die Besorgnis in unserer Stimme, die Anspannung unseres Körpers, die veränderte Atmung, all dies sind feine Signale die unsere Hunde wahrnehmen und die es ihnen erlauben, uns zu verstehen. Die Kommunikation zwischen Hund und Mensch ist also eine meist unverstellte analoge Kommunikation, was diese Beziehung zu etwas Besonderem macht.

Wir kommunizieren mit dem Hund auf der ganzen Bandbreite des emotionalen Ausdrucks, mit dem Körper, indem nonverbale Signale aufgenommen werden wie etwa Gesten, Blicke, Bewegungen und Berührungen. Aber auch das Wie der Stimme und der Sprachrhythmus im jeweiligen Zusammenhang sind für das Verstehen entscheidend. Hierdurch ist ein Verstehen „ohne Worte" möglich, Stimmungen des anderen sind sofort und ohne Worte erkennbar. In der Gegenwart eines Hundes ist ein Verstellen, ein Verbergen von Stimmungen, von Haltungen kaum möglich. Einem Hund kann – und muss – man nichts vormachen.

Praxistipp

Erfahrungswelt des Hundes nutzen

Patienten, welche Mühe haben, sich mitzuteilen, kann man signalisieren: „Mein Hund hat einen großen Vorteil, er weiß schon wie es Ihnen geht, wenn Sie hier zur Türe hereinkommen. Ich weiß es jedoch nur, wenn Sie es mir erzählen." Oder man kann die Externalisierung nutzen: „Was würde mir mein Hund erzählen, wie es Ihnen heute geht?"

Weiterführende Literatur

Beetz, A., Riedel, M., Wohlfarth, R. (2021). Tiergestützte Interventionen: Handbuch für die Aus- und Weiterbildung. München: Ernst Reinhardt Verlag.

Bergler, R. (1986). Mensch und Hund: Psychologie einer Beziehung. Köln: Ed. Agrippa.

Jung, C. & Pörtl, D. (2015). Tierisch beste Freunde: Mensch und Hund: Von Streicheln, Stress und Oxytocin Wissen & Leben. Stuttgart: Schattauer.

Kotrschal, K. (2012). Wolf, Hund, Mensch. Die Geschichte einer Jahrtausende alten Beziehung. Wien: Brandstätter.

Kotrschal, K. (2014). Einfach beste Freunde: Warum Menschen und andere Tiere einander verstehen. Wien: Brandstätter.

Kotrschal, K. (2016). Hund & Mensch. Das Geheimnis unserer Seelenverwandtschaft. Wien: Brandstätter.

Miklósi, Á. (2011). Hunde: Evolution, Kognition und Verhalten. Stuttgart: Kosmos.

Oeser, E. (2004). Hund und Mensch: die Geschichte einer Beziehung. Darmstadt: Primus.

Wohlfarth, R. & Mutschler, B. (2011/2015). Die Kunst der Hundeerziehung – Ein Weg zum Wir. Heidelberg: Springer.

Wohlfarth, R. & Mutschler, B. (2020). Die Heilkraft der Tiere: Wie der Kontakt mit Tieren uns gesund macht. München: btb

6 Grundlagen der Mensch-Hund-Beziehung

Im Folgenden werden diejenigen Aspekte der Mensch-Hund-Beziehung dargestellt, welche für die tiergestützte Therapie aus unserer Sicht besonders relevant sind.

6.1 Biophilie

Unsere Vorfahren haben mehr als 99 % der Menschheitsgeschichte eng verbunden mit Tieren und Pflanzen in der Natur gelebt. Sie waren auf Wissen über ihre Mitlebewesen angewiesen, mussten sie „lesen" und ihr Verhalten ein Stück weit vorhersagen können. Es ist daher sehr wahrscheinlich, dass es eine evolutionär vorbereitete Anziehung („Affinität") des Menschen zu Lebewesen gibt (Wilson, 1984).

Diese evolutionäre Anziehung wird Biophilie genannt. Der Biophilie liegt die Annahme zugrunde, dass es zum einen ein genetisch fixiertes menschliches Bedürfnis gibt, sich nichtmenschlichen Lebewesen und der Natur anzunähern, sowie zum anderen eine physische, emotionale und kognitive Hinwendung zu Leben und Natur existiert.

Es kann daher davon ausgegangen werden, dass sich das menschliche Nervensystem und die menschlichen Verhaltensprogramme über die Jahrtausende an ein Zusammenleben mit Tieren angepasst haben. Daher besitzen wir auch heute noch eine relativ niedrige Wahrnehmungsschwelle für Tiere. Selbst heute in unserer technisierten Umwelt erkennen wir immer noch schneller und besser Tiere als Autos oder andere unbelebte Objekte. Nach wie vor sind viele unserer Gefühle durch Biophilie geprägt. Sie reichen von der Attraktion bis zur Aversion, von der Ehrfurcht bis zur Gleichgültigkeit, von friedlicher Zuwendung bis zur Angst vor Tieren.

STUDIE

Gefühlszentrum des Menschen reagiert auf Tiere

Wenn das Gehirn Bilder von Tieren verarbeitet, reagieren die Neurone in der rechten Amygdala – einem Teil des Gefühlszentrums des Menschen – besonders stark (Mormann et al. 2011).

Die Amygdala – eine mandelförmige Struktur auf der Innenseite des Schläfenlappens – ist eine Hirnregion, die von der Wissenschaft bislang vor allem mit der Kontrolle und Verarbeitung von Gefühlen in Zusammenhang gebracht wurde. Insbesondere die rechte Amygdala wird aktiv, wenn Menschen Bilder von Tieren präsentiert bekommen. In dieser Studie wurde die Aktivität von Nervenzellen im Gehirn von Epilepsie-Patienten abgeleitet, während diese sich verschiedene Arten von Fotos ansahen. Eine besonders hohe Aktivität in den Neuronen der rechten Amygdala zeigte sich beim Betrachten von Tierbildern – nicht jedoch bei Fotos von Menschen, Landschaften oder Gegenständen. Dabei spielte es keine Rolle, um welche Art von Tieren – gefährliche oder ungefährliche – es sich handelte. Die beschriebene Reaktion konnte unabhängig vom Geschlecht, und in einem zweiten Versuch mit Hilfe der funktionellen Magnetresonanztomographie, auch bei gesunden Probanden nachgewiesen werden.

Nach Meinung der Forscher spiegelt sich in ihrem Befund die Bedeutung der Tierwelt in der Evolutionsgeschichte des Menschen wider: Tiere waren in der Vergangenheit für den Menschen entweder gefährliche Feinde oder eine willkommene Beute.

Biophilie

Biophilie als angeborenes Interesse an Lebendigem meint nicht, dass „alle Menschen alle Tiere" mögen. Es gibt Hundemenschen oder Katzenmenschen, Menschen, welche vor Hunden Angst haben oder auch Hunde sogar hassen. Daher ist es wichtig, vor Beginn einer tiergestützten Therapie genau die „individuelle Biophilie" abzuklären. Hunde sollten nur dann eingesetzt werden, wenn tatsächlich ein emotionales Band seitens der Klienten zu ihnen besteht.

6.2 Du-Evidenz

Das Konzept der Du-Evidenz geht über das Konzept der Biophilie hinaus, weswegen es hier als gesondertes Kapitel behandelt wird. Auffällig ist, dass der Mensch sich meist mit Tierarten verbunden fühlt, die ihm ähnlich sind, bzw. in denen er eigene Gefühlsregungen wie Freude, Wut oder Angst erkennen kann. Auch werden Tiere mit Fell vom Menschen bevorzugt. Aufgrund dieser Präferenz streichen sich manche Menschen in Situationen der Unsicherheit auch durch ihre Haare und Babys fühlen sich auf einer Felldecke sicher und geborgen. Beide genannten Aspekte treffen vor allem auf sogenannte „höhere" Tierarten zu, beispielsweise Hunde, Katzen oder Pferde. Diese sind zudem in der Lage, einen Perspektivwechsel durchzuführen und das Verhalten des Menschen zu deuten. Das ist Voraussetzung für eine Beziehung zwischen den Arten, die von beiden Seiten aus mit Interesse und Verständnis geführt werden kann. Dieses Verhalten, das Interesse und die Möglichkeit, eine Beziehung aufzubauen, die Menschen unter sich bzw. Tiere unter sich kennen, nennt man „Du-Evidenz". Das zuerst unbekannte Gegenüber wird zum Du, wenn die vorherige Anonymität verloren geht und stattdessen die Erkenntnis von Individualität und Wesensmerkmalen zum Vorschein kommt.

Der Begriff „Du-Evidenz" meint, dass wir Menschen fähig sind, eine andere Person als Individuum, als „Du" wahrzunehmen. Für einen Menschen ist die „Du-Evidenz" höheren Tieren gegenüber genauso zwingend wie gegenüber Mitmenschen.

Ein wichtiges Merkmal, das dazu führt, dass der Mensch das Tier als Partner oder Familienmitglied erlebt, ist die Namensgebung. Durch seinen Namen wird das Tier unverwechselbar und hebt sich aus anderen Artgenossen hervor. Ihm werden individuelle Eigenschaften, Gefühle und Bedürfnisse zugestanden und wenn es einmal stirbt, wird um seinen Tod getrauert, da es eben nicht nur „irgendein" Tier war.

Entscheidend für die Entwicklung der „Du-Evidenz" ist weniger die kognitive Ebene als vielmehr die sozio-emotionale Ebene. Demnach sind vor allem die persönlichen Erlebnisse mit dem anderen, die subjektive Einstellung zu ihm und die authentischen Gefühle entscheidend. Das Erleben der „Du-Evidenz" ist möglicherweise Voraussetzung für das Empfinden von Empathie und Mitgefühl für andere Menschen.

STUDIE

Haustiere als „Freund und Partner"

Eine bevölkerungsbasierte Studie von 2013 des Forschungsinstituts Spectra in Österreich zeigt, dass 80 % der Befragten Haustiere als „Freund und Partner" charakterisieren und eine sehr starke emotionale Bindung zu ihren Haustieren besitzen (Spectra, 2013).

Diese Tierhalter nehmen Haustiere als Bereicherung des Lebens wahr, als guten Freund, als Tröster in Krisenzeiten und als Ausgleich zum Alltag. Die emotionale Bindung zum Tier ist stark und ein Verlust wäre ein schwerer Schlag. Die Überzeugung, das „Haustier zählt als vollwertiges Familienmitglied" äußern 65 % der befragten Haustierhalter. Dementsprechend wird das eigene Haustier auch behandelt und erhält beispielsweise Geschenke zu besonderen Anlässen (29 %) oder wird mit in den Urlaub genommen (17 %). Für einen erheblichen Teil dieser Menschen (39 %) wäre der Tod des Haustieres „wie der Tod eines Familienmitglieds".

Praxistipp

Du-Evidenz fördern

Du-Evidenz kann man fördern, indem man dem Klienten die Lebensgeschichte des Hundes erzählt, seine Persönlichkeit herausgestellt, seine Vorlieben und Abneigungen dargelegt und seine Freunde beschrieben werden. Dies kann mündlich geschehen, unterstützt durch Fotos oder in Form eines kleinen Handouts. So wird der Hund für die Klienten zu einem Individuum mit personalen Qualitäten. Sie erkennen seine Bedürfnisse und hoffentlich auch seine Rechte (z. B. Wunsch nach Ruhe, Rückzug).

Online-Material

Vom „Du" zur Motivation

6.3 Evolutionäre Aspekte

Immer deutlicher wird, dass Hunde und Menschen eine Reihe von gemeinsamen – wie Olbrich dies nach Arbeiten des Wiener Verhaltensbiologen Kurt Kotrschal nennt –, „social tools" (Olbrich, 2009, 114), d.h. also die gleichen neurologischen und hormonellen Voraussetzungen für soziales Verhalten besitzen (Kotrschal, 2009). Dies hängt nach Kotrschal damit zusammen, dass

- unsere Gehirne ähnlich aufgebaut sind,
- es bei Mensch und Hund grundsätzlich ähnliche Typen von Temperament und Persönlichkeit gibt,
- Mensch und Hund ähnliche Mechanismen der Stressbewältigung zur Verfügung stehen.

Gehirnstrukturen: Hunde verfügen weitgehend über ein ähnliches „soziales neuronales Netzwerk" im Vorder- und Mittelhirn, welches das Verhalten steuert (Kotrschal, 2009). Diese Gehirnstrukturen sind am Sozialverhalten, beim Stressmanagement oder bei der Gruppenorientierung beteiligt. Das limbische System ist die Basis für Emotionen wie Angst, Freude, Furcht, Zorn, Lust oder Fürsorge bei allen Säugetieren. Dadurch, dass Hunde ähnliche Emotionen erleben können, ist die Grundvoraussetzung für Empathiefähigkeit über Speziesgrenzen hinweg gegeben. Für Lernen, für soziale Beziehungen und Interaktionen ist das Stirnhirn wesentlich. Es ermöglicht Abwägungen, integriert unterschiedliche Zusammenhänge und kontrolliert emotionale Entscheidungen.

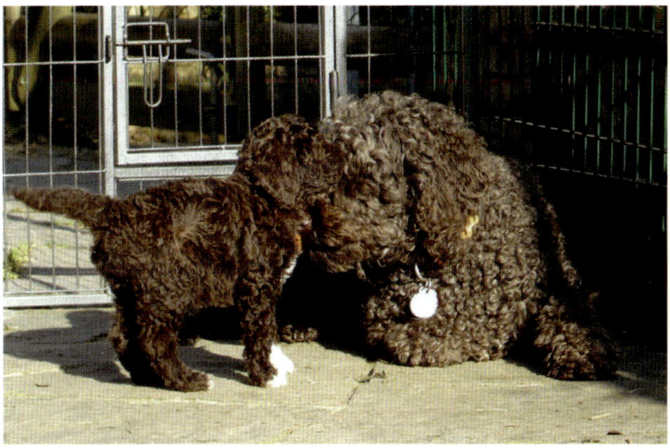

Abb. 8: Erfahrene, entspannte Mutterhündin mit Welpen

Persönlichkeit und Temperament: Alle Wirbeltiere variieren nach Kotrschal (2009) anhand ähnlicher Muster der „Persönlichkeit". Allgemein kann man sagen, entlang einer Achse von „reaktiv nach proaktiv". Man spricht von „Persönlichkeit", wenn die einzelnen Verhaltensmerkmale zu „Syndromen" gekoppelt vorliegen. „Proaktive" Individuen etwa begegnen den Herausforderungen des Lebens generell aktiv, sie sind eher aggressiv und rasch im Herangehen an Problemlösungen, explorieren rasch, aber oberflächlich, bilden Routinen und bleiben dabei und nutzen gern die Kompetenz anderer zur Lösung schwieriger Aufgaben. Bei Reaktiven ist dieses Muster für gewöhnlich umgekehrt.
Mechanismen der Stressbewältigung: Alle Wirbeltiere verfügen über zwei unterschiedliche, im Gleichklang funktionierende Systeme zur physiologischen Bewältigung von Herausforderungen, die ihrerseits stark an bestimmte Hirnsysteme gebunden sind. Zuerst gelangen spezielle Botenstoffe aus dem Hypothalamus zur Hirnanhangdrüse. Dort wird ein spezifisches Hormon ausgeschüttet, das seinerseits die Rinde der Nebenniere stimuliert und diese veranlasst, das Stresshormon Kortisol auszuschütten. Kortisol wirkt auf fast alle Zellen des Körpers und bündelt unsere Aufmerksamkeit. Es stellt den Körper auf „fight or flight" ein.

Parallel dazu wird das sogenannte sympathische Nervensystem aktiv. Das ist der Teil des Nervensystems, der den Körper auf Aktivität einstimmt, meist wird davon gesprochen, dass eine „Alarmreaktion" ausgelöst wird. Diese wird durch eine über das sympathische Nervensystem vermittelte Ausschüttung von Adrenalin aus dem Nebennierenmark bewirkt und geht mit einer Erhöhung der Herzschlagrate und des Blutdrucks einher.

Diese evolutionären Aspekte verweisen darauf, dass Mensch und Tier bei aller Vermenschlichung und einem weitgehend übereinstimmenden genetischen Code nicht wesensgleich sind. Und doch teilen wir Menschen mit Tieren die grundlegenden Strukturen des „sozialen und emotionalen Gehirns". Und daher können Hunde denken, fühlen und empfinden. Und Hunde verfügen über all das, was originäre Intelligenz ausmacht: Emotionalität, Erkenntnisvermögen, die Fähigkeit zu einem komplexen sozialen Zusammenleben sowie echte Lernfähigkeit. Sie empfinden Freude und Trauer, sie nehmen Zuwendung und Schmerzen wahr, sie können Zuneigung empfangen und Zuneigung schenken.

Die beschriebenen „social tools" (Olbrich, 2009, 114) sind die Grundvoraussetzungen des gegenseitigen Verstehens von Menschen und Hunden, mit anderen Worten: Sie sind Voraussetzungen einer Speziesgrenzen überschreitenden Kommunikation.

6.4 Spiegelneurone

Besonders bedeutsam für die Beziehung Mensch-Hund sind neue Erkenntnisse der Neurobiologie über die Entdeckung der Spiegelnervenzellen („Spiegelneuronen") (Bauer, 2006).

Sobald wir einen anderen Menschen oder Tiere sehen oder hören, erzeugen Spiegelneurone in unserem Gehirn eine Simulation, also eine Art Kopie des inneren Zustands, in dem sich der von uns beobachtete Mensch oder das Tier gerade befindet. So kommt es, dass wir bis zu einem gewissen Grade fühlen, was andere fühlen, oder dass wir erahnen, was andere denken. Spiegelneuronen geben uns so eine intuitive Information über das, was in anderen Menschen oder Tieren vor sich geht. Das ist keine Magie, sondern das Ganze folgt neurobiologischen Gesetzen.

Grundlage hierfür ist ein weit verzweigtes System von speziellen Nervenzellen in unserem Gehirn. Diese Nervenzellen werden durch die Gegenwart anderer Menschen oder auch eines Tieres aktiviert und rufen sozusagen spiegelbildlich die Bewegungen, Gefühle oder Körperzustände des anderen in uns wach (Bauer, 2006). Spiegelneurone sind somit die neurobiologische Basis für unser intuitives Wissen und das Verständnis dessen, was andere Menschen oder auch Tiere fühlen. Spiegelneurone wurden mittlerweile in allen Zentren des Gehirns gefunden, in denen Erleben und Verhalten gesteuert werden.

Die Fähigkeit, gelingende Beziehungen aufzubauen und zu erhalten, sich in andere „hineinversetzen" zu können und auf Grund kleinster Verhaltensmerkmale zu erfassen, was der/die andere fühlt oder beabsichtigt, ist wohl das bedeutendste Beziehungselement. Und viele Hunde sind Meister darin. Es hängt eng mit ihrer Fähigkeit der „emotionalen Resonanz" zusammen. Mimik, Blicke, Gesten und Verhaltensweisen, die sie bei uns Menschen aber auch bei anderen Hunden wahrnehmen, führen zu einem inneren Wissen über das, was im weiteren Verlauf zu erwarten ist. Dieses intuitive Gefühl ermöglicht es ihnen im Normalfall, gefahrlos, aber auch ohne Gefährdung anderer, gemeinsam mit anderen jagen zu gehen oder sich im Rudel zu orientieren. Es ist das Schnellerkennungssystem ihres Gehirns (Olbrich, 2009).

Aber Achtung: Damit unsere Spiegelneurone tatsächlich spiegeln, muss unser Gehirn die Zeichen wahrnehmen und dechiffrieren, die von der Körpersprache der Tiere ausgesendet werden. Unser Gehirn hat automatisch arbeitende Systeme, welche die Körpersprache fortlaufend ablesen und entschlüsseln. Jedoch arbeitet das menschliche Gehirn nach menschlichen Erfahrungen. Daher kann es zu „Fehlinterpretationen" insbesondere des tierischen Verhaltens kommen. Wenn wir zum Beispiel durch Erfahrung und Beobachtung „wissen", wann ein Hund ein „Schmerzgesicht" zeigt, dann können wir uns vorstellen, wie der einzelne Mensch, der da mitfühlt, Schmerzen empfindet. Und dann beginnt die Interpretation.

STUDIE

Hunde zeigen Mitgefühl

Wenn Hundebesitzer gähnen, reagieren auch ihre Hunde. Sie gähnen mit und zwar vermutlich aus Mitgefühl, wie eine Studie ergab (Romero et al., 2013). Dass sich Hunde von Menschen zum Gähnen anstecken lassen, wussten Forscher bereits. Unklar war bislang jedoch, ob dies auf ein rudimentäres Einfühlungsvermögen bei Hunden zurückgeht oder beispielsweise eine Art Stressreaktion ist. In den Versuchen hatten 25 Hunde ihren Besitzern sowie ihnen unbekannten Menschen zunächst beim lautstarken Gähnen zugeschaut und dann beim lautlosen Öffnen des Mundes. Bei 21 der Hunde wurde zudem der Herzschlag während der Versuche gemessen. Die Tiere hatten sich deutlich öfter vom Gähnen der Menschen anstecken lassen als beim kontrollierten Mundöffnen, schreiben die Forscher. Bemerkenswert war dabei, dass die Hunde signifikant häufiger beim Anblick ihrer Besitzer gegähnt hatten als beim Anblick der fremden Testpersonen. Dies zeige, so die Forscher, dass das ansteckende Gähnen bei Hunden in Zusammenhang mit dem Grad der emotionalen Nähe stehe. Zudem hatte sich der Herzschlag bei den Untersuchungen nicht unterschieden, was ein Hinweis darauf sei, dass das Phänomen des ansteckenden Gähnens nicht mit Stress zu tun habe.

Praxistipp

Gemeinsame Handlungserfahrungen

Die Spiegelneuronen schaffen einen gemeinsamen Resonanzraum. Je größer die gemeinsame Handlungserfahrung ist, desto besser gelingt auch die empathische Kommunikation. Gleiche Handlungserfahrungen scheinen der Schlüssel für ein gutes Verstehen und eine gute Verständigung zwischen Mensch und Hund zu sein. Für die tiergestützte Arbeit bedeutet dies, möglichst viele gemeinsame Aktivitäten zu ermöglichen. Diese gemeinsamen Aktivitäten sollten jedoch nicht nur für den Klienten, sondern auch für den Hund Sinn ergeben.

6.5 Hormonelle Aspekte

Freundlicher Tierkontakt wirkt positiv, also dämpfend, auf die menschlichen Stress-Systeme. Das heißt, es sinken Blutdruck und Herzfrequenz, der Spiegel des Stresshormons Kortisol und die Herzratenvariabilität steigt. Diese Effekte sind besonders deutlich in stressauslösenden Experimenten zu beobachten. Oxytozin scheint dabei eine wichtige, wenn nicht sogar eine Schlüsselrolle für die Erklärung der positiven Effekte der Mensch-Tier Beziehung zu spielen (Julius et al., 2014). Oxytozin treibt ein koordinierendes und modulierendes System an, das durch den Blutkreislauf und durch viele Nervenverbindungen wirkt, die mit wichtigen Kontrollzentren im Gehirn verbunden sind. Es nimmt Einfluss und wird selbst von anderen klassischen Neurotransmittern wie Serotonin, Dopamin und Noradrenalin beeinflusst. Das Oxytozin-System wird auch als „calm und connecting system" bezeichnet. Es soll Vertrauen und Neugier fördern und Angst reduzieren, Freundlichkeit induzieren und Ärger vermindern. Dies bedeutet auch, dass uns Oxytozin friedlicher und ruhiger sowie empfindsamer werden lässt. Wir werden offener und unser Interesse am anderen wächst. Studien zeigen, dass wir unter dem Einfluss von Oxytozin die Welt und unsere Mitmenschen positiver sehen.

Oxytozin wird bei Tieren, und wahrscheinlich auch bei Menschen, durch Berührung ausgeschüttet: So steigt das Oxytozin-Niveau eines Hundes an, wenn sein Besitzer ihn streichelt. Ebenso, und vielleicht noch wichtiger, steigt auch der Oxytozin-Level des Besitzers. Dies lässt uns ruhiger, vertrauensvoller und offener werden. Dadurch fällt es Menschen dann leichter, sich zu öffnen und eigene Gefühle zu äußern.

Im Mensch-Tier-Kontakt ist Körperkontakt fast immer Bestandteil der Interaktion, während gerade intensiver Körperkontakt im zwischenmenschlichen Bereich aufgrund sozialer Normen nur in engen Bindungsbeziehungen zu finden ist. Dabei sind Berührungen als eine Form sozialer Unterstützung ein gutes Mittel, um Stressreaktionen abzufangen.

Oxytozin ist ebenso eng mit dem Bindungssystem assoziiert, das uns nach Nähe, nach dem Erleben von Sicherheit und Behaglichkeit sowie nach dem Gefühl von emotionaler Abhängigkeit streben lässt (Wohlfarth & Beetz, 2019).

STUDIE

Blickkontakt lässt Oxytocin ansteigen

Forscher konnten zeigen, dass Blickkontakte zwischen Hunden und ihren Besitzern den Gehalt des Hormons Oxytocin sowohl beim Hund als auch beim Menschen ansteigen lässt (Nagasawa et al., 2015). Jeweils eine halbe Stunde lang beobachteten die Forscher insgesamt 30 Hundebesitzer und deren Interaktion mit ihren Hunden – wie sie mit ihnen sprachen, sie anschauten oder berührten. Eine Gruppe von Hundehaltern bekam die Anweisung, möglichst intensiven Blickkontakt zu ihren Tieren zu suchen. Vor und nach dieser Zeit bestimmten die Wissenschaftler den Oxytocin-Gehalt im Urin von Hund und Mensch. Es zeigte sich, dass der intensive Augenkontakt den Oxytocin-Spiegel beider ansteigen ließ. Brachten die Forscher zahme Wölfe mit Menschen zusammen, fanden sie keinen solchen Zusammenhang – obwohl die Menschen die Wölfe aufgezogen hatten, beide also sehr vertraut miteinander waren.

Die Ergebnisse sprechen dafür, dass ein sich selbsterhaltender Oxytocin-Regelkreis zwischen Hunden und Menschen existiert, der dem zwischen Müttern und Kindern ähnelt. Vermutlich hat die Entwicklung dieser positiven Rückkopplung die tiefe Bindung von Hund und Mensch über Artgrenzen hinweg ermöglicht. Durch das in-die-Augen-Schauen erzeugen Hunde bei Menschen möglicherweise Gefühle sozialer Belohnung und lösen Fürsorglichkeit aus.

Jedoch ist noch unklar, wie vertraut man mit seinem Hund sein muss, damit eine Oxytocin-Ausschüttung erfolgt. Daher ist es derzeit noch fraglich, ob dies auch in einer Therapiesituation möglich ist.

Praxistipp

Entspannung durch Körperkontakt

Möchten Sie, dass die Klienten ruhig und entspannt sind, bevor sie eine Aufgabe erledigen, dann lassen Sie die Klienten ***vor*** der Aufgabe den Hund streicheln und nicht erst nach einer erfolgreichen Bewältigung quasi als Belohnung.

6.6 Bindungstheorie

Die Bindungstheorie ist heute eine in Entwicklungs- und Sozialpsychologie weitverbreitete und akzeptierte Theorie (Bowlby, 2021). Sie ist eng mit dem Konzept der Fürsorge verknüpft.

Klienten brauchen für eine gesunde Weiterentwicklung sowohl eine sichere Basis als auch einen sicheren Hafen. Beides können neben Therapeuten auch Tiere bieten. In der Entwicklung von Kindern ist es wichtig, dass Kinder sich auf ihre Bindungspersonen verlassen können. Sie möchten von ihnen aus die Welt erkunden und zu ihnen zurückkehren können, wenn sie sich unwohl und belastet fühlen. Ob beides gelingt, hängt von den feinfühligen Reaktionen der Bindungsperson ab.

Sind im kindlichen Alltag Basis und Hafen für das Kind spürbar, sprechen wir von einer sicheren Bindung. Bei den unsicher gebundenen Kindern sind deren Mütter und Väter sozusagen auf „einem Auge blind", ein Weg ist versperrt. „Unsicher vermeidend" gebundene Kinder sind zwar in der Lage zu explorieren, können bei Belastung aber nicht in den sicheren Hafen zurückkehren, da ihre Eltern in schwierigen Situationen keine Unterstützung für sie darstellen. Die „unsicher ambivalent" gebundenen Kinder sitzen praktisch im Hafen fest. Ein Erkunden der Umwelt ist nicht möglich, da ihre Eltern zwischen Überfürsorglichkeit und Zurückweisung schwanken. Das „desorganisierte" Bindungsmuster ist dadurch gekennzeichnet, dass die Betroffenen weder eine Basis haben, von der aus sie explorieren können, noch einen Hafen, in den sie zurückkehren können.

Diese kindlichen Erfahrungen schlagen sich in sogenannten Verhaltensprogrammen nieder, die ein Leben lang Auswirkungen auf uns haben. Sie beeinflussen den Zugang zu unseren Gefühlen, regeln die emotionale Kommunikation und beeinflussen bewusst wie unbewusst unser Handeln.

Und tatsächlich weisen Beobachtungen darauf hin, dass vor allem, aber nicht nur, Kinder und Jugendliche ganz unverkennbar Bindungsverhalten zu Tieren zeigen und dass Tiere für Kinder sichere Basis und sicherer Hafen sein können. Kinder suchen in Stresssituationen die Nähe zum Tier, halten Blickkontakt oder suchen Körperkontakt durch Kuscheln.

Damit ist klar: Ein Tier kann unser Bindungsbedürfnis zumindest in Teilbereichen genauso gut erfüllen wie ein Therapeut. Und zwei weitere Aspekte sind aus unserer Sicht noch bedeutsam: Erstens, negative Bindungserfahrungen, die wir mit Menschen gemacht haben, werden nicht auf Tiere übertragen. Zweitens, positive Bindungserfahrungen, die mit Tieren erlebt werden, können im Optimalfall auf den Therapeuten übertragen werden.

Die Bindungserfahrung zu Tieren schafft Urvertrauen und innere Sicherheit, reguliert das Emotionsverhalten, aktiviert die Bildung von Wachstumshormonen und neuronalen Netzwerken und bildet das Fundament für eine emotional stabile und stressrobuste Persönlichkeit. Denn Bindung ist der Kitt, den wir fürs Leben brauchen. Was Klienten mit einem Tier erleben können, ist eine ganz besondere Beziehung, etwas sehr Fundamentales, eine nahe emotionale Bindung, die den Klienten im Idealfall so festigt, dass er sicher und selbstbewusst in seinen Alltag hinausgehen kann.

6.7 Aspekte der Kommunikation

Kommunikation umfasst alle Vorgänge, bei denen Informationen gesendet und empfangen werden. Wir Menschen drücken uns digital über unsere Sprache und analog über Mimik und Gestik aus. Inhaltliche (Sach-) Aspekte werden vorwiegend durch digitale Kommunikation, Beziehungsaspekte meist durch analoge Kommunikation ausgedrückt (Olbrich, 2009). Hunde dagegen nehmen vor allem analoge Informationen wahr und drücken sich überwiegend durch Körpersprache aus.

Was bedeutet dies für den Einsatz von Tieren in therapeutischen Prozessen? Tiere verlangen von ihrem Gegenüber eine echte, stimmige Bezogenheit von digitalen und analogen Botschaften. So lernt der Klient seine verbale und non-verbale Kommunikation aufeinander abzustimmen. Das ist hilfreich: Je feinfühliger wir auf Tiere eingehen, desto mehr müssen wir uns mit eigenen Gefühlen und Stimmungen auseinandersetzen und unser Empfinden und unser Verhalten in Einklang bringen. Es ist der Weg vom „Wer man meint zu sein" zum „Wer man ist".

Da Tiere vorwiegend nonverbal kommunizieren, vermitteln sie auch keine Doppelbotschaften. Ihr Verhalten zeigt eindeutig ihre Stimmungslage und ihre körperliche Verfassung und ist dadurch einfacher zu verstehen.

Vor allem in der Arbeit mit Kindern kann ein Tier eine vermittelnde Funktion in der Kommunikation einnehmen. So kann ein Therapeut ausdrücken, was ein Tier „sagt", während das Kind mit dem Tier spricht. Der Therapeut kann dem Kind auch durch das Tier Fragen stellen („Lassie möchte wissen …") oder das Tier als Alter Ego benutzen („Lassie hatte einen Traum letzte Nacht, was hat er wohl geträumt?" (Zilcha-Mano et al., 2011). Diese Form der indirekten Kommunikation ist für viele Kinder in der Regel weniger bedrohlich als die direkte Kommunikation mit dem Therapeuten.

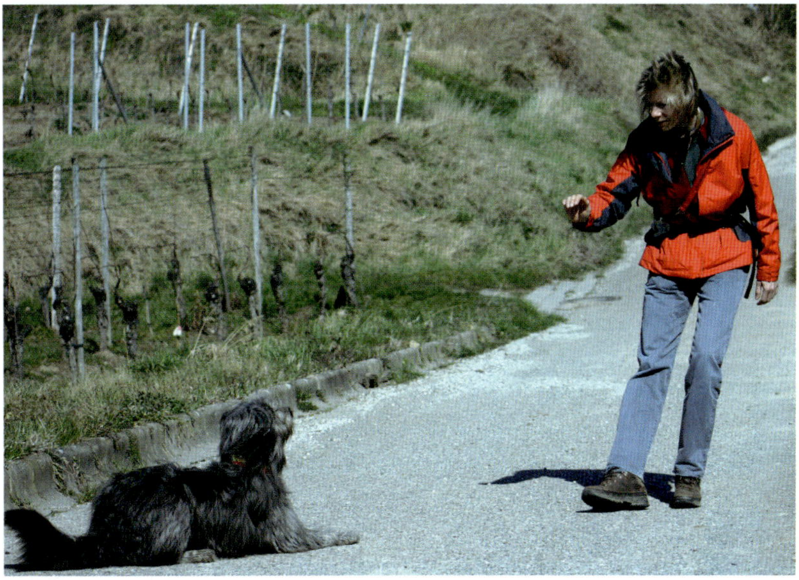

Abb. 9: Hier wird dem Hund ohne Worte gesagt: „Bleib!“

Ein Tier kann die gedankliche Auseinandersetzung unter anderem unterstützen, indem es als Ansprechpartner für Äußerungen von Gedanken und Gefühlen fungiert. Diese sprachliche Mitteilung kann eine subjektive Klärung der aktuellen Inhalte und Erleichterung in belastenden Situationen bewirken, denn das lebende Gegenüber regt zu Projektionen bzw. einem inneren Dialog an. Darüber hinaus zeigt ein Tier Reaktionen auf sprachliche bzw. emotionale Äußerungen des Menschen und ermöglicht dadurch einen Austausch zwischen Mensch und Tier auf der Beziehungsebene. Diese Wechselseitigkeit kann man als eine „archaische Form des Gespräches“ bezeichnen.

Das Tier als lebendiges, signifikantes Anderes besitzt die Fähigkeit, einen nonverbalen Dialog mit dem Menschen zu führen, einen Dialog des Tuns und Reagierens. So kann das Tier die Rolle eines Spiegels einnehmen, den der Mensch mehr oder weniger bewusst nutzt, um seine Reflexionen und Projektionen eingehender fortzusetzen und eventuell zu überprüfen.

Damit wird deutlich, nicht das Tier an sich, sondern der Dialog mit ihm ist hilfreich. Denn das Sprechen mit einem Tier ist im Grunde ein Sprechen mit uns selbst, wenn auch hier eben mit einem lebendigen Gegenüber. Und dies ist ein wichtiger Moment für die Klärung der eigenen Gefühle und Gedanken.

Praxistipp

Hundesprache vermitteln

Vor allem in der Anfangsphase einer tiergestützten Therapie sollten Sie ausreichend Zeit dafür aufbringen, den Klienten die Hundesprache näher zu bringen. Denn jede Art des therapeutischen Prozesses setzt Kommunikation voraus. Kommunikation wiederum erfordert ein gegenseitiges Verstehen. Viele Klienten haben jedoch nur wenige und auch oftmals falsche Vorstellungen, was Hunde durch ihr jeweiliges Verhalten ausdrücken. Daher ist es wichtig, ihnen zumindest die Grundzüge hündischer Kommunikation nahezubringen.

STUDIE

Hunde können Gesichtsausdrücke erkennen

Ein Forschungsteam präsentierte Hunden jeweils ein fröhliches und ein zorniges Frauengesicht nebeneinander auf einem Touch-Screen (Müller et al., 2015). Die tierischen Probanden der Versuchsgruppe bekamen eine Belohnung, wenn sie fröhliche Gesichter anstupsten. Einer anderen Gruppe hatten die Forscher hingegen beigebracht, auf zornige Gesichter zu reagieren. Um auszuschließen, dass sich die Tiere nur an kaum übersehbaren Bildunterschieden wie hervortretenden Zähnen oder Zornesfalten orientieren, zerteilten die Wissenschaftler die Bilder horizontal. Die Hunde bekamen währen der Trainingsphasen somit entweder nur die Augen oder die Mundpartie zu sehen.

Die Auswertungen der Forscher zeigten: Die meisten Hunde lernten tatsächlich zwischen fröhlichen und zornigen Gesichtshälften zu unterscheiden. Dies gelang ihnen auch spontan bei komplett neuen Gesichtern und wenn die Wissenschaftler ihnen Gesichtshälften präsentierten, die sie in der Übungsphase nicht zu sehen bekommen hatten. Bei den Detailauswertungen zeigte sich zudem ein interessanter Aspekt: Hunde, die auf fröhliche Menschengesichter reagieren sollten, waren erfolgreicher, als jene, die nur die zornigen Gesichter anzeigen sollten.

Weiterführende Literatur

Barzen, A. (2019). Kritische Reflexion von Erklärungsansätzen zur Wirkung tiergestützter Interventionen. Grüne Texte, 24, 1-24. https://www.fpi-publikation.de/downloads/?doc=barzen-kritische-reflexion-erklaerungsansaetze-wirkung-tiergestuetzte-interventionen-gruene-texte-24-2019pdf.pdf (28.12.2021)

Beetz, A., Riedel, M., Wohlfarth, R. (2021). Tiergestützte Interventionen: Handbuch für die Aus- und Weiterbildung. München: Ernst Reinhardt Verlag.

Julius, H., Beetz, A., Kotrschal, K., Turner, D.C. & Uvnäs-Moberg, K. (2014). Bindung zu Tieren: psychologische und neurobiologische Grundlagen tiergestützter Interventionen. Göttingen: Hogrefe.

Mutschler, B. & Wohlfarth, R. (2014). Du bist mir wichtig: Bindung in der Mensch-Hund-Beziehung. Stuttgart: Kosmos.

Wohlfarth, R. & Mutschler, B. (2020). Die Heilkraft der Tiere: Wie der Kontakt mit Tieren uns gesund macht. München: btb

7 Wirkfaktoren und Wirkungen tiergestützter Therapie

Tiergestützte Therapie ist eine besondere Form einer kontrollierten menschlichen Beziehung, in der der Therapeut mittels eines Tieres die jeweils spezifischen Bedingungen bereitstellt, um für einen oder mehrere Menschen Veränderungen in Richtung einer Verminderung oder Heilung von seelischem oder körperlichem Leiden zu ermöglichen. Auch eine gleichzeitige persönliche Weiterentwicklung kann mit tiergestützter Therapie verbunden oder sogar ihr ausdrückliches Ziel sein. Durch die besondere Beziehungsgestaltung und die ausgewählten „Methoden" steigert der Klient die Fähigkeit, besser mit sich und seinen Problemen umgehen zu können, um ein Mehr an geistigem, seelischem und körperlichem Wohlbefinden zu erreichen.

Manche der im Folgenden vorgestellten Wirkfaktoren („Warum wirkt tiergestützte Therapie?") sind keineswegs spezifisch, sondern häufig findet sich eine mehr oder weniger weitgehende Überlappung. Trotzdem ist die Schwerpunktsetzung ebenso wie der theoretische Hintergrund verschieden, so dass von unterschiedlichen Konzeptionen ausgegangen werden kann (Wohlfarth et al., 2013b).

Im therapeutischen Alltag überlappen sich die einzelnen Mechanismen. So kann die Aktivität „Hund bringt geworfenen Gegenstand zurück" unterschiedliche Wirkmechanismen ansprechen: Partizipation durch gemeinsame Planung, Hund als soziales Medium durch soziale Interaktion, Kommunikation durch Beobachten der Signale des Hundes oder Geben nonverbaler Signale für den Hund, Selbstwirksamkeit durch erfolgreiche Umsetzung.

Die therapeutische Arbeit mit einem Hund kann sich also auf sehr unterschiedlichen Dimensionen darstellen. Es ist daher wichtig, dass sich jeder Therapeut im Laufe der Zeit ein individuelles Repertoire an Aktivitäten zusammenstellt, die für seinen Arbeitsbereich, seine Klienten und seinen Hund sinnvoll sind, welche die gewünschten Wirkmechanismen beinhalten und mit hoher Wahrscheinlichkeit zu angestrebten Wirkungen („Was soll erreicht werden?") führen.

Die Wissenschaft zu Wirkungen von Hunden auf Menschen steckt noch in den Kinderschuhen

Die Praxis tiergestützter Therapie ist inzwischen gut etabliert. Die wissenschaftliche Untersuchung der Wirkungen von Tieren, insbesondere von Hunden, auf Menschen steckt hingegen noch in den Kinderschuhen.

Hier wird mancher Leser stutzen, hat er doch meist schon von überzeugenden therapeutischen Wirkungen von Tieren gelesen. Es ist jedoch wichtig zu unterscheiden, welche Ergebnisse in Tageszeitungen und Wochenmagazinen veröffentlicht werden und welche wissenschaftlich tatsächlich Bestand haben.

Die Forschung zur tiergestützten Therapie ist stark zersplittert und besteht in weiten Teilen aus klein angelegten Studien, die den Einbezug von Tieren bei unterschiedlichen Klientengruppen, in verschiedensten Settings, mit unterschiedlichen Verfahren und Methoden untersuchten. So reicht die Spannbreite der verwendeten Indikatoren von Fragebogenverfahren, über reine Beobachtungen bis hin zu physiologischen Parametern wie Blutdruck oder Puls. Bei den untersuchten Patientengruppen erstreckt sich das Spektrum von Kindern mit und ohne Behinderung, über depressive oder schizophrene Erwachsene bis hin zu geriatrischen Patienten. Dabei wurde tiergestützte Therapie stationär oder ambulant eingesetzt, die Patienten in Krankenhäusern, Kinderheimen, Altenheimen oder bei ambulanten Untersuchungen untersucht oder mit gesunden Probanden Untersuchungen im Labor durchgeführt. Darüber hinaus wird in den Studien fast nie zwischen tiergestützten Aktivitäten und tiergestützter Therapie unterschieden. Daher ist es kaum verwunderlich, dass die Ergebnisse häufig widersprüchlich sind und nur wenige Studien mit ausreichend großen Probandengruppen, randomisierten Stichproben oder mit angemessenen Kontrollgruppen durchgeführt wurden.

Wenig im Blickfeld der Forschung zur tiergestützten Therapie stand bisher die Wirkebene der Interaktion zwischen Hundehalter und Hund. Bisherige Studien konzentrieren sich nahezu ausschließlich auf die positiven Effekte, die in der Begegnung zwischen dem Klienten und einem Tier entstehen können. Studien legen jedoch nahe, dass die Wirkeffekte auf Seiten der Therapeuten/Hundehalter wesentlich zu den positiven Effekten von tiergestützten Interventionen im Gesamten beitragen. Die Forschung zu tiergestützten Interventionen steht hier vor der Herausforderung, die Wirkweisen innerhalb des Beziehungsdreiecks Klienten–Tier–Therapeuten mehr in ihrem Zusammenspiel und ihren Wechselwirkungen wahrzunehmen und zu berücksichtigen.

Auch ist bei der Interpretation von Wirkungen tiergestützter Therapie mit Hunden zu bedenken:

- Vielfach wurden die beobachteten Wirkungen von Heimtierbesitz recht unkritisch auf tiergestützte Therapie übertragen.
- Bei vielen Studien wurden nicht nur Hunde, sondern auch andere Heim- oder Nutztiere eingesetzt. Ob die dort gewonnenen Ergebnisse auf eine tiergestützte Therapie mit Hunden übertragen werden kann, ist fraglich.
- Die meisten Studien wurden mit Kindern oder älteren Menschen durchgeführt. Auch hier bleibt offen, ob die Ergebnisse auf andere Klientengruppen übertragen werden können.
- Die Frage nach dem „Wirkstoff" ist noch nicht beantwortet. Das bedeutet, dass wir nicht wissen, ob es eine Hunderasse, eine bestimmte Größe, Fellfarbe oder ein bestimmtes Verhalten gibt, das besser wirkt – oder ob es egal ist, welchen Hund wir einsetzen.
- Wir wissen nicht, wie viel „Wirkstoff" es braucht, bis wir eine bestimmte Wirkung erzielt haben. Konkret ist die Frage offen, wie lange und wie häufig der Kontakt sein sollte, damit ein Hund „wirkt"?
- Die Nachhaltigkeit tiergestützter Therapie ist bislang nicht nachgewiesen. Es fehlen Langzeitstudien, welche überprüfen, ob auch über den Tierkontakt hinaus noch längerfristige Veränderungen bestehen.

7.1 Hunde als Angst- und Spannungsminderer

Angst- und Spannungsminderung kann durch verschiedene Wirkmechanismen erreicht werden: Körperlicher Kontakt mit dem Hund, Beobachten eines entspannten Hundes oder Interaktion mit einem freundlichen Hund.

Die Vermutung, dass die Anwesenheit von oder die Interaktion mit einem Hund entspannende Wirkungen hat, wird häufig angeführt: Beobachten Menschen Tiere, die entspannt sind, so wird auch ihre Anspannung abnehmen. Und wenn man entspannt ist, kann man seine Aufmerksamkeit wieder auf andere Dinge lenken, wird offen für neue Lernerfahrungen und das Lernen wird erleichtert.

Abb. 10: Ein ruhender Hund vermittelt auch dem Menschen Ruhe und Entspannung: Hier sieht man den „in sich gekehrten" entspannten Gesichtsausdruck. Ronja liegt in einem bequemen Hundebett mit erhöhtem Rand, das mögen viele Hunde zur Kopfauflage.

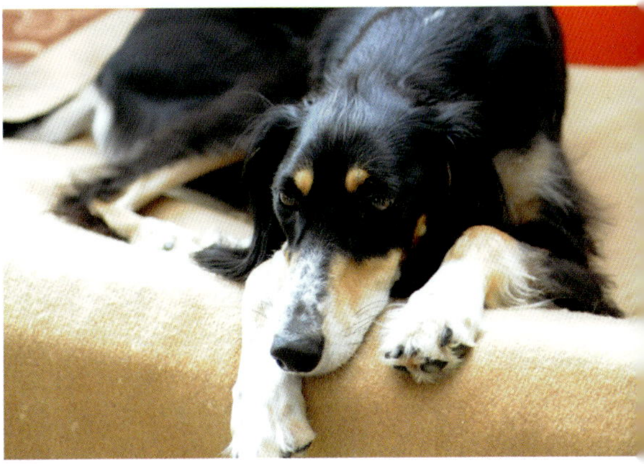

Auch körperlich ist eine Spannungsminderung durch die Präsenz oder das Streicheln eines ruhigen Hundes zu beobachten: Der Blutdruck und Puls sinken und die Herzfrequenz stabilisiert sich. Eine reduzierte Muskelspannung kann über Körperkontakt oder durch entspannte Interaktion erreicht werden.

STUDIE

Anwesenheit von Hunden reduziert Angst und Stress

Erwachsene Patienten erleben im Beisein eines Hundes eine deutliche Minderung von Stress und Angst, wie Studien von Forschern der Berliner Charité zeigen (Hoffmann et al., 2009). Die Wissenschaftler ließen Patienten mit schwerer Depression oder akuter Schizophrenie eine halbe Stunde lang über ihre Erfahrungen mit Tieren und ihre Beziehung zu Hunden erzählen. Bei der Hälfte der Patienten befand sich dabei tatsächlich ein Hund im Raum. Waren Tiere anwesend, so milderte das die Angst der Betroffenen und trug merklich zu deren Entspannung bei, während sich bei den Probanden ohne Beisein des Tiers kaum eine Veränderung zeigte.

Auf einen entspannenden Effekt verweisen auch die hormonellen Theorien, die anhand von Untersuchungen belegen können, dass durch Streicheln eines Hundes oder Spielen mit einem Hund Oxytocin im Gehirn freigesetzt und dadurch ein Gefühl der Ruhe und Entspannung bewirkt wird. Diskutiert wird, ob zusätzlich auch Dopamin und Endorphine ausgeschüttet werden, diese sollen zu einer Minderung von Schmerzen sowie zu einer Stimmungsverbesserung beitragen.

STUDIE

Anwesenheit von Hunden senkt Blutdruck

Schon sehr früh wurde untersucht, ob sich die Anwesenheit eines Hundes auf physiologische Parameter von Angst und Stress auswirken. So untersuchten Vormbrock und Grossberg (1988), wie sich der Blutdruck verändert, während Studenten mit Hunden interagierten. Eine Gruppe durfte nur über Augenkontakt mit dem Hund interagieren, eine zweite nur sprachlich und eine dritte nur über Körperkontakt. Der Blutdruck der Studierenden, welche den Hund streichelten, war am niedrigsten.

Eine Stimmungsverbesserung durch die Anwesenheit von und die Interaktion mit freundlichen Tieren konnte ebenso in zahlreichen Untersuchungen beobachtet werden.

STUDIE

Anwesenheit von Hunden verbessert die Stimmung

In einer Meta-Analyse konnten Souter und Miller (2007) zwar nur fünf Studien finden, welche alle mit Hunden durchgeführt wurden, doch diese zeigten einen statistisch signifikanten Effekt für eine Minderung der depressiven Stimmungslage. Auch eine weitere Meta-Analyse von Virues-Ortega und Mitarbeiter aus dem Jahr 2011 ergaben moderate Wirkungen tiergestützter Interventionen auf depressive Stimmung und Angst (Virues-Ortega et al., 2011).

Ein weiterer Mechanismus der Stress- und Angstminderung wird diskutiert: Durch das Streicheln oder alleine durch die Anwesenheit eines ruhigen Hundes kann sich die Wahrnehmung und Interpretation von Belastungen verändern. Der Kontakt zu einem Hund kann Trost und Beruhigung spenden sowie Ablenkung, Relativierung von Konsequenzen, Umbewertung und Umbilanzierung von Ereignissen und eine Aufwertung kleiner Freuden bewirken.

7.2 Hunde als Bindungsfigur

Ob Tiere im Rahmen einer tiergestützten Therapie selbst für die Klienten eine „sichere Basis" oder einen „sicheren Hafen" im Sinne der Bindungstheorie darstellen können, ist noch nicht nachgewiesen.

Zwei Aspekte scheinen jedoch eine mögliche Erklärung zu liefern:

Erstens gibt es in der Psychotherapie theoretische Überlegungen, dass gerade der Therapeut die Funktionen des „sicheren Hafens" und der „sicheren Basis" übernehmen sollte, um eine therapeutische Veränderung zu ermöglichen. Diese Überlegungen gehen davon aus, dass hilfesuchende Patienten ihr Bindungssystem maximal aktiviert haben und somit den Therapeuten als Bindungsperson benötigen, um mit dessen Hilfe (z. B. gemeinsam mit dem Hund) exploratives Verhalten im Sinne einer Verhaltensänderung durchführen zu können.

Zweitens kann eine länger dauernde Beziehung mit einem Tier durchaus ähnliche Bedürfnisse befrieden wie die Beziehung zu einer nahen Bezugsperson (z. B. Beck & Madresh, 2008). Hinweise ergeben sich auch aus neurobiologischen Überlegungen. So geht der positive Mensch-Tier-Kontakt ähnlich wie die erfolgreiche Aktivierung des Bindungssystems bei Mutter und Kind mit positivem Gefühl einher, d. h. unter anderem werden Oxytocin und Kortisol ausgeschüttet (Julius et al., 2014). Ein besonders wichtiger Faktor scheint dabei der Körperkontakt zu sein. Körperkontakt ist Bestandteil einer sicheren Beziehung und führt entsprechend zu einer Ausschüttung von Oxytocin.

Gelingt es also, dass ein Hund im Rahmen einer tiergestützten Therapie als sichere Bindungsfigur fungiert, so ist zu erwarten, dass gerade bei Klienten mit unsicheren oder desorganisierten Bindungen die Stressbelastung geringer ist und die Klienten offener sind, neues Verhalten zu erproben.

Diskutiert wird auch, ob eine Veränderung der Beziehung zwischen Therapeut und Klient dadurch zustande kommt, indem der Klient beobachten kann, dass der Hund sicher an den Menschen gebunden ist, der Mensch also fürsorglich mit dem Hund umgeht und für ihn die „sichere Basis" und den „sicheren Hafen" darstellt. Es wird davon ausgegangen, dass der Klient aus diesen Beobachtungen bewusst oder unbewusst ableitet, dass der Therapeut auch mit ihm fürsorglich umgehen und auch ihn in belastenden Situationen unterstützen wird.

Als weiterer Aspekt ist anzumerken, dass Tiere das Pflegeverhaltenssystem beim Menschen aktivieren können. Dies gilt auch für Kinder, wobei deren Pflegeverhalten noch nicht stabil ausgebildet ist. Viele Interaktionen in der tiergestützten Therapie sind Pflegeinteraktionen (wie füttern, bürsten, versorgen) und diese gehen mit den gleichen positiven Gefühlen und wahrscheinlich den gleichen Hormonreaktionen wie bei Bindungserfahrungen einher. Caregiving (Fürsorgeverhalten) kann daher ein wichtiger, aber bis heute eher wenig beachteter Faktor in der Mensch-Tier-Beziehung sein (Julius et al., 2014).

STUDIE

Menschliches Bindungsmuster beeinflusst Wirkung von Tieren
Colby und Sherman (2002) untersuchten 52 ältere Menschen in einem Altenheim. Bei Bewohnern mit einem sicheren Bindungsmuster konnte tiergestützte Therapie die Stimmung verbessern, bei Bewohnern mit einem ambivalenten Bindungsmuster stieg die Stimmung und die depressive Befindlichkeit nahm ab, während unsicher gebundene Bewohner einen Anstieg der depressiven Stimmungslage zeigten. Colby und Sherman folgern daraus, dass tiergestützte Interventionen nicht für alle Menschen gleichermaßen sinnvoll sind. Die Untersuchung zeigt, dass in Abhängigkeit vom Bindungsmuster tiergestützte Interventionen differentielle Effekte zeigen. Jedoch weisen die Untersuchungen in unterschiedliche Richtungen, so dass weitere Studien zeigen müssen, wie tiergestützte Therapie bei Menschen unterschiedlichen Alters mit unterschiedlichem Bindungsmuster wirkt.
Eine Untersuchung der Arbeitsgruppe um Andrea Beetz, Henri Julius und Kurt Kotschral ergab, dass insbesondere Menschen mit Bindungsstörungen, denen der Umgang mit anderen Personen schwerfällt, in einer Stresssituation in der Anwesenheit von Tieren weniger aufgeregt sind (Beetz et al., 2011). Die Arbeitsgruppe untersuchte rund 80 Jungen im Alter zwischen sieben und zwölf Jahren mit unsicherem oder desorganisiertem Bindungsmuster in einer Situation, die mäßigen sozialen Stress hervorruft. Nach einer Eingewöhnungsphase wurden die Teilnehmer gebeten, in Gegenwart von zwei fremden Erwachsenen eine Geschichte zu Ende zu erzählen und Kopfrechenaufgaben zu lösen. Ein Drittel der Probanden erhielt Unterstützung durch einen freundlichen Erwachsenen, die anderen Kinder durch einen Hund oder einen Stoffhund. Nach dieser Aufgabe durften sich die Teilnehmer eine Weile entspannen.
Die Ergebnisse weisen darauf hin, dass der Hund eine spannungsmindernde Wirkung hatte, jedoch kaum der Erwachsene oder der Stoffhund. Dieser Effekt des Hundes trat nur bei den unsicher oder desorganisiert gebundenen Jungen

auf. Eine Kontrollgruppe sicher gebundener Kinder zeigte die größte Stresshormondämpfung dagegen im Beisein des Erwachsenen.
In Anwesenheit des echten Hundes hatten die unsicher gebundenen Jungen, abgesehen von einer anfänglichen Aufregung, keine erhöhten Werte des Stresshormons Cortisol. Auch in der anschließenden Entspannungsphase fanden sich bei dieser Gruppe wesentlich geringere Konzentrationen des Botenstoffs als bei den anderen Kindern. Entscheidend war dabei das Ausmaß, in dem sich die Kinder mit dem Tier beschäftigten: Besonders entspannt waren die Probanden, die intensiv mit dem Tier sprachen oder es streichelten.
Ob diese Ergebnisse auch auf Erwachsene übertragen werden können, ist noch nicht nachgewiesen. Erste Studien zeigen konträre Ergebnisse. Hier reagierten eher sicher gebundene Männer mit einer Stressminderung auf den Kontakt mit Hunden.

Offenbar können Hunde Menschen bei Stress ähnlich emotional unterstützen wie andere Personen. Diese emotionale Unterstützung führt zu einer Minderung von Stress und Angst beim Klienten, einer vertrauensvolleren Beziehung zwischen Therapeut und Klient und es fällt Klienten leichter, sich im Beisein eines Hundes zu öffnen.

Eine bindungsgeleitete Intervention mit dem Hund kann umfassen: Streicheln, körperliche Nähe mit dem Hund, Fürsorge für den Hund, aber auch gemeinsame Spiele mit klaren Regeln oder Synchronisation über gemeinsame Interaktion bzw. Aktivität. Von besonderer Bedeutung ist aus unserer Erfahrung der feinfühlige Umgang des Therapeuten mit seinem Hund. Dadurch werden dem Klienten auf symbolischer Ebene Beziehungsangebote gemacht (→ Kap. 7.3).

7.3 Hunde als soziales Medium

Hunde können im therapeutischen Prozess unterschiedliche soziale Funktionen übernehmen. Sie können zu Therapiebeginn den Kontakt zum Klienten erleichtern und später als soziale Unterstützung fungieren.

Die Eisbrecher-Theorie: Hunde als soziale Mittler

Über die Beobachtung, dass Tiere als „Vermittler“ für Menschen dienen können, soziale Interaktionen beschleunigen und so möglicherweise helfen, die Beziehung zwischen Patient und Therapeut schneller und dauerhafter zu gestalten, wird häufig berichtet.

Hunde – und insbesondere ruhige und/oder freundliche Hunde – sind für Menschen hochattraktiv. Vor allem Hunde machen in der Regel schnell Beziehungs- und Kommunikationsangebote, indem sie etwa die Pfote geben, Blickkontakt aufnehmen oder sich zum Streicheln anbieten. Erleichtert wird die Beziehungsaufnahme auch dadurch, dass ein freundlicher Hund für einen Menschen sozial nicht bedrohlich ist. Ähnliche Bedürfnisse zwischen Mensch und Hund, wie z.B. das Bedürfnis nach sozialer Kommunikation und nach Haut- und Körperkontakt, kommen hinzu.

So wird auch angenommen, dass Tiere durch ihre Anwesenheit und ihr Verhalten Gespräche anregen. Sie erleichtern es, den Gesprächsfokus zunächst auf ein externales, neutrales Thema zu lenken.

Ein dritter Aspekt ist aus unserer Sicht bedeutsam. Der Therapeut wird nicht nur in seiner professionellen Rolle wahrgenommen, sondern auch als Hundebesitzer und Hundefreund, der den Klienten Kontakt mit Hunden ermöglicht.

Damit der Hund als „Eisbrecher“ fungieren kann, ist oft nur seine Anwesenheit notwendig. Die Anwesenheit des Hundes bietet meist schon genügend Gesprächsstoff und Anknüpfungsmöglichkeiten an den Alltag oder die Lebensgeschichte der Klienten. Das Sprechen über den Hund und die Interaktion mit dem Hund ist für Klienten meist weniger angstbesetzt als die „professionelle therapeutische Kommunikation“. Der Therapieprozess lässt sich dabei in zwei nicht immer eindeutig voneinander trennbare Stadien unterteilen.

Der Hund nimmt also in therapeutischen Situationen zunächst die sogenannte „Eisbrecher-Funktion“ ein, d.h. die anfänglich zurückhaltende, angsterfüllte oder auch feindselige Haltung des Klienten gegenüber dem Therapeuten wird durch die Anwesenheit eines Hundes gemildert. Zuerst nimmt der Klient vorwiegend Kontakt zu dem Hund auf, der Fokus liegt auf dem Hund und der Therapeut tritt in den Hintergrund und spielt meist nur als „Deuter/Vermittler“ des Hundeverhaltens eine Rolle. Er vermittelt gleichsam zwischen den hemmenden projektiven Wahrnehmungen des Klienten und der realen Therapiesituation bzw. dem Therapeuten, so dass dieser nach und nach das Vertrauen des Klienten gewinnen und mit ihm in

Kontakt treten kann. Der Klient erfährt durch das Tier eine gefühlsmäßige Unterstützung, er fasst Vertrauen zum Tier und damit auch zu sich selbst. Der Kontakt zu anderen Menschen, hier vor allem zum Therapeuten, wird dadurch wesentlich erleichtert.

Ein weiterer Aspekt ist wichtig: Der Klient beobachtet sehr genau, wie der Therapeut mit seinem Hund umgeht. Ist dieser Umgang durch Fürsorglichkeit gekennzeichnet, dann wird er meist davon ausgehen, dass der Therapeut diese Fürsorge auch auf ihn, den Klienten, überträgt (→ Kap. 7.2). Damit ist auch eine wesentliche Voraussetzung dafür geschaffen, dass eine Behandlung erfolgreich sein kann.

Umgekehrt bedeutet dies jedoch auch, dass Klienten sehr genau wahrnehmen, wenn Therapeuten nicht fürsorglich mit ihrem Hund umgehen. Ist die Beziehung zwischen Therapeut und Hund durch falsch verstandene Dominanz und verbalen oder körperlichen Druck gekennzeichnet, so wird der Klient (auch wenn ein Hund anwesend ist) zum Therapeuten kein Vertrauen fassen.

In einem zweiten Schritt wird der Therapeut dann immer mehr in die Interaktion des Klienten mit dem Hund einbezogen. Dies hat zur Folge, dass der Wunsch, mit dem Hund zu interagieren, schwindet und der Therapeut zunehmend in den Vordergrund tritt. Der Hund entwickelt sich zu einem unbedrohlichen Kommunikations- und Interaktionspunkt zwischen Klient und Therapeut. Der Vorteil eines Hundes ist, dass das Kind im Kontakt zum Tier, anders als beispielsweise mit Puppen oder anderen Spielsachen, seine Gefühle erwidert bekommt. Dieser soziale Effekt konnte bei vielen unterschiedlichen Gruppen gezeigt werden (z.B. Kinder, Menschen mit Behinderung, Studenten, psychiatrische Patienten).

Auch zeigen Studien, dass Menschen, wenn sie auf einem Bild oder in einem Film mit einem Tier dargestellt werden, als freundlicher, glücklicher, gesünder, weniger angsteinflößend und entspannter wahrgenommen wurden. Auch wenn Menschen mit ihrem Hund in unbekannten Gegenden spazieren gingen, hatten sie deutlich mehr positive soziale Kontakte, als wenn sie alleine unterwegs waren. Menschen mit Tieren haben also einen „Sympathiebonus“ und der kann in der tiergestützten Therapie genutzt werden.

STUDIE

Anwesenheit von Hunden beeinflusst Wahrnehmung von Klienten

In ihrer Untersuchung wollten Schneider und Harley (2006) wissen, ob die Anwesenheit eines Hundes die Art und Weise beeinflusst, wie Klienten den Psychotherapeuten wahrnehmen. Den Teilnehmern der Studie wurden Videoaufnahmen von zwei Psychotherapeuten mit und ohne Hund gezeigt. Es zeigte sich, dass die Psychotherapeuten mit Hund als freundlicher wahrgenommen und als vertrauenswürdiger eingeschätzt wurden. Die Klienten waren bereiter, sich zu öffnen und über sich zu sprechen. Interessanterweise hatte die Einstellung zu Hunden auf die Wahrnehmung der Psychotherapeuten keinen Einfluss.

Prothmann (2012) kommt in einer Zusammenfassung ihrer bei psychisch kranken Kindern und Jugendlichen gewonnenen Untersuchungsergebnisse zu der Überzeugung, dass die von ihr gefundenen Wirkungen auf die Befindlichkeit nicht als störungsspezifische Effekte der tiergestützten Therapie zu verstehen sind. Tiere scheinen eher die Atmosphäre einer Therapiesitzung so nachhaltig beeinflussen zu können, dass Veränderungen im subjektiven Erleben und in der Selbstwahrnehmung auftreten. Die Kinder und Jugendlichen erleben sich nach Prothmann (2012) in eine Atmosphäre versetzt, die von Wärme, Akzeptanz und Einfühlungsvermögen in ihrer Gefühlswelt geprägt ist. Kriterien, die allgemein als das Fundament einer tragfähigen, zu Veränderungen ermutigenden Beziehung gelten.

Praxistipp

Sich mit Bewertung zurückhalten

Die beschriebene Mittler-Rolle des Hundes kann sich nur dann entfalten, wenn der Klient beobachten kann, dass Sie mit ihrem Hund in einer fürsorglichen, empathischen und wertschätzenden Art und Weise umgehen. Erst dann kann der Therapeut für den Klienten zur sicheren Basis werden, von der aus er immer größere Autonomie entwickeln kann.

In der ersten Phase des Kennenlernens zwischen Klient und Hund sollte sich der Therapeut zurücknehmen und die Interaktion – wenn möglich – nicht durch zu viele Hinweise und Kommentare unterbrechen. Das bedeutet, Sie sollten vorher mit dem Klienten den Umgang mit dem Hund ausführlich besprochen haben. Da davon ausgegangen wird, dass die Wirkung des Hundes durch sein nicht wertendes Verhalten zustande kommt, kann durch zu viel Bewertung durch den Menschen dieser Effekt wieder zunichte gemacht werden.

Hunde als soziale Unterstützung

Soziale Unterstützung (Social Support) ist eine Ressource, mit der durch die Beziehung zu anderen Personen zentrale psychosoziale Bedürfnisse wie Zuneigung, Anerkennung, Identität, Zugehörigkeit und Sicherheit sowie instrumentelle Bedürfnisse wie Informationsbedarf, praktischer und materieller Hilfebedarf befriedigt werden (McNicholas & Collis, 2006).

Schon früh erkannte der Psychologe Boris Levinson, dass der Wunsch nach sozialer Akzeptanz ein Grundbedürfnis des Menschen und somit Grundlage für das psychische Wohlbefinden ist (Levinson, 1962). Gleiches ist auf das Bedürfnis nach Vertrauen und Zuneigung übertragbar. Ein Tier geht völlig unbeeinflusst von Aussehen, Intelligenz, Stand oder sonstigen Maßstäben, die für die Gesellschaft von Bedeutung sind, auf den Menschen zu. Dies ist gerade für Menschen wichtig, die kaum sozialen Kontakt oder soziale Unterstützung haben, ausgegrenzt und stigmatisiert werden oder sich so fühlen. Die nicht nach menschlichen Kriterien erfolgende Zuneigung und Akzeptanz der Hunde gibt ihnen somit ein Stück Selbstvertrauen und Selbstwertgefühl zurück. Der Social Support (Unterstützung durch das soziale Umfeld) ist ein wichtiger Faktor, der sich positiv, beim Fehlen aber auch negativ auf die Gesundheit eines Menschen auswirken kann. Sich als ein Teil einer bestehenden Beziehung zu fühlen, hilft dabei Krankheiten zu überwinden. Hunde helfen durch ihre Funktion als sozialer Katalysator, sowie durch ihre Zuwendung zum Menschen, die eigenen Kompetenzen und Ressourcen zu stärken.

Der Kontakt mit Hunden selbst sowie jener, der durch die Begegnung mit dem Tier zu anderen Menschen aufgebaut wird, wirken der Einsamkeit entgegen. Das Erleben von Beziehungen, Verbundenheit, Nähe, körperliche Zuwendung, Zärtlichkeit wird möglich.

Menschen, welche eine positive Beziehung zu ihrem Hund besitzen, werden positive soziale Attributionen wie Sympathie, Offenheit, Zuverlässigkeit und Unverkrampftheit zugeschrieben.

Soziale Unterstützung kann durch eine Vielzahl von unterschiedlichen Interaktionsformen vermittelt werden. Alleine die Anwesenheit eines Hundes vermittelt – wie beschrieben – Gesprächsstoff und hilft in stress- oder angstbesetzten Situationen. Durch gemeinsame Fürsorge kann ein Gefühl der Zusammengehörigkeit aufgebaut werden.

STUDIE

Wirkungen von Hunden und Therapeuten
In einer Studie befragte Herbst (2013), welche Wirkungen Patienten in einer Suchtklinik dem Co-Therapeuten Hund zuschreiben und welche Unterschiede sie zu den menschlichen Therapeuten sehen.
Die Klienten beschrieben, der Hund kommuniziere nonverbal durch sein Verhalten. Dem Hund wurde zugeschrieben, die Atmosphäre aufzulockern, Zuwendung zu geben, den Gemütszustand zu spiegeln, unruhiges Verhalten direkt zurückzumelden, durch die Interaktion und Handeln effektiveres Lernen zu ermöglichen.
Den Therapeuten beschrieben die Klienten in Begriffen, welche mit Sprache assoziiert sind. Er gibt Ratschläge und Hilfestellung, zeigt problematische Verhaltensweisen auf, stellt Fragen, regt Diskussionen an, gibt sprachliches Feedback, erleichtert die Aufarbeitung der Vergangenheit und gibt die Möglichkeit, sich sprachlich zu öffnen.

Die Studie macht deutlich, dass Hunden und Therapeuten seitens der Klienten jeweils sehr unterschiedliche Fähigkeiten und Fertigkeiten zugeschrieben wurden, die sich jedoch sehr gut ergänzen.

7.4 Hunde als Motivatoren

Als ein wesentlicher Wirkmechanismus tiergestützter Interventionen wird die Motivationssteigerung diskutiert. Unsere Motivation beruht auf zwei unterschiedlichen Motiven, den impliziten und den expliziten Motiven.

Implizite Motive (Wo fühle ich mich wohl? Wo erlebe ich bestimmte Gefühle?) beruhen auf frühen, vorsprachlichen affektiven Erfahrungen, die Kinder mit bestimmten Anreizen in ihrer sozialen Umwelt gemacht haben. Es finden sich drei Motivklassen: Erstens das Leistungsmotiv, also die positive affektive Erfahrung, sich stolz zu fühlen, weil das Meistern einer herausfordernden Aufgabe gelungen ist. Zweitens das Machtmotiv, die positive affektive Erfahrung, sich als stark zu erleben, da es gelungen ist, andere zu beeinflussen. Und drittens das Anschlussmotiv als die positive affektive Erfahrung, ein Gefühl sozialer Harmonie zu genießen, wenn es gelungen ist, von anderen Personen akzeptiert, gemocht oder geliebt zu werden. Implizite Motive werden auch als affektgesteuerte, „heiße" Bedürfnisse bezeichnet. Sie sind unbewusst und können deshalb auch nicht über den Selbstbericht erfasst werden. Sie erfordern einen indirekten Zugang, der affektnah ist und bewusste Reflexion über sich selbst weitgehend ausschließt.

Explizite Motive (Wer bin ich? Was erwartet man von mir?) hingegen sind bewusste Selbstzuschreibungen, die sich durch Anforderungen und Erwartungen wichtiger Bezugspersonen und Normen und Regeln der sozialen Umwelt als Teil des Selbstkonzeptes entwickelt haben.

Zum einen helfen diese Erkenntnisse zu verstehen, dass persönliches Unbehagen oder Missbefinden in bestimmten Situationen darin begründet liegen können, dass das Herz (implizite Motive) und der Kopf (explizite Motive) nicht das Gleiche wollen. Ziele, die im Alltag verfolgt werden, sollten zu den impliziten Motiven passen, damit aus ihnen Wohlbefinden und freudvolles Zielstreben resultieren.

Das Motivationsgeschehen wird also zu einem Großteil durch unser Unbewusstes gesteuert. Unbewusste Prozesse sind für unsere Emotionen verantwortlich und beeinflussen so die Motivation. Das Unbewusste kann auch Ängste und ungute Gefühle auslösen, die dann zu Motivationsbarrieren werden können. Motivationsbarrieren beschränken sich keinesfalls auf fehlende Ziele oder mangelnden Umsetzungswillen. Oft sind es handfeste Ängste, ein schlechtes Gefühl oder Unlust, die uns zu schaffen machen.

Aufbauend auf der Motivationstheorie kann man annehmen, dass Tiere möglicherweise auf die impliziten Motive einwirken, welche eher auf nonverbale Stimuli ansprechen (Wohlfarth et al., 2013a). Durch den Einbezug von Tieren kann die Kongruenz zwischen impliziten und expliziten Motiven erhöht und Motivationsbarrieren abgebaut werden. Es wird angenommen, dass durch die tiergestützte Therapie eine bessere und schnellere Verbindung zwischen Erfahrungs- und Verbal-Symbolischem System, oder einfach ausgedrückt, zwischen „Bauchgefühl" und „Verstand" zustande kommt. Diese Verbindung in der tiergestützten Therapie ermöglicht es, Emotionalität und Logik zu verknüpfen und damit funktionales Üben und emotionales Erfahren zu einer Einheit werden zu lassen. Zu der in der Therapie üblichen kognitiven Kontrolle und Zielplanung können Empathie und Mitgehen treten.

Ein weiterer motivationaler Wirkmechanismus ist denkbar: Aus Sicht der Klienten ist die Interaktion mit einem freundlichen Therapiebegleithund unbedrohlich und belastungsfrei. Sie wird meist von unbedingter Akzeptanz, konstanter und kontinuierlicher Zuneigung und „unkritischer" Bewunderung geprägt erlebt. Dies führt dazu, dass der Klient Aktivitäten für den Hund oder Interaktionen mit dem Hund eher durchführen wird, als vom Therapeuten „verordnete".

Studien zeigen, dass Hunde über eine erhöhte Motivation zum Beispiel zu besseren Lernleistungen anregen, körperliche Bewegung fördern oder die regelmäßige Teilnahme an Therapien unterstützen.

STUDIE

Hunde erhöhen Motivation zur Teilnahme an Therapie

Wesley und Mitarbeiter (2009) untersuchten die Wirkung tiergestützter Therapie mit Hunden auf die Entwicklung einer therapeutischen Beziehung bei Menschen mit Substanzabhängigkeit. Sie konnten zeigen, dass die therapeutische Beziehung durch einen Therapiebegleithund deutlich schneller und effektiver entsteht und auch die Motivation der Klienten, an einer Therapie teilzunehmen, deutlich erhöht ist.

In einer Untersuchung wollten Wohlfarth und Mitarbeiter (2013a) wissen, ob sich übergewichtige Kinder in Anwesenheit von Hunden mehr bewegen als in Therapiestunden ohne Hunde. Um die Bewegungsaktivität zu erfassen, statteten sie Kinder mit einem dreidimensionalen Bewegungsmesser aus. Dieser erlaubt es, Bewegungsaktivität differenziert zu erfassen. In den jeweiligen Sportstunden wurden ähnliche Bewegungsaktivitäten durchgeführt. Jedoch war einmal ein Hund der Motivator und in einer anderen Stunde ein Student. Die Studie wurde in einem sogenannten Cross-Over-Design durchgeführt. Dies bedeutet, dass dieselben Kinder hintereinander zwei Sportstunden besuchten. Ein Teil der Teilnehmer hatte zuerst eine Sportstunde mit Hund und dann eine Sportstunde ohne Hund, beim anderen Teil war es genau umgekehrt.

Zunächst zeigte sich, dass sich die Bewertung der Stunden mit und ohne Hund nicht unterschieden. Die Kinder gaben an, in den beiden Stunden ähnlich motiviert gewesen zu sein und dass ihnen beide Stunden annährend gleich gut gefallen hätten. Aber tatsächlich bewegten sich die Kinder deutlich mehr in Anwesenheit der Hunde. Vor allem nahm das passive Verhalten deutlich ab und aktivere Bewegungen nahmen zu.

Motivation entsteht oft alleine durch die Anwesenheit eines Hundes. Weitere wichtige Motivationsquellen sind Fürsorge für den Hund, Interaktion, vor allem Spiel, mit dem Hund oder Hunde als Verhaltensmodelle („Was der Hund kann, möchte ich auch gerne können.").

7.5 Hunde arbeiten „klienten-zentriert"

Das Optimierungsprinzip in der humanistischen Therapie nach Rogers (1983) besagt, dass Entwicklung/Therapie immer dann „gelingt", wenn

- bedingungslose positive Zuwendung erfahren wird,
- der Therapeut authentisch ist
- dem Klienten empathisches Verstehen entgegengebracht wird, d.h. wenn Äußerungen des Klienten ohne zu zweifeln und ohne zu urteilen aufgenommen werden.

Hunde, so wird angenommen, sind „empathisch", haben also die Fähigkeit, die Gefühle und Stimmungen der Menschen zu erspüren und darauf zu reagieren. Auch ihre Unvoreingenommenheit gegenüber Äußerlichkeiten wird oft als Hinweis auf eine empathische Grundfähigkeit gesehen (Olbrich, 2009). So reagieren z.B. Hunde wert- und vorurteilsfrei bezogen auf menschliche Standards auf das menschliche Verhalten, da Hunde die zivilisatorischen Normungen des Verhaltens nicht kennen. Sie gehen in der Regel freundlich und offen auf den Menschen zu, erlauben manchmal direkte körperliche Nähe, behandeln die Menschen nicht entsprechend unseren menschlichen Vorurteilen und passen sich ihrem Gegenüber an. Durch das nach unseren Vorstellungen meist wert- und vorurteilsfreie Verhalten des Hundes kann dieser als akzeptierender und geduldiger Partner erlebt werden.

Hunde haben zudem menschlichen Therapeuten etwas weiteres voraus. Therapeuten stehen zu den Klienten in einer professionellen Helferbeziehung. In dieser professionellen Beziehung stellt der Austausch von körperlicher Zuwendung oft eine Gratwanderung dar. Ist es noch professionelles Verhalten oder schon Missbrauch? Hunde kennen dieses Problem nicht. Wir wissen, dass Menschen körperliche Zuwendung brauchen, insbesondere wenn sie krank oder hospitalisiert sind oder aus anderen Gründen am Rande der Gesellschaft stehen. Tiere können diese Zuwendung geben. Im körperlichen Kontakt mit einem Tier erfährt der Klient, wie bereichernd unbedingte Akzeptanz, Zuwendung, Trost und Zuneigung sein kann.

Hunde kennen keine Verdrängungsmechanismen

Gabriele Niepel (1998) weist in ihrem heute noch sehr lesenswerten Buch von 1998 „Mein Hund hält mich gesund" auf einen weiteren wichtigen Aspekt hin: Menschen können sich nicht davon frei machen, andere Menschen zu beurteilen, sich vor ihnen zu ekeln oder durch sie verunsichert zu sein. Zwar können wir uns vom Kopf her vornehmen, auf behinderte, kranke, alte Menschen respektvoll zuzugehen und ihnen Zuwendung zu geben, jedoch wird unser Verhalten in der Realität durch ein kleines Zögern, einen aversiven mimischen Ausdruck oder eine unbewusste Zurückhaltung geprägt sein. Möglicherweise haben wir Menschen eine biologische Programmierung, die dazu führt, dass wir die Erfahrung von Leiden oder Schmerzen nicht an uns heranlassen möchten. Menschen wehren also bedrohliche Gedanken und Gefühle ab als Teil einer Strategie zur Bewältigung des Lebens. Wir verdrängen.

Hunde kennen diese Strategie wahrscheinlich nicht. Ein Hund wird kaum darüber nachgrübeln, wieso Frau W. nun im Bett liegt, obwohl sie doch letzte Woche noch so agil war. Ein Hund, der sich von einer krebskranken Frau streicheln lässt, weiß nicht, dass ihr demnächst eine schwere Chemotherapie bevorsteht. Daher wird er unbefangen auf die Klientin zugehen und mit ihr interagieren. Hunde kennen keine Schutzmechanismen und wehren daher die Konfrontation mit Krankheit, Behinderung und Tod nicht ab.

> **!** **Aber Vorsicht:** Auch Hunde haben Vorlieben und Abneigungen. Manche Hunde sind gerne mit Kindern zusammen, andere mögen eher ältere Menschen. Manche menschlichen Gerüche oder auch ungewohnte Bewegungen können Hunde verunsichern.
> Anders als Gabriele Niepel glauben wir sehr wohl, dass Hunde ein „Burnout Syndrom" bekommen können und dass sie durch erlebte starke Emotionen sehr wohl selbst psychisch belastet werden. Dies macht es erforderlich, besonders das Wohlbefinden von Hunden, die tiergestützt arbeiten, zu beobachten, ihre Einsatzdauer zu begrenzen und für ausreichend Ausgleich zu sorgen.

Ein weiterer Aspekt ist nennenswert: Hunde nehmen zunächst ohne Urteil auf, was ihnen an Verhalten entgegengebracht wird. Und entsprechend reagieren sie auch auf dieses Verhalten. Hunde verhalten sich so, wie es ihrem momentanen Empfinden entspricht, sie zeigen ihre Gefühle unmittelbar. Ein

Hund befindet sich meist im Hier und Jetzt. Bei uns Menschen werden über unser Frontalhirn zu fast jedem Erleben Erinnerungen aus der Vergangenheit und Planungen für die Zukunft abgerufen. Wir befinden uns gedanklich oft mehr in der Vergangenheit oder der Zukunft als in der Gegenwart. Dagegen sind Hunde damit beschäftigt, den Augenblick der Gegenwart zu erleben. Er lebt durch überwiegend emotional bestimmtes Verhalten im Augenblick. Im Kontakt mit Hunden gelingt es daher Klienten eher, auch das Wohlgefühl des Augenblicks einzufangen, festzuhalten und zu empfinden.

Da die Auswirkungen des menschlichen Verhaltens vom Hund unmittelbar gespiegelt werden, wird bewusstes und verantwortungsvolles Agieren gefördert. Durch seine Reaktion gibt der Hund eine direkte Rückmeldung. Auf diese Weise können das eigene Verhalten und dessen Auswirkungen bewusster erlebt und eine Reflexion ermöglicht werden.

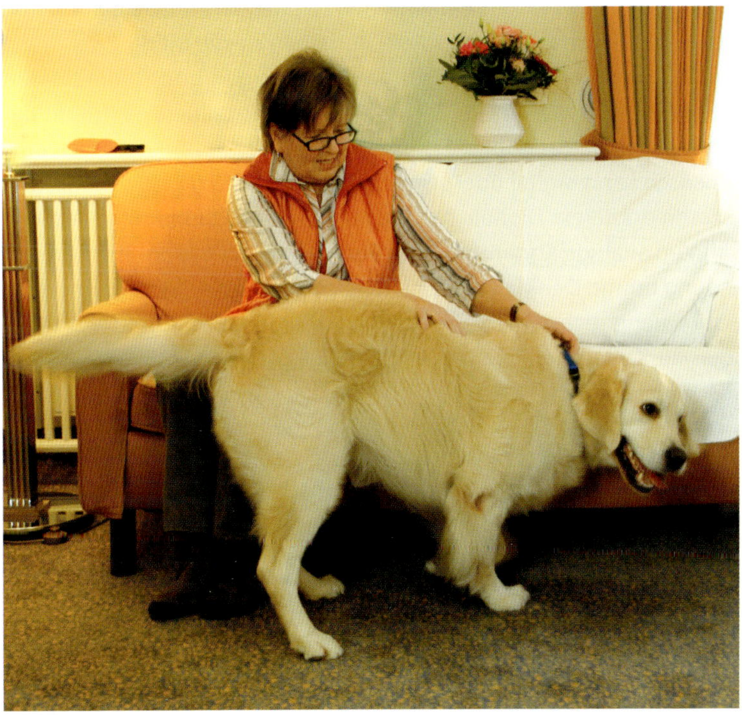

Abb. 11: Nikan weicht aus, da die Klientin ihn festhalten will.

7.6 Hunde als Kommunikationsförderer

Der verbale Kontakt des Menschen zu seinem Tier weist vielfältige Parallelen mit dem Kommunikationsverhalten zu einem Kleinkind auf. Menschen sprechen mit einem Tier und einem Kleinkind eher leiser, höher und langsamer. Außerdem sind die Äußerungen eher kurz gehalten, wobei sie oft kurze spielerische Elemente mit Worten, Silben und Tönen beinhalten. Die Sätze werden öfter mit fragenden Elementen beendet. In das Kommunikationsverhalten werden auch die interpretierten Antworten des Gegenübers einbezogen. Nun liegt es nahe zu vermuten, dass erwachsene Menschen mit ihrem Tier nicht nur wie mit einem Kleinkind sprechen, sondern sie es auch als „kleinen Partner" ansehen.

Viele Menschen – insbesondere mit psychischer Erkrankung – haben oftmals Angst, ihre Gedanken Erwachsenen zu offenbaren. Da sie mit Tieren wie mit kleinen Kindern kommunizieren, erhalten sie die Möglichkeit, ganz unbeeinflusst von „erwachsener" Wertung ihre Sorgen und Ängste auszusprechen, was wiederum eine große Rolle für die Herstellung und Erhaltung des Wohlbefindens einnimmt.

Der Mensch kann digital über seine Sprache und analog über Mimik und Gestik kommunizieren. Digitale Kommunikation drückt inhaltliche Aspekte aus, während analoge Kommunikation Beziehungsaspekte unterbewusst in Erscheinung bringt. Der Mensch kann folglich mit Worten lügen, aber seine Körpersprache ist echt. Widersprechen sich Körpersprache und Worte, so führt dies zu Kommunikationsstörungen. Dies gilt natürlich auch für therapeutische Situationen. Empfängt ein Klient negative nonverbale Signale des Therapeuten, kann dies die Verhaltensstörungen weiter verstärken, wie auch zu vermehrtem Misstrauen, Selbstunsicherheit oder Argwohn führen. Hunde als Co-Therapeuten können helfen, solche negative Wirkungen nonverbaler Zeichen zu vermeiden bzw. abzuschwächen.

Ein wesentlicher Teil unserer sozialen Kompetenzen ist die zwischenmenschliche Kommunikation. Dazu gehört, Gefühle des Gegenübers zu interpretieren oder zumindest wahrzunehmen.

Heute ist weitgehend akzeptiert, dass nonverbale Kommunikation wie Streicheln, Berühren, Augenkontakt, Mimik, Gestik usw. eine existenzielle Bedeutung besitzt. Wenn Klienten ungenügende oder fehlende kommunikative Fähigkeiten besitzen, sind Hunde als Co-Therapeuten besonders wirksam.

Durch ihre Augen-, Gesichts- und Körpersprache können Hunde gleichsam zum „ehrlichen" und „offenen" Gesprächspartner ohne rational gesteuerte und deshalb vielfach versteckte Absichten werden. Hunde verlangen von ihrem Gegenüber eine „echte, stimmige Bezogenheit".

Der Mensch lernt durch die Kommunikation mit dem Hund, seine analogen und seine digitalen Kommunikationskanäle aufeinander abzustimmen. Dies verbessert die zwischenmenschliche Interaktion und fördert soziale Fertigkeiten.

Kommunikationsförderung über den Hund erfolgt schon durch die Anwesenheit eines Hundes und das Gespräch über den Hund, seine Vorlieben, seine Abneigungen. Sie kann vertieft werden, in dem das Verhalten und die Emotionen des Hundes beobachtet und interpretiert werden. Die Körpersprache kann durch das gemeinsame Lernen mit einem Hund oder das Geben von Signalen verbessert werden.

STUDIE

Hunde haben Einfluss auf emotionale Kompetenzen

66 Kinder und Erwachsene wurden von Forschern mittels des „Vienna Emotion Recognition Tasks" getestet – ein Computerprogramm, das Gesichter mit Ausdrücken der sechs Basisemotionen (Freude, Wut, Trauer, Ekel, Angst und Überraschung) vorgibt (Stetina, 2011). Nach der ersten Testrunde wurde über zwölf Wochen ein Hundetraining absolviert, bei dem die Teilnehmer einmal wöchentlich mit eigens für therapeutischen Kontakt ausgebildeten Hunden zusammentrafen. Dabei sollten die Teilnehmer vor allem darauf achten, welche Signale der Hund aussendet und wie es dem Hund geht.

Kinder sowie auch Erwachsene verbesserten in der zweiten Testrunde ihre Emotionserkennung für Wut, Angst und Ekel. Wenn man sich darauf konzentrieren muss, wie es einem Lebewesen geht, mit dem man nicht sprechen kann, überträgt sich das auch auf die menschliche nonverbale Kommunikation.

Auch drogenabhängige Straftäter profitierten von einer hundegestützten Gruppentherapie (Burger et al., 2011). Die Ergebnisse belegen signifikante Verbesserungen in mehreren Schlüsselfähigkeiten der emotionalen Kompetenz: Emotionsregulation, Zeigen von Emotionsausdrücken, Geben und Annehmen von Feedback, Selbstkontrolle und Akzeptanz eigener Emotionen.

7.7 Hunde als Projektionsfläche

Die Mensch-Tier-Beziehung kann wesentlich von Projektionen beeinflusst, geleitet oder auch verfälscht werden. Hinsichtlich des Einsatzes von Tieren als Co-Therapeuten ist es, neben der von den meisten Therapiebegleithunden ausgehenden Ausstrahlung von Nähe und Wärme, eben diese „Projektionsfähigkeit", die sie zu einem fast idealen Begleiter während eines therapeutischen Prozesses machen (Parish-Plass, 2013).

Psychologisch gesehen bedeutet Projektion die Entledigung unerwünschter Gedanken, Gefühle oder Bedürfnisse durch Besetzung der äußeren Welt. Das menschliche Verhalten gegenüber Tieren kann daher als reales Spiegelbild seines Umgangs mit sich selbst aufgefasst werden, d. h. es bestehen Parallelen zwischen dem Verhalten des Menschen gegenüber einem Tier und dem Verhalten hinsichtlich seines Selbst.

Einerseits fungiert das Tier als Projektionsfläche und Zerrbild der eigenen, unterdrückten bzw. abgewehrten Gefühle und Bedürfnisse, andererseits wird der Mensch durch die tatsächlich geäußerten Gefühle eines Tieres auf seine eigenen unterdrückten Gefühle verwiesen, zum Beispiel Wut, Neid, Eifersucht, Wunsch nach Aufmerksamkeit oder Zuwendung. Ein Tier zeigt die Freiheit der Gefühle und Gefühlsäußerungen, wie der Mensch sie vielleicht nur während seiner Kindheit kennengelernt hat, so dass auf ein Tier das Bild des eigenen inneren Kindes projiziert werden kann. Durch tiergestützte Interaktionen ergeben sich so vielfältige Möglichkeiten der Regression, Projektion und Entlastung. Hundekontakt ermöglicht stilles Zuhören, affektive Entladung, offenen emotionalen Ausdruck und Erinnerungsmöglichkeit.

Auf diese Weise kann der Mensch Zugang zu seinen bisher abgewehrten Gefühlen erlangen und dazu ermutigt werden, diese zu äußern und sich die Zusammenhänge und Ursachen in seiner aktuellen Lebenssituation anzuschauen.

Projektionen (nach Jürgens 2016)

Wenn man an „Projektionen" denkt, dann kommt einem wahrscheinlich zunächst die Idee des Psychoanalytikers Freud in den Sinn. Er verstand unter Projektionen die Übertragung eigener Gedanken, Gefühle und Wünsche auf andere. Diese „Anderen" sind meist Freunde, Partner, Kinder oder Arbeitskollegen. Es können jedoch auch Tiere sein, welchen wir unsere Gedanken und Gefühle zuschreiben. Aus Sicht der Psychoanalyse handeln wir so, um mit den eigenen Gedanken und Gefühlen nicht allein zu sein oder sie nicht an uns selbst kritisieren zu müssen. In einem weiteren Sinne können unsere Tiere Träger unserer Gedanken und Gefühle werden, indem sie uns und das, was uns bewegt, spiegeln (→ Spiegelneurone). Wenn ich schlechte Stimmung habe, dann leidet auch mein Hund. Andersseits kann natürlich auch ein niedergestimmter Klient angesichts eines unbeschwert spielenden Hundes dessen Fröhlichkeit aufnehmen, und seine Gemütsverfassung kann sich durch die Zuwendung des Tieres bessern.

Wir gehen mit dem Begriff „Tier" wie selbstverständlich um. Doch was verstehen wir tatsächlich darunter? Letztlich ist er wie eine weiße Leinwand, die wir erst mit Leben erfüllen müssen – wenn sich das Individuum Mensch und das Individuum Tier verstehen möchten. Begegnen kann man immer nur Einzelwesen (→ Du-Evidenz). Tiere teilen uns ihr Inneres mit. Aber Menschen sind gut darin, die Signale, die Tiere aussenden, durch eigene Projektionen zu überlagern. Dies kann für einen Klienten heilsam sein, jedoch sollte der Therapeut versuchen, sich nicht in eigenen Projektionen zu „verheddern" (Jürgens 2016, 10). Hier ist es für die Therapeuten von Bedeutung, immer zwei Ebenen im Blick zu behalten. Auf der individuellen Ebene ist es für Therapeuten notwendig, zu erkennen, dass Hunde keine Objekte sind, sondern Subjekte mit angeborenen Eigenschaften und Fähigkeiten, welche sich ständig weiterentwickeln. Sie sollten den Hund für sich gelten lassen und daher versuchen zu erkennen, welche eigenen Wünsche und Bedürfnisse sie in ihren Hund projizieren. Auf einer therapeutischen Ebene gebrauchen Klienten den Hund als „Leinwand" für ihre geistig-seelische und symbolischen Projektionen. Dabei ist es wichtig, dass Therapeuten aufmerksam beobachten, wann und wie Klienten den Hund als „Leinwand" ihrer Gefühle benutzen. Und wann es wichtig für den Klienten ist, ihre Projektionen zu spiegeln. Dies gelingt, wenn der Therapeut versucht, sein Tier wirklich zu verstehen. Hierzu ist es notwendig zwischen Assimilation und Akkommodation hin und her zu wechseln. Der Entwicklungspsychologe Jean Piaget beschrieb Assimilation als ein Prozess, bei dem neue Erfahrungen und Erlebnisse in bereits vorhandene Kategorien und Schemata einsortiert werden.

> „Akkommodation ist der Prozess, der anläuft, wenn sich eine Information nicht so einfach einsortieren lässt: Dann muss der Erkennende seine Kategorien anpassen, sich selbst also dergestalt verändern, dass er zu dem passt, was die Außenwelt ihm von sich preisgibt." (Jürgens 2016, 10)

Bezogen auf die Begegnung und das gegenseitige Erkennen von Menschen und Tieren bedeutet das: Selbst wenn wir unwillkürlich und unabdingbar projizieren, sollten wir nicht nur fertige Vorstellungen an andere anlegen, sondern unsere kognitive „Weltkarte" hin und wieder an die Wirklichkeit anpassen. Drei Schritte sind für die Begegnung und das gegenseitige Erkennen von Mensch und Tier wesentlich:

- Im ersten Schritt ist es wichtig, den Hund nicht als ein Beliebiges anderes Lebewesen oder nur einer Gruppe Zugehöriges zu begreifen (z. B. DIE Hunde), sondern ihn als individuelles, unverwechselbares Einzelwesen wahrzunehmen (→ Du-Evidenz).
- Der zweite Schritt ist zu erkennen, dass Projizieren zur menschlichen Natur gehört. Wir sind dazu angelegt, unsere Gedanken, Gefühle, Wünsche und Erwartungen in ein Tier hineinzulegen. Wenn wir diesen Schritt schaffen, dann können wir leichter erkennen, wo das Verhalten unseres Hundes unseren Wünschen und Bedürfnissen, die wir an ihn haben, entspricht, wo wir sein Verhalten an unsere Schemata assimilieren können. Einen gewissen Mut erfordert es dagegen, immer wieder zu prüfen, ob unser Bild tatsächlich passt oder wir es verändern sollten. Dann sollten wir unser Bild, das wir vom Tier haben, umgestalten und damit auch unsere Gedanken, Gefühle und Wünsche (=Akkomodation). Denn das Glück einer gelingenden Mensch-Tier Beziehung besteht nicht darin, dem anderen unseren Erwartungen und Bedürfnissen aufzuerlegen, sondern zu erkennen, wer er ist.
- Der dritte Schritt ist (an)zuerkennen, dass Tiere ihrerseits aktiv projizieren. Auch Tiere können gar nicht anders, als den Menschen und sein Verhalten und Erleben in Kategorien zu erfassen, die für Tiere Erfahrbares ausdrücken. Sie versuchen, unsere Absichten und unser Handeln im Rahmen ihrer Gedanken- und Gefühlswelt zu verstehen – und dadurch mit uns, im Rahmen ihrer individuellen Wirklichkeit, zu kommunizieren.

Es erscheint daher wichtig zu erkennen, dass wir alle projizieren, wann immer wir Menschen oder Tiere begegnen. Und Tiere regen geradezu menschliche Projektionen an. Sie sind in unserem sozialen Nahraum präsent, wir möchten mit ihnen in Kontakt treten, dazu müssen wir sie kognitiv und emotional bearbeiten, einordnen und verstehen. Häufig nutzen wir bei diesem Prozess eigene Wunschbilder oder Sehnsüchte, da das Tier sich dagegen nicht „wortreich" wehren kann. Wir passen das Tier also unseren Vorstellungen (=Assimilation) an. Wenn wir das tun, können wir möglicherweise nur unsere Projektionen und nicht das Tier, das tatsächlich vor uns steht, sehen. Es ist jedoch aus unserer Sicht für hundegestützte Therapie von essentieller Bedeutung, dass der Therapeut seinen Hund differenziert und in allen seinen Facetten tatsächlich wahrnimmt, um eine gelingende Begegnung zwischen Klient und Hund zu ermöglichen. Hierzu bedarf eines Wechselspiels zwischen Assimilation und Akkommodation und Annehmen und Geben. Es liegt jedoch letztlich in der Verantwortung des menschlichen Partners in einer Mensch-Tier-Begegnung, sich auf das tierische Gegenüber einzulassen.

7.8 Hunde als Förderer der Selbstwirksamkeit

Neben den im vorherigen Abschnitt beschriebenen Ansätzen hat sich insbesondere die Selbstwirksamkeitserwartung als wesentlich für Lern- und Leistungsprozesse im tiergestützten Kontext bewährt.

Selbstwirksamkeitserwartung wird definiert als die subjektive Gewissheit, neue oder schwierige Anforderungssituationen auf Grund eigener Kompetenz bewältigen zu können. Dabei handelt es sich nicht um Aufgaben, die durch einfache Routine lösbar sind, sondern um solche, deren Schwierigkeitsgrad Handlungsprozesse der Anstrengung und Ausdauer für die Bewältigung erforderlich macht. Die Selbstwirksamkeitsüberzeugung ist also der subjektive Glaube an eigene Fähigkeiten und Fertigkeiten, die aber den tatsächlichen Handlungsressourcen nicht entsprechen müssen.

Es sollten also in der tiergestützten Therapie möglichst viele Gelegenheiten geschaffen werden, bei denen die Klienten die Wirksamkeit des eigenen Handelns konkret erleben können. Durch solche Erfahrungen wächst die persönliche Kontrollüberzeugung: Ich erhalte eine Vorstellung davon, dass und wie ich durch mein eigenes Handeln die Bedingungen und Perspektiven meines Alltags selbst bestimmen kann. Die Entwicklung solcher Kontrollüberzeugungen ihrerseits selbst ist ein Erfolgserlebnis und setzt Motivation und Kräfte frei, die eigenen Belange selbst in die Hand zu nehmen und Verantwortung für sich zu tragen.

Der Umgang mit Hunden bietet eine Fülle von Möglichkeiten, das eigene Verhalten adäquater hinsichtlich sozialer Interaktion und einer Ursache-Wirkungsbeziehung einzuschätzen. Zudem können durch die Übernahme bisher unbekannter Rollen (z. B. Versorgung von Tieren) leichter neue Erfahrungen gemacht werden.

Das Erleben von Wertschätzung, die Erfahrung von Autorität, ja auch Macht und Einfluss, Bewunderung, das Gefühl gebraucht zu werden sowie das Erleben von Verantwortung, ermöglichen die Steigerung des Selbstwertes. Dies kann dazu führen, dass ein positives Selbstbild entsteht, das Selbstwertgefühl gefördert und das Selbstbewusstsein gestärkt werden.

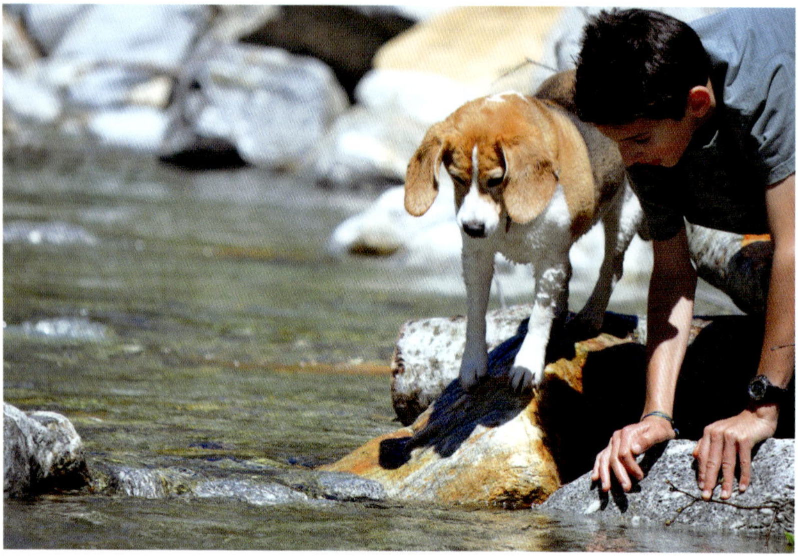

Abb. 12: Stärkung des Gefühls der Selbstwirksamkeit durch Erlebnisse mit dem Hund in spannenden Situationen

Das Ermöglichen von Pflege, Versorgung, Führung von und Zusammenarbeit mit Hunden durch den Therapeuten, lassen Klienten Kontrolle über sich selbst und die Umwelt erfahren. Häufig kommt es auch zur Sensibilisierung für eigene Ressourcen.

Viele Klienten haben nicht genügend Gelegenheiten, positive Erfahrungen selbst zu machen. Dann sollten Verhaltensmodelle bereitgestellt werden, die zur Nachahmung empfohlen werden. Hunde können solche Modelle sein, da vor allem Kinder und Jugendliche Hunden oft ähnliche Attribute wie sich selbst zuschreiben. Am besten sind „sich selbst enthüllende Bewältigungsmodelle", also solche, die mit einem Problem zu kämpfen haben und dabei deutlich machen, wie sie damit umgehen und wie sie die einzelnen Schwierigkeitselemente überwinden. Auch hier können Hunde Modell sein, wenn zum Beispiel versucht wird, gemeinsam einen Parcours zu meistern und es nicht auf Anhieb klappt.

Bei der Beobachtung und Imitation von Modellen kommt es ebenfalls auf die Wahrnehmung von eigenen Ressourcen, auf konstruktive Selbstgespräche, auf die optimistische Interpretation von Ereignissen und auf das Setzen von Nahzielen an.

Zusammenfassend kann Selbstwirksamkeit in der tiergestützten Therapie durch die Beachtung zentraler menschlicher Bedürfnisse erfolgen: Erfolgserleben, soziale Einbindung und Selbstbestimmung.

Förderung der Selbstwirksamkeit

Für die Förderung von Selbstwirksamkeit sind partizipative Grundstrukturen und eine umfassende Beteiligung an der Entscheidung über Regeln, Strukturen und Aktivitäten im Alltag der Betreuung nicht nur wichtige Voraussetzungen, sondern auch bestens geeignete Lernfelder. Es geht dabei nicht darum zu bestimmen, was die Klienten lernen (sollten), sondern die Therapeuten sind verantwortlich dafür, möglichst viele unterschiedliche Erfahrungen und Lernprozesse zu erschließen und zu ermöglichen, aus und in denen die Klienten auswählen und lernen können.

Praxistipp

Es gibt verschiedene Quellen der Selbstwirksamkeitserwartung, die es im tiergestützten therapeutischen Alltag zu nutzen gilt:

- Verbale Mitteilung durch einen Betreuer „Das ist dir prima gelungen!" oder noch viel besser die nonverbale Mitteilung des Hundes „Mit dir macht das Spielen Spaß"!
- Stellvertretende Erfahrung durch „Abgucken" einer Leistung des Therapeuten mit späterer Eigenübernahme im Verhalten z. B. Führen des Hundes durch einen Parcours.
- Direkte Erfahrung durch Anbieten möglichst vieler „Aufgaben" im Alltag durch den Therapeuten, z. B. Füttern, Fellpflege, Backen von Hundekeksen, Bauen von Gegenständen für den Hund, Hund durch nonverbale und verbale Signale zu einem Verhalten bringen usw.

Tiergestützte Therapie erhält durch die Tatsache eine besondere Qualität, dass beim Einbezug von Tieren die extrinsisch gesteuerte Veränderung um selbstgewolltes Veränderungslernen ergänzt wird. Allgemeiner noch: Evolutionär bewährte Formen des Lernens und damit der Veränderung werden zugelassen.

Praxistipp

Die einzelnen Wirkmechanismen können über den Therapieverlauf unterschiedliche Bedeutsamkeit haben. So ist es zu Beginn der Therapie wichtig, Hunde als „Eisbrecher" oder soziale Katalysatoren einzusetzen. Der Kontakt mit dem Hund soll beim Klienten Angst- und Stress mindern und die Kommunikation erleichtern. So entsteht eine angenehme und offene Atmosphäre im Therapieraum.
Im weiteren Therapieverlauf steht dann der Hund als Motivator oder als Übertragungs- und Projektionsobjekt im Vordergrund oder als Medium, um die Selbstwirksamkeit zu fördern. Im Vordergrund steht, dass durch den Hund eine reflexive, motivierte Arbeitsbeziehung entsteht.
Je nach dem gewünschten Wirkmechanismus sollte die Interaktion im therapeutischen Dreieck zwischen Therapeut, Hund und Klient gesteuert werden.

Hunde als bessere Therapeuten?

Hunde sind nicht die besseren Therapeuten. Vielmehr ergänzen sie das Mängelwesen Therapeut mit ihren ganz bestimmten Qualitäten, die sie gerade aufgrund ihrer tierischen Natur besitzen und nicht, wie viele glauben, weil sie die „besseren Menschen" sind. Hunde bringen ihr spezifisches hundliches Potential in die Therapie ein: Ihre Form der Kommunikation, ihr Leben im Augenblick, ihre Kooperation, ihr Vertrauen und ihre Zuwendung.

Jürgen Körner schreibt in seinem Buch „Bruder Hund & Schwester Katze" (Körner, 1996):

„Ihre Wirksamkeit beruht paradoxerweise darauf, dass sie außerhalb des menschlichen Lebensraums stehen. Gerade, weil sie anders als Menschen denken und fühlen, weil sie unbeirrbar nur ihren eigenen Instinktmustern folgen, helfen sie Menschen, welche direkt oder indirekt an der menschlichen Zivilisation Schaden genommen haben – sei es, dass sie die hochgezüchteten Erwartungen an Jugendlichkeit und Gesundheit nicht erfüllen können, sei es, dass sie mit sich selbst und den eigenen Idealen im Zwiespalt leben oder sei es, dass sie als Außenseiter abseits der Gesellschaft leben. Die so Enttäuschten dürfen hoffen,

dass sich ein Tier ihnen ohne Voraussetzungen zuwenden wird, denn es steht außerhalb jeden zivilisatorischen Zwanges.
Tiere sollen helfen, die Schmerzen menschlicher Zivilisation zu ertragen. Und je tiefer die Kluft zwischen unseren Idealen und unserer persönlichen Wirklichkeit wird, desto dringlicher wird unser Bedürfnis, diese Schmerzen – wenn auch illusionär – über die Liebe zum Tier zu lindern."

Dies macht nochmals deutlich, dass Hunde nicht in unserem menschlichen Sinne heilen möchten, sondern dass wir das Zusammensein und die Interaktion mit ihnen als heilsam empfinden. Sehr vieles an unserem Empfinden ist dabei illusionär. Dies bedeutet, wir interpretieren in das Verhalten des Hundes vieles hinein, deuten sein Verhalten so, wie es in unser Empfinden passt. Das ist auch gut so, jedoch sollten sich die Therapeuten bewusst sein, dass es hierbei lediglich um Projektionen handelt.

Weiterführende Literatur

Beetz, A., Riedel, M., Wohlfarth, R. (2021). Tiergestützte Interventionen: Handbuch für die Aus- und Weiterbildung. München: Ernst Reinhardt Verlag.

Friedmann, F., Son, H. & Saleem. M. (2015). The Animal–Human Bond: Health and Wellness. In A. Fine (Ed.) Handbook of Animal Assisted Therapy. Foundations and Guidelines for Animal-Assisted Interventions (pp. 73–88). London, Elsevier.

Niepel, G. (1998). Mein Hund hält mich gesund. Der Hund als Therapeut für Körper und Seele, Augsburg: Naturbuch.

Wohlfarth, R., Mutschler, B. & Bitzer, E. (2013). Wirkmechanismen tiergestützter Therapie: Theoretische Überlegungen und empirische Fundierung. In I. Strunz (Hg.), Tiergestützte Pädagogik in Theorie und Praxis (S. 180–214). Hohengehren: Schneider.

Wohlfarth, R. & Mutschler, B. (2020). Heilkraft der Tiere: Wie der Kontakt mit Tieren uns gesund macht. München: btb

8 Tierschutz und Tierethik

Ethik ist die Lehre vom richtigen Handeln und Wollen. Um herauszufinden, was richtig oder falsch ist, sollte versucht werden zu klären, was gut und böse ist und welche Motive unserem Handeln zugrunde liegen und welche Folgen sie haben.

Dabei bedeutet ethisches Verhalten nicht das Anwenden eines strikten Regelwerks, sondern das Gewichten verschiedener Ansprüche, die wir an unser Handeln und seine Konsequenzen stellen.

Jede Gesellschaft besitzt grundsätzliche moralische und ethische Werte, an die sich Menschen, die in dieser leben, halten sollten. So gibt es zum Beispiel in Afrika oder Asien völlig andere ethische Vorstellungen über den Umgang mit Tieren als in Europa. Koreaner essen unsere treuesten Gefährten – Hunde. Und auch innerhalb Europas sind unsere Vorstellungen vom Zusammenleben zum Beispiel in Deutschland oder Rumänien sehr unterschiedlich. Straßenhunde werden in Rumänen mehrheitlich getötet.

Die individuellen Werte sind durch die Kultur geprägt, in der wir aufgewachsen sind. Trotzdem wird man auf der individuellen Ebene wahrscheinlich so viele ethische Werte wie Menschen finden. Unser Gehirn ist dazu angelegt, Moral zu empfinden und nach Gut und Böse zu unterscheiden. Jedoch sind nicht Gut und Böse selbst im Gehirn angelegt, sondern unsere Fähigkeit, sie zu empfinden. Der Mensch ist zur Moral geboren – nur nicht zu einer bestimmten.

Unsere Gesellschaft toleriert es, Fleisch zu essen. Doch ist es für Menschen, die Tiere als „Co-Therapeuten" einsetzen, ethisch vertretbar, Tierprodukte zu konsumieren, oder sollten alle, die tiergestützt arbeiten, vegan leben?

Für die tiergestützte Therapie bedeutet dies, dass jede Person, die tiergestützt arbeitet, eine Haltung zu Tieren im Allgemeinen, zu ihrer Arbeit und dem Einbezug des Hundes im Spezifischen entwickeln sollte. Nur wenn man sich seiner Werte bewusst und von ihnen überzeugt ist, kann man sich entsprechend seiner ethischen Leitlinien verhalten.

8.1 Anthropomorphisierende Sichtweise

In der tiergestützten Therapie wird meist nur beachtet, was Tiere für den Menschen vorgeblich tun. Wenig wird beachtet, wie es dem Tier dabei tatsächlich geht.

Tieren werden häufig menschliche Intentionen und Verhaltensweisen in der Therapie zugeschrieben, wie zum Beispiel (Girard, 2013, 20): „Der Hund findet immer eine Lösung, wissend der zahlreichen Möglichkeiten, die auf ihn warten. Der Hund lenkt den Blick weg von Defiziten, gezielt hin auf all das, was schon da ist. Hunde verhalten sich therapeutisch so fabelhaft, dass sie sich auch bei körperlichen Übergriffen nicht wehren würden. Unsere Hunde sind beziehungshungrig und lassen Sie sich daher nicht abweisen. Der Hund spürt, wenn wir Angst haben und zeigt seine Anteilnahme, in dem er unsere Hand leckt oder sich neben uns legt und uns sagt: Du bist nicht allein."

Aufgrund solcher anthropomorphen Vorstellungen fühlen sich viele Menschen von Hund getröstet und verstanden. Jedoch sollte dem Therapeuten klar sein, dass der Hund nicht das Ziel hat, Klienten zu heilen. Vielmehr empfinden wir Menschen das Verhalten des Hundes als heilsam. Diese Unterscheidung halten wir für sehr bedeutsam.

Vermenschlichung (Anthropomorphismus) meint, dass Hunden menschliche Eigenschaften, Beweggründe und Gefühle zugeschrieben werden. Dies geschieht oft unwillkürlich und ist wichtig, um eine emotionale Beziehung zum Tier herzustellen. Für tiergestützte Therapie ist jedoch eine „bilinguale" Beziehung wünschenswert. Daher ist wichtig, dass alle in der tiergestützten Therapie Tätigen auch die „Hundesprache" adäquat verstehen. Denn eine Beziehung zwischen Tier und Mensch ist nur möglich, wenn es zum Austausch von Informationen kommen kann. Dazu muss jeder der Partner die Sprache des anderen verstehen.

Hunde können dies. Wir Menschen sollten lernen, soweit wie möglich zwischen beiden Sprachräumen hin und her zu wechseln und uns mit dem Partner Hund sowohl intuitiv als auch intellektuell zu unterhalten. Eine unangemessene Vermenschlichung übersieht, dass Hunde ihr eigenes Verhaltensrepertoire besitzen und sie kann oft schädliche Folgen für das Tier haben, sie kann zu Verhaltensstörungen und Krankheiten der Tiere führen. Insgesamt können wir also sagen, dass auch die Vermenschlichung, wie viele andere Vorgänge im Zusammenleben zwischen Mensch und Hund, durchaus Vor- und Nachteile beinhaltet. Therapeuten sollten sich also immer wieder dahingehend überprüfen, ob sie Wünsche und Wertvorstellungen auf ihren Hund projizieren.

Verkürzt könnte man sagen: Die Klienten dürfen anthromorphisieren – die Therapeuten das Hundeverhalten auf der Metaebene reflektieren.

8.2 Tierschutzgesetz als grundlegende Leitlinie

Als grundlegende gesellschaftliche Leitlinie kann das Tierschutzgesetz gelten (→ Kap. 19.3). Es legt grundsätzlich fest, was im Umgang mit Tieren erlaubt und verboten ist. Tierschutz umfasst alle Aktivitäten, die Leben und Wohlbefinden von Tieren schützen, sie vor Schmerzen, Leiden und Angst oder vor Schäden bewahren und ihnen in der Obhut des Menschen ein artgerechtes Leben ermöglichen.

Ausgehend von neueren ethologischen und neurobiologischen Erkenntnissen, aber auch aufgrund unserer veränderten Bedürfnisse nach Achtsamkeit in der Beziehung zu unseren Tieren, wandelt sich das gesellschaftliche Bild vom Tier und damit die tierschutzbezogenen Aktivitäten stetig.

Das neue Bild ist dadurch geprägt, dass das Tier nicht mehr als Objekt, sondern als Subjekt und bedürfnisorientiertes Mitgeschöpf erlebt und begriffen wird, das Emotionen, Moral und Mitgefühl besitzt (Kotrschal 2016).

Als Grundlage für Überlegungen zum Tierschutz gelten die sogenannten fünf Freiheiten: Freiheit von Unbehagen, von Hunger und Durst, von Angst und Leiden, von Schmerz, Verletzung und Krankheit sowie die Freiheit zum Ausleben normaler Verhaltensweisen. Die fünf Freiheiten dürfen allerdings nicht so verstanden werden, dass Hunde immer völlig frei von Unbehagen, Hunger, Durst, Angst oder Schmerz sein sollen. Dies ist eine kaum umsetzbare Forderung. Vielmehr geht es darum, dass Hunde mit ihrem arttypischen Verhalten diese Belastungen bewältigen können.

Ein weiteres Verständnis von Tierwohl fokussiert sich auf die drei Dimensionen (Fraser, 2008): Gesundheit, Verhalten und Emotionen. Nur in dem Bereich, in dem sich alle Dimensionen überlappen, wenn die Tiere also gesund sind, sich artgemäß verhalten können und kaum negativen Emotionen (z. B. Angst, Stress) ausgesetzt sind sowie positive Emotionen empfinden können, kann von einer guten Tierwohlsituation ausgegangen werden.

Für die tiergestützte Therapie umfasst der körperliche Aspekt, dass Hunde

- artgerecht ernährt,
- regelmäßig tierärztlich untersucht
- alles unternommen wird, um sie vor Verletzungen und Krankheiten zu schützen.

Dies bedeutet für die tiergestützte Arbeit beispielsweise auch, dass der Hund regelmäßig tierärztlich untersucht wird und Hunde, die Schmerzen haben, krank oder behindert sind, nicht in der tiergestützten Arbeit eingesetzt werden. Es muss Sorge getragen werden, dass der Hund vor aggressiven Klienten geschützt wird, dass er sich nicht verletzt (z. B. durch Herunterspringen von einem Bett) oder durch Krankheiten der Patienten angesteckt wird (→ Kap. 19.2).

Der emotionale Aspekt betrifft vor allem die Frage, wieviel Stress und Angst, aber auch Erschöpfung und Müdigkeit ein Hund bei der tiergestützten Arbeit erfahren darf bzw. Sie ihm zumuten möchten. Diese Frage stellt sich schon bei der Ausbildung zum Therapiebegleithund: Fördert die Ausbildung seine Lebensqualität? Welche Vorteile hat Ihr Hund von dieser Ausbildung?

Bei der Durchführung tiergestützter Therapie kann es aus vielerlei Gründen zu einem Unbehagen des Hundes kommen: Menschengruppen, laute Geräusche, unangenehme Gerüche und unvorhersagbare Reaktionen anderer Menschen. Wenn man seinem Hund diese Belastungen überhaupt zumuten möchte, sollte man sich weiterfragen, wie oft, wie lange, wie intensiv ein Hund eingesetzt werden soll. Außerdem sollten Sie klare Grenzen der Belastung bei Ihrem Hund festlegen und einhalten. Dies beinhaltet die Frage, welche Stresszeichen führen zu einem Abbruch einer Intervention?

Stress ist nicht per se schädlich

Ohne Stress gäbe es kein Leben beziehungsweise keinen Erfolg. Stress ist notwendig, um den Organismus funktionstüchtig zu halten, ein gesundes Maß an Stress steigert körperliche und geistige Leistungsfähigkeit. Eine weitere Funktion des akuten Stresses ist ein Kontrollieren der gefährdenden Umwelt, eine aktive Auseinandersetzung mit ihr und damit ein Beenden der Belastung. Stress induziert also adaptive Mechanismen und erhöht damit die geistige und körperliche Leistungsbereitschaft – allerdings nur bis zu einem gewissen Punkt. Dieser Punkt ist für jedes Individuum variabel und wird, außer durch genetische Faktoren, durch persönliche Erfahrung und Verhaltensweisen bestimmt. Übersteigen Intensität und Dauer der Stressexposition die individuellen adaptiven Mechanismen, dann wird aus leistungssteigerndem Eustress, (psycho)-pathogener Disstress, der die Homöostase bzw. das körperlich-seelische Gleichgewicht gefährdet.

Hunde können die meisten Situationen, insbesondere bei sozialer Unterstützung durch einen vertrauten Menschen an seiner Seite, der entspannt bleibt und Sicherheit verleiht, bewältigen. Nach entsprechender Erholungsphase, befindet sich das Tier wieder im Ausgangszustand.

Interessanterweise interessieren sich häufig Menschen mit einem ausgeprägten Helfersyndrom dafür, ihren Hund in tiergestützter Therapie einzusetzen. Dies kann dazu führen, dass innerhalb des therapeutischen Dreiecks Therapeut – Hund – Klient ein Ungleichgewicht entsteht. Dadurch dass diese Menschen ihr Selbstwertgefühl vor allem daraus beziehen, anderen zu helfen, überschätzen sie die Fähigkeiten und Fertigkeiten ihres Hundes. Oft werden dann Hunde eingesetzt, die keinerlei Spaß an Kontakt mit Menschen haben. Zudem übersehen diese Menschen die körperlichen und emotionalen Grenzen des Hundes, nur um helfen zu können.

Der letzte Aspekt stellt die Frage nach den natürlichen Verhaltensweisen eines Hundes. Zunächst sollte beantwortet werden, welche Verhaltensweisen besitzt mein Hund, welche gehören zu seinem normalen naturgegebenen Verhaltensrepertoire (→ Online Material „Hedonisches Budget“). Die Begegnung mit einem andersartigen Geschöpf fordert eine hohe Achtsamkeit im „fremdsprachigen“ Dialog. Soll sich eine nachhaltig wirksame Beziehung entwickeln, sollten wir uns auf den Hund und seine natürlichen Bedürfnisse wirklich einlassen.

8.3 Spezifische tierethische Aspekte

In einem therapeutische Setting, welches in der Regel eher künstlich ist, ist es kaum möglich, dass ein Hund sein natürliches Verhalten vollumfänglich zeigen kann.

Tiergestützte Interventionen sind zudem oft so konzipiert, dass Hunde gezwungen sind, gegen ihre eigenen Bedürfnisse zu handeln, ihre Individualdistanz unterschritten wird oder keine Begegnung auf Augenhöhe stattfindet.

Hier sollten wir eine Haltung entwickeln, wie wir die Bedürfnisse des Klienten zum Beispiel nach Nähe, Streicheln, gemeinsamem Tun und die Bedürfnisse des Hundes gewichten.

In diesem Kontext stellen sich Fragen hinsichtlich der Eignung eines Hundes für tiergestützte Interventionen, die später näher erläutert werden (→ Kap. 11). Als Bezugsperson sollten wir uns selbst folgende Fragen stellen:

- Welchen Job genau soll mein Hund tun?
- Wie kann ich die individuellen, natürlichen Bedürfnisse meines Hundes befriedigen?
- Ist es für diesen Hund zumutbar, den Job zu tun?
- Was genau braucht mein Hund, um diesen Job tun zu können?

Diese Art von grundlegenden Fragen lassen uns in die Perspektive des Hundes wechseln und ermöglichen es uns zu beurteilen, ob der Hund sich in seinem Job wohlfühlt.

Uns fällt hin und wieder auf, dass tiergestützte Therapie von Therapeuten dazu genutzt wird, eigene Bedürfnisse (vor allem nach Bestätigung) zu befriedigen. Der Hund muss dann auf jeden Fingerzeig reagieren, Gehorsamkeitsübungen vormachen und Tricks vorführen. Es geht darum zu zeigen, was für tolle Dinge der Therapeut seinem Hund beigebracht hat. Letztlich geht es darum, Anerkennung über den Hund zu erhalten. Das widerspricht unserer tierethischen Haltung.

Das Nachdenken über ethische Leitlinien ergibt meist mehr Fragen als Antworten. Da Antworten immer nur individuell sein können, möchten wir Sie einladen, einige weitere Aspekte unserer ethischen Haltung kennenzulernen.

8.4 Die Verantwortung des Menschen

Wir tragen eine große Verantwortung, sowohl für das menschliche als auch für das hündische Wohlbefinden. Und auch wenn der Wunsch groß ist, zu helfen, darf dies nicht auf Kosten des Tieres geschehen. Vielmehr sollten wir fähig werden, unseren Hund und seine Bedürfnisse wirklich zu sehen und zu verstehen.

In der tiergestützten Therapie ist es aus unserer Sicht besonders wichtig, die Rolle des Hundes als Individuum hervorzuheben, mit seinen eigenen Bedürfnissen und Rechten. Für uns wird dies schon in den Worten deutlich, die wir im Kontakt mit unserem Hund verwenden. Häufig wird von Kommando, Gehorsamkeit und Unterordnung oder auch von „Erdulden", „Ertragen", „scharfem Blick des Hundeführers", „bindungsloser Akzeptanz der Kommandos" auch in der tiergestützten Arbeit gesprochen (Störr, 2011). Bei dieser Wortwahl wird der Hund versachlicht, stark instrumentalisiert und vom Arbeitspartner zum Untergebenen, der zu funktionieren hat, degradiert (Kap. 9.2). Unsere Wortwahl sollte daher sehr genau überlegt sein. Wir bevorzugen Begriffe wie Signal, Mitarbeit und Zusammenarbeit. Dann können wir sagen, wir nutzen die Beziehung zwischen Mensch und Hund als Medium, um Menschen zu helfen. Statt den Hund zu benutzen, nutzen wir unsere Beziehung. Der Hund ist unser Arbeitspartner, mit dem wir kooperieren. Dann kann sich daraus ein Geben und Nehmen entwickeln. Und das sollte das Ziel sein.

Dies bedeutet, dass sich alle Beteiligten während der therapeutischen Intervention wohl und sicher fühlen. Und wir gehen noch einen Schritt weiter.

Es ist nicht nur unser Ziel, durch unsere Intervention im Leben des Klienten etwas zu verändern oder zu verbessern, auch wenn dies nur für den Moment ist, sondern auch dem Hund in seinem Tun einen Sinn zu vermitteln.

Damit ist auch gesagt, dass der Hund in der tiergestützten Therapie eine feinfühlige Bezugsperson benötigt, welche ihrem Hund die nötigen und besten Voraussetzungen schafft, um diesen Job optimal tun zu können. Das heißt, der Hund braucht eine Bezugsperson, welche seine „Sprache" versteht und ihm Schutz und Respekt gewährleistet.

Praxistipp

Fehler zulassen

Wenn Sie überzeugt sind, dass weder Therapeuten noch Hunde perfekt sein müssen, dann haben sie den größten Fehler in der tiergestützten Therapie schon vermieden. Freuen Sie sich über jeden Fehler, welcher Ihr Hund macht. Sie werden merken, das sind magische Momente in der tiergestützten Therapie. Es sind die Momente, in denen man mit den Klienten lachen kann, in denen man über die eigenen Schwächen hinwegsehen kann und in denen man erkennt, dass Fehler zu machen zu unserem Leben gehört. Wenn Ihr Hund Fehler machen darf, dann entsteht auch für Ihren Klienten eine Atmosphäre, in der er ohne Angst Neues ausprobieren kann.

Haben Sie nach den Interventionen das Gefühl, jetzt etwas richtig Tolles mit Ihrem Hund machen zu wollen? Ihn dafür belohnen zu wollen, dass er so toll mitgemacht hat? Dann ist in unserem Verständnis vorher etwas falsch gelaufen. Belohnen könnte in diesem Fall auch Entschädigen heißen – in dem Wort entschädigen steckt „Schädigen". Es ist dem Hund also offensichtlich etwas angetan worden und dafür braucht es nun Kompensation. Er hat die Intervention tapfer ertragen, und wir schaffen Ausgleich. Das ist genau das, was wir nicht möchten. Vielmehr sollten wir alles dafür tun, dass es dem Hund innerhalb der Intervention gut geht und er selbst zufrieden mit sich sein kann. Sind die Interventionen so strukturiert, dass auch für den Hund ein roter Faden zu erkennen ist, er seinen Teil dazu beitragen und seine ganz persönlichen Talente und Fertigkeiten einbringen kann, dann wird auch er am Ende zufrieden sein. Das ist zugegebenermaßen schwieriger zu planen und durchzuführen, als alles einfach laufen zu lassen oder dem Hund Gehorsamsübungen abzuverlangen.

Praxistipp

Arbeitsschutz für den Hund

Folgende praktische Kriterien sind für einen respektvollen Einbezug von Hunden in der tiergestützten Therapie wichtig (nach Roloff, 2016):

- Auswahl geeigneter Hunde: Es sollten von der Persönlichkeit und vom Temperament her ausgeglichene, behutsam in Bezug auf Menschen sozialisierte, gesunde und belastbare Hunde ausgewählt werden.
- Feinfühliger Umgang: Für eine gute Arbeit mit Hunden ist Geduld, Einfühlungsvermögen sowie die Fähigkeit, souverän, konsequent und eindeutig zu führen und zu kommunizieren, wichtig.
- Erziehung und Training: Erziehung und Training sollte vor allem soziales Lernen beinhalten. Eine frühzeitige und behutsame Gewöhnung an die tiergestützte Therapie ist erforderlich.
- Optimale Haltungs- und Einsatzbedingungen
- Bewusstsein von Belastungssituationen: Hunde sind in tiergestützter Therapie vielfältigen Belastungen ausgesetzt, wie: unbekannte Umweltreize, verhaltenskreative Klienten, mangelnde Beziehungsstabilität zwischen Hund und Mensch, zu wenig oder nicht eindeutige Anleitung.
- Erkennen von Überlastungszeichen: Die individuellen Verhaltensweisen, die Überforderung erkennen lassen, sollten sicher und rechtzeitig erkannt werden und der Hund aus der Belastungssituation genommen werden.

Arbeitspartner oder Clown

Es schließt sich die Frage an, was tun wir mit dem Hund in den Interventionen? Sehe ich ihn wirklich als Arbeitspartner? Soll er auch für sich Sinnvolles in der Therapie tun? Wenn ich diese Fragen mit ja beantworte, dann kann ich von ihm keine sinnlosen Tricks verlangen, ihn zum Clown machen oder mit ihm Zirkusnummern vorführen. Aus einem Individuum mit Rechten und Bedürfnissen sollte ich keinen Clown machen: Ein Hund winkt zum Abschied nicht mit der Pfote – auch wenn alle das so lustig finden. Dies hat nichts mit hündischer Kommunikation zu tun. Aus Respekt vor dem Hund würden wir ihn keine Rolle vorführen, high five zeigen, tot spielen oder ihn sich im Kreis drehen lassen. Auch wenn Hunde alle diese Dinge lernen können und für „Futterbezahlung" dies auch tun – aus unserer ethischen Haltung heraus erscheint uns dies würdelos.

Passung zwischen Klient und Hund

Für uns ist es wichtig, eine gute Passung zwischen Klient und Hund herzustellen, denn dies ist essentiell für den Erfolg der tiergestützten Intervention. Lebensumstände, Charaktereigenschaften, Gesundheitsstatus und Wissen aus der individuellen Biografie sind Bereiche, aus denen wir Informationen benötigen, um die Interventionen so gut wie möglich zu gestalten. Dabei berücksichtigen wir bei der aktuellen Therapieplanung immer, ob es tatsächlich einen Mehrwert hat, wenn wir unseren Hund einsetzen. Es gibt Klienten, die es lieben, mit Tieren zusammen zu sein und vielleicht sogar aktiv zu werden, aber es gibt eben auch Menschen, die keine Affinität zu Tieren – im speziellen zu Hunden – haben. Wir achten sehr darauf, dass wirklich für alle eine förderliche Situation entsteht, nicht nur für ein oder zwei Individuen aus der Triade.

Leckerlis und Tricks – unsere persönliche Sicht

In diesem Kapitel möchten wir unsere ganz persönliche Sicht, unsere Haltung zu Leckerlis und Tricks zusammengefasst darstellen. Manches an unserer Haltung mag ungewöhnlich sein, manches irritieren und manches unbequem erscheinen. Ist nicht das Unbequeme und Irritierende oft der Ausgangspunkt für eine neue Sicht auf die Dinge und damit eine andere eigene Haltung?

In vielen therapeutischen Interventionen werden Hunde unter anderem als Türöffner, Eisbrecher und Motivator eingesetzt. Es gibt unendlich viele Möglichkeiten, das Tier einzusetzen. Häufig wird der Hund dazu genutzt, den Klienten Selbstwirksamkeit erleben zu lassen. Das heißt, der Klient erfährt, dass der Hund Dinge tut, die der Klient ihm aufträgt. In den meisten Fällen sieht dies so aus: Die Klienten geben „Kommandos", der Hund befolgt diese und wird dafür mit Leckerlis entlohnt. Diese Befehle reichen von „Sitz" und „Platz" über „Pfote geben", „Männchen machen", „winken", „Rolle", „high five" bis zu „peng" oder „tot stellen".

Nimmt man Tierethik ernst, sollte man sich fragen, welche Bedürfnisse des Hundes in einer solchen Intervention befriedigt werden. Wir sollten uns also fragen, ergeben Tricks für ein hochentwickeltes sozial lebendes Säugetier wie den Hund eigentlich einen Sinn. Die Antwort lautet aus unserer Sicht: Nein. Der Sinn wird vielmehr durch Leckerlis ersetzt. Der Hund tut, wie ihm geheißen, und verlangt nach Bezahlung. Kein Leckerli, kein Trick.

Wir sind der Meinung, dass eine konstante, intensive, positive und partnerschaftliche Beziehung weder durch starre Autorität, noch „sanfte" Erziehung mit Leckerlis nachhaltig gestaltet werden kann.

Man kann dies mit dem Begriff „Gleichwürdigkeit" bezeichnen, die Jesper Juul für zwischenmenschliche Beziehungen zwischen Erwachsenen und Kindern geprägt hat (Juul, 2012, 9 f.). Damit meinen wir, dass in einer Beziehung zum Hund, die Instinkte, die Reaktionen, die Gefühle und die innere Realität des Hundes genauso ernst genommen werden, wie die der Menschen. Auf diesem Weg wird der Hund unter der Führung des Menschen zum Mit-Gestalter seiner eigenen Welt.

Wenn wir Hunde ernst nehmen (→ Online Material „Gleichwürdigkeit im Verhältnis zu Tieren") und uns ihr Wohl wichtig ist, sollten wir uns gut überlegen, was genau wir mit ihnen tun. Den Hund mit Leckerlis zu dressieren, ist dem Tier gegenüber nicht wertschätzend. Zudem wird oft missverstanden, was tatsächlich als eine Belohnung empfunden wird. Eine Belohnung empfinden wir nur als solche, wenn etwas „besser als gedacht" ist. Nur dann kommt es auch zur Dopaminausschüttung im Gehirn. Dies heißt jedoch auch, dass das Leckerli, welches für das gleiche Verhalten, zum Beispiel Hinsetzen, mehrfach gegeben wird, keine Belohnung mehr darstellt. Vielleicht kann man es auch als eine Form von Abmachung bezeichnen: Tue ich A, bekomme ich B. Tue ich A und bekomme nichts, bin ich enttäuscht und frustriert. Wenn man auf dieser Basis mit einem Hund arbeitet, ist man meist nur mit seinem Verhalten beschäftigt und dies kann dann schnell dazu führen, dass wir Hunde dressieren, statt sie zu erziehen.

Bevor wir fortfahren, möchten wir sagen, dass an der positiven Verstärkung oder dem Clickertraining nichts falsch ist. Nicht alle Hunde, die so ausgebildet werden, haben eine schlechte Beziehung zu ihren Besitzern oder haben Probleme im tiergestützten Einsatz. Und ebenso lieben manche Klienten Tricks ganz besonders. Uns erscheint es eher eine Frage der persönlichen Haltung zu sein und der Haltung zu Ihrem Hund, die Sie Ihren Klienten vermitteln möchten. Wir denken, es hängt auch davon ab, welche Art der Beziehung zu Ihrem Hund Ihnen vorschwebt. Wenn Sie möchten, dass Ihr Hund in Ihnen den dominanten Rudelführer sieht, dann sollten sie Unterordnungstraining machen. Wenn Sie möchten, dass Ihr Hund in Ihnen einen „Belohnungs-Automaten" sieht, dann sollten Sie Leckerli-Training machen. Und wenn Sie tiergestützte Arbeit als Show sehen, sollten sie Tricks mit ihrem Hund üben.

Nachdem wir viele Hundetrainer und auch Akteure in der tiergestützten Arbeit gesehen haben, die nach diesen Methoden arbeiten, glauben wir jedoch, dass es sich dabei weniger um eine Partnerschaft und eine gelungene

Beziehung zwischen zwei Individuen handelt, sondern mehr um einen (unausgesprochenen) Zwang nach dem Motto: „Ich sage, Du tust."

Wir persönlich möchten von unserem Hund lieber als Partner denn als „Diktator" gesehen werden. Und wir möchten, dass unsere Klienten unsere Hunde als Individuen und Sozialpartner schätzen. Um diese Position einnehmen zu können, sollten sowohl wir, als auch unsere Klienten lernen, die Beziehung zwischen Mensch und Hund nicht nur aus der Perspektive des Menschen zu betrachten, sondern auch aus der Perspektive des Hundes.

Ein weiterer Aspekt, den wir schon angesprochen haben, jedoch hier vertiefen möchten, erscheint uns wichtig: Auch in der tiergestützten Arbeit wird häufig von Kommandos und Befehlen gesprochen. Schon die Idee, in tiergestützter Therapie von Kommandos und Befehlen zu sprechen, ist aus unserer Sicht nicht vertretbar. Dies sind Begriffe aus dem Militär, welche in einem sozialen Umgang keinen Platz haben. Denn sie machen deutlich, dass wir unseren Sozialpartner Hund funktionalisieren. Ist der Hund nur Mittel zum Zweck oder Belustigungsobjekt für Klienten, geht sehr viel von den Möglichkeiten, welche tiergestützte Interventionen bieten, verloren.

Wir können dies auch von der Seite des Klienten betrachten. Der Klient erlebt, dass der Hund tun muss, was ihm gesagt wird. Tut der Hund es, ist er „brav" und wird mit einem Leckerli bezahlt. Tut er es nicht, sind wir enttäuscht. Dann kommt meistens verbaler Druck und kein Leckerli (auch Druck). Was bemerken Klienten durch diese Sequenz – ganz ohne Sprache? Klienten bemerken, dass nur derjenige, der „erwünschte Resultate" liefert, auch gemocht und anerkannt wird. Bleibt die Leistung aus, bleiben auch die Belohnung und Anerkennung aus. Und die Klienten lernen auch: Wenn ich nicht funktioniere, dann erfolgt Druck. Aus pädagogischer Sicht erreichen wir so genau das Gegenteil unseres eigentlich sinnvollen Ziels. Wäre also für die Klienten nicht etwas anderes viel wertvoller? Wäre es nicht von großem Nutzen zu erleben, wie ein Mensch-Hund-Team interagieren kann, losgelöst von Kommandos und Belohnungen? Wäre es nicht positiv, wenn Klienten erleben dürfen, wie durch Kommunikation Wertschätzung ausgedrückt wird?

Wir sind uns sicher, dass ein Klient, der, angeleitet vom Therapeuten, mit dem Hund etwas erarbeiten darf, was beiden, Klient und Hund, Freude bereitet, etwas völlig anderes erlebt. Die Klienten erleben, wie wertschätzend und rücksichtsvoll die Bezugsperson mit dem Hund umgeht. Und: Dieses Erleben wird übertragen. Das Vertrauen zum Therapeuten/Pädagogen wächst. Oder die Kinder erleben, dass der Hund auch dann wertschätzend behandelt wird, wenn er mal nicht tut, was er soll oder dass sogar auf „Vorschläge", welche der Hund macht, eingegangen wird. Daraus erwächst Selbstwirksamkeit.

Ein weiterer Aspekt ist, Klienten Respekt und Wertschätzung für Tiere zu vermitteln. Wenn einem Klienten vermittelt wird, dass man Hunde (und andere Tiere) dressiert, indem man ihnen für Tricks Leckerlis gibt, dass man „tun kann, was man will", verbaut man ihnen einen „normalen" Zugang zu Tieren. Klienten können lernen, was Hunde gerne tun, was ihre Talente sind, sie können erfahren, „wie gut Hunde tun". Vorausgesetzt man lässt sich wirklich auf das Tier ein.

In unserer Gesellschaft wird viel mit Belohnung und Bestrafung gearbeitet, ebenso wie im Zirkus dressiert wird. Das kennen Kinder schon aus dem Kindergarten – und wenn wir auch so arbeiten, haben wir die Chance, im tiergestützten Bereich neue Wege zu gehen, schon verloren.

Im Umgang mit sozial lebenden Säugetieren sollten wir uns vielmehr mit Themen wie sozialem Lernen beschäftigen und diese umsetzen, statt mit Verstärkerplänen den Lerntheorien nachzuhängen. Nehmen wir ernst, nach wissenschaftlichen Erkenntnissen zu arbeiten, kommen wir an den Ergebnissen der Neurobiologie nicht mehr vorbei.

Was stattdessen?

Wenn wir das, was unsere Hunde tun oder was wir mit unseren Hunden tun, aus einer klein wenig anderen Perspektive sehen, können wir auch Wege finden, sie zu erziehen, ohne pausenlos Dominanz ausüben zu müssen oder sie mit Leckerlis zu einem bestimmten Verhalten zu verführen. Das öffnet die Türe dazu, in uns den Menschen (Leader) zu sehen als jemand, der die meiste Zeit zuverlässig für den Hund die richtigen Entscheidungen trifft. Wenn uns das bei unseren Hunden die meiste Zeit gelingt, verzeihen sie uns den Rest. Es ist also wichtig, dass es uns gelingt, dem Hund Informationen so zu vermitteln, dass sie für den Hund sinnvoll sind und sogar Gutes versprechen. So wird es in den meisten Fällen viel leichter sein, dem Hund auch schwierige Dinge beizubringen. Und sehr oft sind es die einfachen, kleinen Dinge, welche die Basis für die großen sind, die wir gerne erreichen würden. Weil wir aber an den kleinen Veränderungen vorbeischauen, merken wir nicht einmal, dass sie da sind. Die Folge ist, dass unsere Hunde oft von uns frustriert sind, wir von unseren Hunden frustriert sind und das gegenseitige Vertrauen Schaden nimmt.

Uns scheint, wir verbeißen uns manchmal derartig darin, auf welche Weise wir unseren Hunden etwas beibringen oder mit welchen „Trainingstechniken" sie irgendwelche Tricks erlernen sollen, dass wir darüber das Wichtigste aus den Augen verlieren – den Hund.

Alternativ brauchen wir einen beziehungsorientierten Umgang mit unserem Hund. Das Konzept des Leaderships ist gut auf die Mensch-Hund-

Beziehung übertragbar. Merkmale von Leadership oder einfach „Führung" sind, dass wir einfühlsam (empathisch), authentisch und glaubwürdig sind. Wir sollten Begeisterungsfähigkeit ausstrahlen, situativ reagieren und souverän agieren. In der Wirtschaft steht das Thema „Leadership" seit Langem hoch im Kurs. Dass Kommunikation einen Einfluss auf die Leistungsfähigkeit einer Organisation hat, gilt inzwischen als bewiesen, und somit ist das Interesse am Thema verständlich. Wenn wir akzeptieren, dass auch ein Familienclan oder -rudel eine Organisation ist, die eine gewisse Leistungsfähigkeit aufweisen sollte, dann stellt sich die Frage, warum das Thema in der Hundeerziehung wenig ernsthaft diskutiert wird. Bei „Leadership" handelt es sich um keine absolute Eigenschaft oder eindeutige Rolle. Nur in seltenen Fällen wird es den „geborenen Leader" geben. „Leadership" drückt sich vielmehr in einer Beziehung zwischen „Leader" und „Follower" aus, d. h. es zeigt sich in dem, „der führt", und dem „der geführt wird". Sie ist weder starr und einseitig, sondern bedeutet ständige Interaktion und Kommunikation. Führung bekommt man nur, wenn man sich entsprechend verhält, nehmen kann man sie sich nicht.

Wenn man seinem Hund gegenüber seine Führungsrolle entwickeln möchte, dann ist es wichtig, dass die Dinge, welche man mit seinem Hund tut, für ihn „Sinn" ergeben. Hunde möchten genau wie Menschen gerne wissen, warum sie etwas tun sollen und wozu das dient. Dies bedeutet, wir sollten einen Weg finden, das, was wir vom Hund wollen, so wichtig zu machen, dass er es mit uns zusammen machen möchte.

Nehmen wir folgendes Beispiel: Das Spiel „Ich packe meinen Koffer" in einer Gruppe älterer Menschen, die sich an Namen von Gegenständen erin-

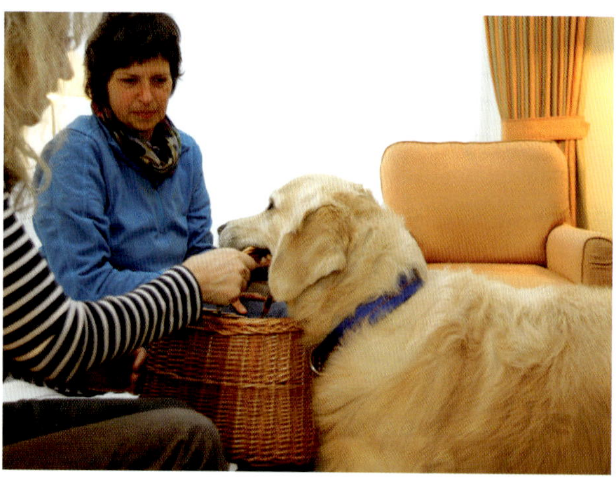

Abb. 13: Das macht Sinn – Nikan hat alles dabei, der Korb sollte gut für den Hund tragbar sein.

nern sollen, die sie tagtäglich brauchen. Der Hund nun hat gelernt, diese Gegenstände nach Namen zu sortieren (Bürste, Löffel, Telefon, Handtuch …).

Bei dem Beibringen dieser Fähigkeit ist es empfehlenswert, den Hund Dinge holen zu lassen, die für den täglichen Ablauf wichtig sind. Der Hund lernt zum Beispiel als erstes, alle Utensilien zusammenzutragen, die für einen gemeinsamen Ausflug notwendig sind, wie Halsband, Leine, Schlüssel, Schuhe. Wenn wir alles beieinander haben, dann geht der Ausflug los. Eine für den Hund einsichtige Geschichte. Dafür braucht man aus unserer Sicht keine extrinsische Belohnung in Form von Leckerli.

Zurück zum Beispiel „Ich packe meinen Koffer“: Die erste Person bekommt einen Korb auf den Schoß und soll einen Gegenstand benennen, den der Hund dann aussucht und in dem Korb ablegt. Der Korb wird weitergegeben, bis alle Gegenstände drin sind. Der Hund kann beobachten, was mit den Gegenständen passiert und ist Teil der sozialen Gruppe, die gemeinsam etwas tut. Ist dies geschafft, darf der Hund den Korb bei der letzten Person abholen und später zum Auto tragen. Aus Hundesicht effektiv, da alle Gegenstände gleichzeitig transportiert werden können.

Schön ist es, wenn der Hund bei der Aufgabe „Fehler“ macht, also statt der Bürste den Löffel bringt. Wenn das dann eine der Teilnehmerinnen bemerkt und kommentiert, ist das Ziel effektiver erreicht. Die Personen sind offensichtlich voll dabei und kommen darüber auch miteinander ins Gespräch. Das geht aber nur, wenn der Hund „Teil der Geschichte“ ist und nicht nur ein Instrument.

Aus unserer Sicht wäre es ungünstig, die Gegenstände wieder auszulegen und dasselbe Spiel nochmal zu spielen. Sowohl die Menschen als auch der Hund würden sich fragen, wozu das sinnvoll sein soll und ob das erste Mal nicht gut genug war. Wiederholungen machen nicht immer Sinn! Es geht nicht nur um Beschäftigung, sondern auch um Sinn für Klient und (!) Hund. So würde ein Schäfer die gerade vom Hütehund eingepferchten Schafe auch nicht nochmal rauslasen, nur damit der Hund sie nochmals einpferchen kann.

Für uns sind vor allem drei Faktoren in der tiergestützten Arbeit mit Hunden wichtig: Der erste Faktor ist, dass wir bereit sind, uns für unsere Hunde einzusetzen wenn es nötig ist. Wenn ein Klient etwas „grob“ mit dem Hund umgeht, schreiten wir sofort ein. Das macht den Klienten manchmal nicht glücklich, aber der Hund weiß das zu schätzen. Der zweite Faktor ist, dass wir den Hunden ein Mitspracherecht einräumen und versuchen, ihnen zuzuhören. Es kam in unseren Ausbildungen und Supervisionen einige Male vor, dass Hunde ihren Besitzern zu verstehen gaben, dass sie nicht gerne gestreichelt werden wollten, weil sie die sehr enge Nähe zu Menschen zu sehr belastete. Wir akzeptierten dies und nahmen dadurch viel Stress von

Mensch und Hund. Hunde dürfen – so meinen wir – auch in vielen anderen Situationen ihre „Meinung" äußern. Der dritte Faktor in unseren Augen, der dazu beiträgt, eine offene angenehme Atmosphäre zwischen Hund und Klienten zu schaffen, ist, dass wir unseren Hunden klarmachen, dass es Grenzen gibt. Wir sind zwar im Zweifelsfall bereit, zu ihren Gunsten zu entscheiden, zuzuhören, was sie zu sagen haben und sie mit gebührenden Respekt zu behandeln, aber wir erwarten auch das Gleiche von Ihnen. Wir sollten ihnen klarmachen, wie sie sich zu benehmen haben. Sicherheit hat immer noch Vorrang und die Sicherheit wird am besten gewährleistet, wenn Hunde einige Grundregeln verinnerlicht haben.

Eine gute Zusammenfassung bietet die *Grundrechte Charta für Therapiebegleithunde* nach Ann Howie (2015):

Grundrechte Charta für Therapiebegleithunde

1. Hole meine Einwilligung zu meiner Mitarbeit bei Deiner therapeutischen Arbeit ein.
2. Zeige mir auf eine fürsorgliche und hundegerechte Art und Weise meine Aufgaben und wie ich mitarbeiten soll.
3. Versuche, meine Sicht der Welt (insbesondere meine Sicht Deiner Arbeitswelt) zu verstehen
4. Hilf mir, dass ich mich gut an unser Arbeitsumfeld anpassen kann.
5. Stelle klare Regeln auf, wie die Klienten, die Angestellten und die Besucher mit mir umgehen sollen.
6. Achte auf mich, wie Du auf Deine Klienten achtest.
7. Beachte meine körpersprachlichen Signale.
8. Ergreife alle notwendigen Maßnahmen, um meine Stressbelastung so gering wie möglich zu halten.
9. Unterstütze mich, während ich mit den Klienten arbeite.
10. Schütze mich vor Überforderung und Überlastung.
11. Ermögliche mir, mich nach der Arbeit zu erholen.
12. Sorge für ein angenehmes Leben mit gesunder Ernährung, medizinischer Versorgung, körperlicher Fitness und geistigen Anregungen sowie sozialen Kontakten mit Artgenossen
13. Respektiere, wenn es für mich an der Zeit ist, mich aus dem aktiven Arbeitsleben zurückzuziehen.

Weiterführende Literatur

Grimm, H. & Otterstedt, C. (2012). Das Tier an sich: disziplinenübergreifende Perspektiven für neue Wege im wissenschaftsbasierten Tierschutz. Göttingen: Vandenhoeck & Ruprecht.

Otterstedt, C. & Rosenberger, M. (Eds.). (2012). Gefährten – Konkurrenten – Verwandte: Die Mensch-Tier-Beziehung im wissenschaftlichen Diskurs. Göttingen: Vandenhoeck & Ruprecht.

Peralta J., Fine A. (2021) (Eds.) The Welfare of Animals in Animal Assisted Interventions. Heidelberg: Springer Veterinary Medicine.

R. Wohlfarth & A. Beetz (2021). Ethik und tiergestützte Interventionen. In. A. Beetz, M. Riedel, R. Wohlfarth (Hrsg.). Tiergestützte Interventionen: Handbuch für die Aus- und Weiterbildung (S. 74–84). München: Ernst Reinhardt Verlag.

Winkle, M., Johnson, A., & Mills, D. (2020). Dog welfare, well-being and behavior: considerations for selection, evaluation and suitability for animal-assisted therapy. Basel: Animals, 10(11), 2188.

Online-Material

Gleichwürdigkeit im Verhältnis zu Tieren
Supportive Leadership
Hedonisches Budget

9 Grundvoraussetzungen für das Mensch-Hund-Team

Die Anforderung an die Qualifikation des Menschen bezieht sich zu einem wesentlichen Teil auf spezifische medizinische oder therapeutische Fachkenntnisse, welche durch eine entsprechende Berufsausbildung erworben wurden. Zum anderen bezieht sie sich auf die Fähigkeit, die Signale des Hundes zu verstehen und adäquat darauf zu reagieren.

Die Qualifikation des Hundes bezieht sich vor allem auf den Grad seiner sozialen Beeinflussbarkeit und seiner Bereitschaft, sich auf gemeinsame Aktivitäten mit dem Klienten einzulassen.

Hundegestützte Therapie ist für uns immer eine Teamleistung. Dass hier die Grundvoraussetzungen beim Mensch und Tier getrennt behandelt werden, hat ausschließlich didaktische Gründe.

9.1 Grundvoraussetzungen beim Menschen

Wer tiergestützte Angebote in seinem Berufsfeld als Ergotherapeut, Logopäde, Physiotherapeut oder Psychotherapeut machen möchte, sollte einige Voraussetzungen erfüllen, die vielleicht über das „normale" professionelle Selbstverständnis hinausgehen.

Da dieses Buch für Menschen in therapeutischen und medizinischen Berufsfeldern geschrieben ist, gehen wir zunächst davon aus, dass einige formelle Voraussetzungen schon gegeben sind: ein positives Menschenbild, Kommunikationsfreude, Sozialkompetenz, Freude mit und an Menschen, Interesse sich für Menschen zu engagieren, physische und psychische Stabilität und Belastbarkeit.

Im Folgenden werden wir daher nur noch auf einige wenige Grundvoraussetzungen eingehen, die uns im Beziehungsdreieck Therapeut–Hund–Klient wichtig erscheinen.

Jeder mit Hund arbeitende Therapeut sollte versuchen zu verstehen, wie es ist, ein Hund zu sein. Diese Fähigkeit, sich vorstellen zu können, wie es im Inneren des Anderen aussieht, d. h. seine Gefühle und Intentionen nachvollziehen zu können, wird als Empathie bezeichnet. Dies bedeutet, dass der Mensch innere Modelle vom Verhalten seines Hundes haben sollte, um mit ihm denken und fühlen zu können. Hierzu sollten wir lernen, miteinander in Beziehung zu treten. Der Motor hierzu ist die Kommunikation.

In der tiergestützten Therapie geht es also darum, sich nicht nur in die Welt des Klienten einzufühlen, sondern auch in die des Hundes. Während man in einer üblichen Therapiesituation seine Aufmerksamkeit fast vollständig auf den Klienten konzentrieren kann, ist es in der tiergestützten Arbeit notwendig, Klient und Hund zu beobachten und sich in beide einzufühlen.

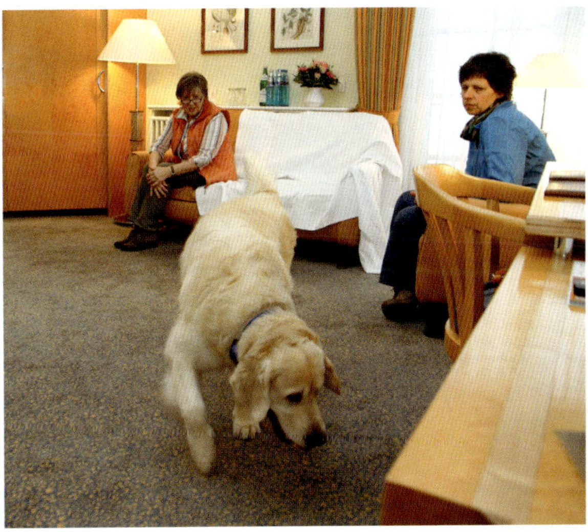

Abb. 14: Hund und Klient sind gemeinsam aktiv. Die Therapeutin beobachtet nur. Dazu sitzt sie etwas im Hintergrund, kann aber jederzeit eingreifen.

Einen Hund auf seine Arbeit in tiergestützter Therapie vorzubereiten, bedarf viel Geduld und Ausdauer. Auch darf man sich von Rückschlägen nicht frustrieren lassen. Wir erleben in unseren Ausbildungen oft, dass Teilnehmer sich und auch ihren Hund so unter Druck setzen, dass einer oder auch beide blockiert sind und kein Lernen oder Miteinanderarbeiten mehr möglich ist. In tiergestützten Interventionen arbeiten wir mit einem Lebewesen, welches

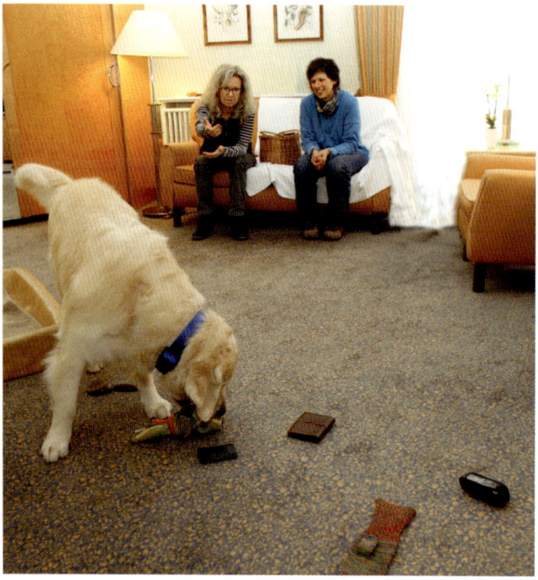

Abb. 15: Nikan sollte das Telefon bringen – das Küchentuch erschien ihm aber attraktiver. Hier kann über den Fehler gelacht werden, außerdem merkt die Klientin den Fehler und artikuliert ihn.

wie wir selbst gute und schlechte Tage, mal viel, mal wenig Motivation hat. Perfektionismus, eine „Knopfdruckmentalität" oder die Einstellung „es muss funktionieren" haben hier keinen Platz. Vielmehr lebt die tiergestützte Therapie von der Spontaneität und von der Begegnung zwischen drei Lebewesen, dem Klienten, dem Hund und dem Therapeuten. Daher ist es verständlich, dass nicht alles reibungslos verlaufen kann. Vielmehr ist es so, dass Begegnungen, in denen nicht ein vorgefertigtes Programm abgespult wird und in denen der Hund Fehler machen darf und dadurch in seiner Persönlichkeit erlebbar wird, gerade die Begegnungen sind, in denen wir die größten Veränderungen bei den Klienten erlebt haben.

Wichtig erscheint uns auch, dass tiergestützt arbeitende Therapeuten bereit sind, sich immer wieder kritisch und reflektierend mit der eigenen tiergestützten Arbeit auseinanderzusetzen. Dies ist dann besonders gut möglich, wenn man neue praktische Erfahrungen macht und neue theoretische Erkenntnisse erwirbt, um so die eigene Arbeit weiterzuentwickeln.

Daraus ergeben sich zusammenfassend folgende Grundvoraussetzungen:

- eine ethische Grundhaltung mit Empathie, Wertschätzung und Offenheit im Umgang mit Mensch und Hund,
- eine stabile, belastungsfähige und ausgeglichene Persönlichkeit mit ausgeprägter Empathie für therapeutische Aufgabenstellungen und darin beteiligte Personen und Hunde,

- eine hohe Affinität zur Arbeit mit Mensch und Hund,
- Bereitschaft, Neues zu lernen,
- Bereitschaft zur (Selbst-) Reflexion und (Selbst-) Veränderungen.

Einen Aspekt möchten wir noch beleuchten, der in unseren Supervisionen immer wieder zur Sprache kommt: Ist es für Sie vertretbar, Ihren Hund mit anderen zu teilen? Ertragen Sie es anzusehen, wie Ihr Hund tiefenentspannt mit jemand anderem kuschelt? Oder können Sie mitansehen, wie Ihr Hund mit einem Klienten eine Aktivität besonders genießt? Tiergestützte Arbeit bedeutet, mit einer anderen Person zumindest zeitweise die Aufmerksamkeit, die Hinwendung und die Zuneigung Ihres Hundes zu teilen. Wir haben es schon öfter erlebt, dass Therapeuten dies nicht ertragen, sich dann einmischen und solche „goldenen Momente" zunichte machen. Überlegen Sie sich also bevor Sie mit hundegestützter Therapie beginnen, wie exklusiv die Beziehung zu Ihrem Hund sein soll und wie gut Sie es aushalten können, dass er – zumindest teilweise – auch mit anderen Personen eine (sekundäre soziale) Beziehung eingeht.

9.2 Grundvoraussetzungen beim Hund

Die allgemeinen Voraussetzungen beim Hund hängen wesentlich vom Kontext ab, in dem er eingesetzt wird. Hier einige beispielhafte Fragen:

- Soll er nur Teil des therapeutischen Settings sein, ohne in größeren Kontakt mit den Klienten zu treten?
- Soll ein einfacher Kontakt wie Streicheln möglich sein?
- Soll der Hund eine aktive Rolle im therapeutischen Prozess übernehmen?
- Wird der Hund immer in den gleichen Räumlichkeiten eingesetzt, oder wechseln die Einsatzstellen?
- Mit welchem Klientel soll der Hund zukünftig arbeiten?
  - Sind es Kinder, Jugendliche?
  - Sind es ältere Menschen?
  - Sind die Kinder normal entwickelt oder verhaltenskreativ?
- Sind die Klienten psychisch krank?
- Soll der Hund bestimmte Fähigkeiten besitzen (z. B. Apportieren, Selektieren, Parcourarbeit usw.)?

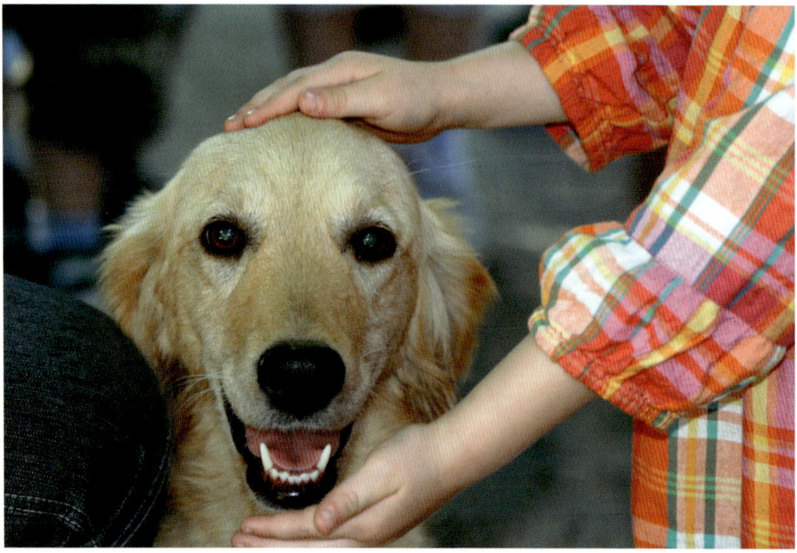

Abb. 16: Luna wird intensiv gestreichelt. Am Kopf mögen dies viele Hunde nicht gern. Zwei Hände werden oft als einschränkend erlebt. Dafür steht Marie seitlich und nicht frontal – das ist gut.

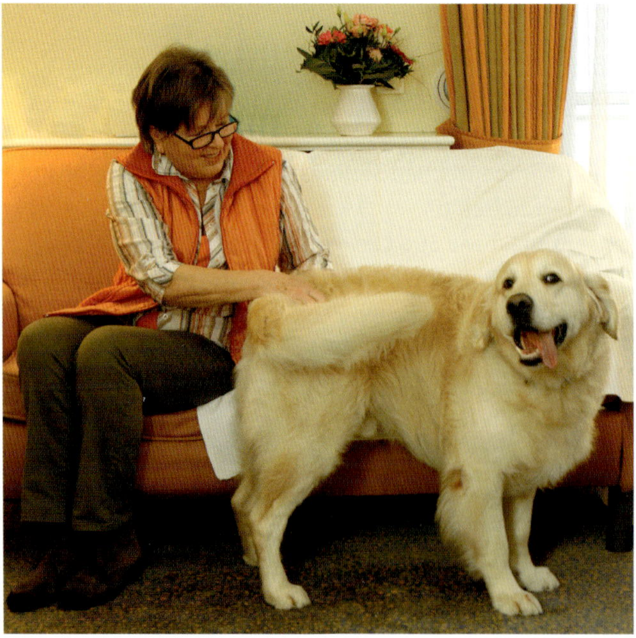

Abb. 17: Streicheln am Rücken ist angenehmer.

Von der Beantwortung dieser Fragen hängen auch die Voraussetzungen ab, welche ein Hund mitbringen sollte und welche Ausbildung für den Hund notwendig ist.

Auch wenn manche Züchter es einem glauben machen möchten: Kein Hund wird als Therapiebegleithund geboren und nicht in jedem Hund steckt ein kleiner „Therapeut", der schnell lernt, wie er „seinem" Menschen in dieser oder jener Situation die „Therapie" etwas schöner machen kann.

Wenn der Hund den Menschen in seiner therapeutischen Arbeit mit dem Klienten unterstützt, kann erwartet werden, dass der Hund und der Therapeut (bzw. die Bezugsperson) einander verstehen, miteinander interagieren und beide souverän mit Krankheit, Behinderung und nichtkonformem Verhalten umgehen können. Und Souveränität ergibt sich zu allererst aus der Qualität der Beziehung zwischen Therapeut als Hundehalter und Hund.

Die Fähigkeit und Bereitschaft unserer Hunde, eine partnerschaftliche Beziehung zu einem Menschen aufzubauen, reichen für ein Zusammenleben in der Familie aus. An das Verhalten eines Therapiebegleithundes sind jedoch höhere Anforderungen zu stellen. Aus unserer Erfahrung zeigt sich, dass wenige unserer Familienhunde wirklich für den Einbezug in der tiergestützten Therapie geeignet sind. Nach vielen Gesprächen mit Kollegen und Kolleginnen aus unterschiedlichen europäischen Ländern gehen wir davon aus, dass nur circa 20 % aller Hunde, welche für eine Ausbildung zum Therapiebegleithunde-Team vorgestellt werden, tatsächlich das Potential haben, ausgebildet zu werden. Hier spielen unterschiedliche Faktoren eine Rolle: genetische und epigenetische Faktoren, die individuelle Persönlichkeit, frühe Erfahrungen in Welpen- und Junghundphase und der persönliche Umgang mit dem Hund. Den Begriff Umgang haben wir hier bewusst gewählt, denn für die tiergestützte Arbeit ist nicht nur wichtig, dass mit dem Hund früh für den Einbezug geübt wird, sondern auch, dass er eine spezifische Erziehung erhält. Darüber hinaus gibt es jedoch einen weiteren wichtigen Aspekt, der über die Erziehung hinausgeht und für uns eine Grundvoraussetzung für eine gelingende Arbeit mit einem Therapiebegleithund darstellt: Die Beziehung zwischen Bezugsperson und Hund. Wir sind überzeugt, dass diese Beziehung von Respekt, Vertrauen, Verantwortung und einer sicheren Bindung vom Hund an seine Bezugsperson getragen sein sollte.

Um die Grundvoraussetzungen für Ihren Hund näher zu analysieren, können Sie sich zunächst folgende Fragen stellen:

- Ist mein Hund aufmerksam interessiert, wenn sich ein Mensch nähert?
- Kommt mein Hund neugierig auf den Menschen zu? Oder zeigt er Signale von Angst (Zurückweichen oder Freezing) oder Aggression?

- Verhält mein Hund sich gegenüber dem Menschen arttypisch oder sind Fehlprägungen (z. B. Distanzlosigkeit) zu erkennen?
- Ist mein Hund im direkten Kontakt entspannt, bleibt dem Menschen zugewandt und nimmt an der Begegnung aktiv teil?
- Gibt es zwischen mir und meinem Hund eine klare und eindeutige Kommunikation (lautlich, verbal, nonverbal)?

Nach unserer Erfahrung ist eine wesentliche Basisvoraussetzung beim Hund, dass er sozialen Kontakt auch mit ihm unbekannten Menschen mag, mit diesen gerne spielt und sich auch beim Streicheln durch fremde Menschen wohlfühlt. Das heißt, er erträgt die Streicheleinheiten nicht nur, sondern zeigt zum Beispiel durch Anlehnen, Rute wedeln oder Kopf auf dem Schoß ablegen, dass er es genießt. Hier beginnt Kommunikation: Der streichelnde Mensch bekommt die Rückmeldung, dass der Hund sich bei ihm wohlfühlt. In unseren Ausbildungen sehen wir oft Hunde, die den Kontakt zu Fremden nicht mögen, obwohl ihre Besitzer versichern, dass sie Spaß am Kontakt mit Menschen haben. Die Hunde schnüffeln bei Begegnungen mit Fremden dann meist intensiv am Boden und „interessieren" sich für alle möglichen Dinge, jedoch nicht für die fremde Person.

Wir sehen auch Hunde, welche eine so enge Beziehung zu ihrer Bezugsperson aufgebaut haben, dass sie nicht offen für die Begegnung mit anderen Menschen sind.

Werden solche Hunde bei tiergestützten Angeboten eingesetzt, kann dies im Extremfall dazu führen, dass sich der Klient abgelehnt fühlt.

Je nach Arbeitsfeld können sich erhöhte Anforderungen an den Hund als Co-Therapeuten bezüglich seiner „Nervenstärke" gegenüber den Besonderheiten im Verhalten zu Klienten oder Patienten ergeben. Kinder, ältere Menschen, Menschen mit geistigen oder körperlichen Einschränkungen sind in ihren körperlichen Bewegungsabläufen häufig für den Hund nicht berechenbar. Plötzliche Bewegungen, langsame oder für den Hund bedrohlich wirkende Bewegungsmuster können genauso auftreten wie zuckende oder zitternde Körperbewegungen, die im normalen Alltagsleben nicht oder nur selten vorkommen. Ebenso muss unter Umständen mit einem etwas gröberen Anfassen des Hundes oder Umarmungen gerechnet werden, auch wenn versucht werden sollte, dies durch präventive Maßnahmen zu verhindern. Zusätzliche Belastungen für den Hund in den ohnehin schon anstrengenden Situationen können durch akustische Reize wie weinen, rufen, schimpfen, schreien, quietschen auftreten.

Der Therapiebegleithund sollte zudem flexibel in unterschiedlichen Situationen reagieren können und eine hohe Kooperationsbereitschaft auf-

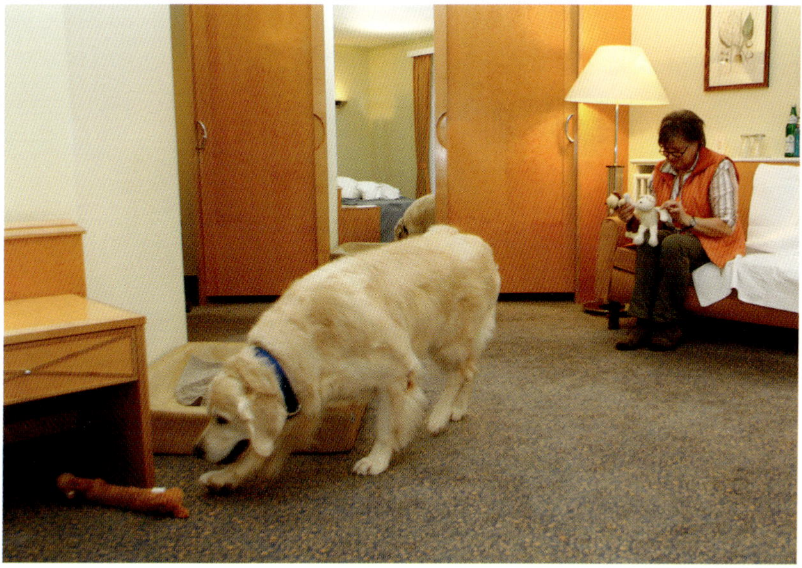

Abb. 18: Sowohl das Spiel als auch der Ort sind für Nikan bekannt, dadurch hat er „den Kopf frei", um sich auf das Spiel mit der Klientin einzulassen. Die Bezugsperson hält sich hier im Hintergrund.

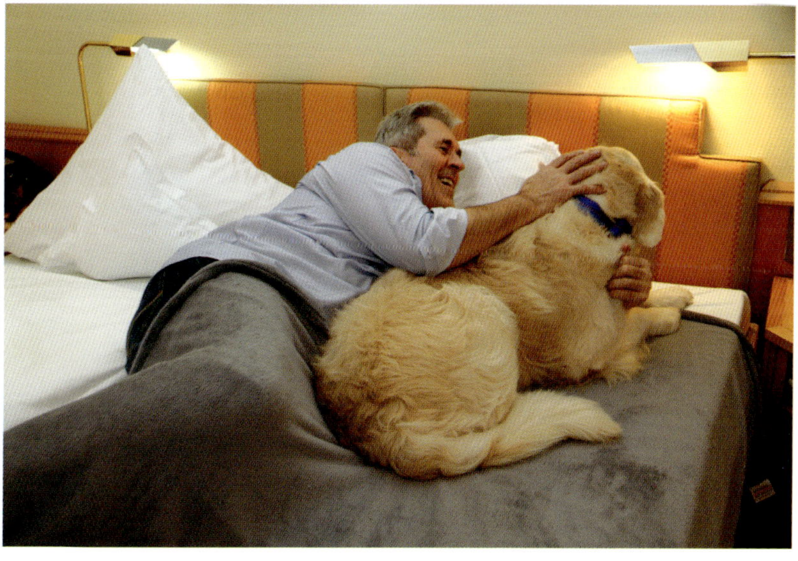

Abb. 19: Ein Hund kann auch mal auf das Bett, aber immer mit einem extra Tuch als Unterlage (Hygiene).

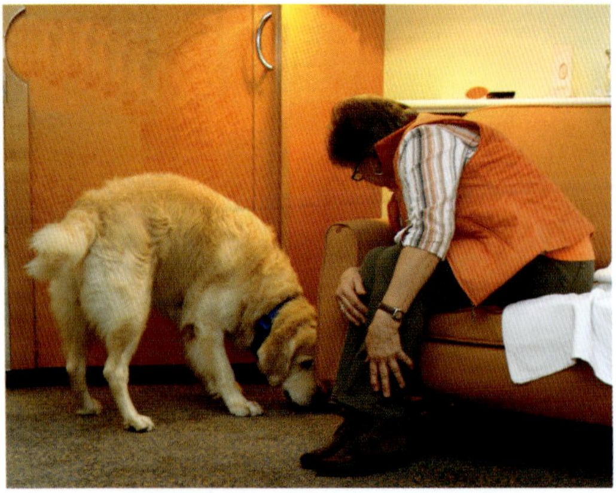

Abb. 20: Nikan ist gerne bereit, die versteckten Spielsachen zu suchen.

weisen. Er sollte zudem schnell zwischen Aktivität und Passivität wechseln können. Schön wäre es, wenn er neugierig und lernbereit ist, um sich schnell an neue Arbeitssituationen und die dort nötigen Erfordernisse zu gewöhnen. Zu den Grundvoraussetzungen gehört auch ein einwandfreier Gesundheitsstatus. Denn viele Hunde reagieren ungehalten, wenn sie sich nicht gut fühlen oder Schmerzen haben.

Betrachten wir das grundlegende Verhaltensmuster eines für die tiergestützte Therapie geeigneten Hundes, unabhängig von anatomischen Gegebenheiten oder gar rassespezifischer Zuordnungen, dann sind folgende Voraussetzungen und Eigenschaften wesentlich:

- ausgeglichenes Wesen
- mittlere bis hohe Reizschwelle
- nervenstark gegenüber Umwelteinflüssen
- nahezu aggressionsfrei
- kein ausgeprägtes Abwehrverhalten, Rückzug bei zu stressigen Situationen
- nicht zu temperamentvoll
- offen für Kontakte mit Menschen
- kooperativ (sehr gut beeinflussbar)
- frustrationstolerant
- Akzeptanz fremder Hunde
- Akzeptanz anderer Tierarten

Funktionalisierung von Hunden

Sehr häufig werden Hunde, welche in die Therapie eingbezogen werden, auf Kosten des Hundes funktionalisiert. Dies bedeutet, der Hund arbeitet nur mit, weil es sein Mensch so möchte. Er selbst hat jedoch nur wenig Spaß daran. Für uns ist es wichtig, eine Win-Win-Situation für alle Beteiligten zu schaffen. Der Hund, der eine therapeutische Situation nur aushält und notgedrungen erduldet, ist aus unserer Sicht nicht für eine solche Arbeit geeignet. Meist hat ein solcher Hund nicht das nötige Nervenkostüm und das Vertrauen zu Menschen, um den Belastungen, denen er ausgesetzt wird, standzuhalten. Wir haben beobachtet, dass viele Hunde in solchen Situationen ganz ruhig werden und auf einen ersten flüchtigen Blick möglicherweise entspannt wirken. Die Besitzer sind dann ganz glücklich, da sich ihr Hund von allen Menschen streicheln lässt. Beobachtet man das Verhalten genauer, erkennt man, dass der Hund wie eingefroren ist. Ein typisches Zeichen für massiven Stress. Beobachtet man diese Hunde dann nach den „Einsätzen", bemerkt man kompensatorisches Verhalten. Und dies kann je nach Hund ganz unterschiedlich aussehen. Der eine Hund rast wie besessen über die Wiese oder buddelt tiefe Löcher, der andere schläft nach einem Einsatz komatös. Manche belecken intensiv ihre Pfoten oder den Genitalbereich, wieder andere trinken oder fressen übermäßig oder auch gar nichts mehr. Bei genauer Betrachtung zeigt sich, dass dieses Verhalten der Versuch ist, die Überforderung zu kompensieren.

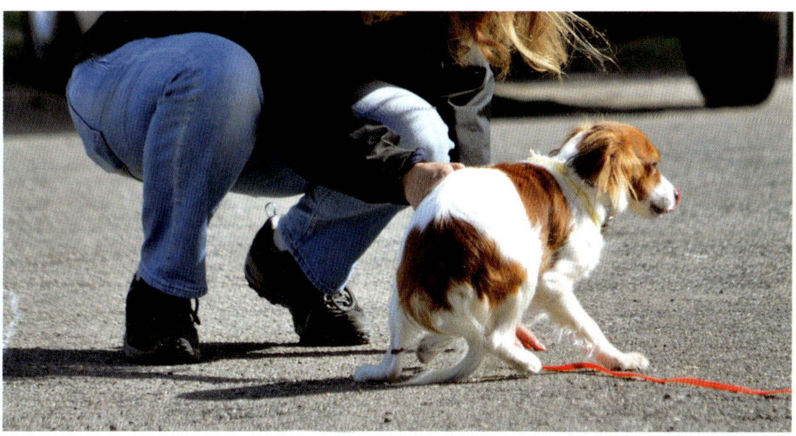

Abb. 21: Felix ist verunsichert und möchte keinen Kontakt mit fremden Personen.

Die Grundvoraussetzungen sind meist gegeben, wenn man schon den Welpen sorgfältig auswählt, bindungsorientiert erzieht und gemeinsam eine anerkannte Ausbildung durchläuft.

Es gibt auch noch eine ganz andere Haltung, die wir abschließend erwähnen wollen. Diese Menschen sagen sich, ich habe einen Hund mit Talenten und Macken. Er ist vor allem mein Familienhund, mit dem ich Spaß haben möchte. Wenn ich ihn in der tiergestützten Therapie einsetze, dann adaptiere ich die Einsatzmöglichkeiten so, dass er vor allem seine Talente zeigen kann und wenige Macken im Rahmen der tiergestützten Therapie auffällig werden.

Aus unserer Sicht eigentlich ein guter Ansatz. Leider halten sich manche Therapeuten dann nicht an die selbstgesteckten Regeln. Der Hund ist im abgrenzten Einsatzbereich ein toller Arbeitspartner. Also wird das Einsatzgebiet ausgeweitet und dies führt in vielen Fällen zu vermehrtem Stress beim Hund und manchmal auch zu Unfällen.

10 Kriterien für die Auswahl des Hundes

Maureen McNamara, eine amerikanische Professorin, hat versucht, ein Ordnungsschema zu entwickeln, um Hunde bewusster für den Einbezug in die tiergestützte Therapie auszuwählen (McNamara et al., 2015). In einem ersten Schritt sollte geklärt werden, wo der Hund genau eingesetzt werden soll. Im zweiten Schritt sollte geklärt werden, was die spezifischen Aufgaben des Hundes sind. Und im dritten Schritt wird die Bereitschaft des jeweiligen Hundes zur Kooperation, die Flexibilität, die Reaktionen des Hundes auf das Umfeld etc. bewertet. Daraus ergibt sich die Passung zwischen Aufgaben und Verhalten sowie Persönlichkeit des Hundes. Je nach Einsatzort und Art der Intervention ergeben sich unterschiedliche Anforderungen. Sie brauchen einen ruhigen Hund, wenn er nur dabei sein soll, um die Atmosphäre im Therapieraum positiv zu verändern. Hier wäre das Ziel, durch den Hund leichter eine Beziehung (Rapport) zu den Klienten aufzubauen. Möchten Sie eher Fertigkeiten bei den Klienten fördern oder die Selbstwirksamkeit stärken, brauchen Sie einen eher „responsiven" Hund, der auf Signale zuverlässig reagiert, Spaß an der Zusammenarbeit auch mit fremden Menschen hat und möglicherweise eine hohe Toleranzschwelle besitzt.

So charmant die Idee einer Passung zwischen Aufgabe und Hund ist, so zeigt die Realität doch, dass tiergestützt arbeitende Therapeuten an unterschiedlichsten Orten mit unterschiedlichsten Tätigkeiten konfrontiert sind. Ein Logopäde macht in der eigenen Praxis mit einem hyperaktiven Jungen Sprachtraining, bei einem Hausbesuch therapiert er bei einer älteren Dame nach einem Schlaganfall die Schluckstörung oder übt bei einem erwachsenen Mann mit einer Stotterproblematik das flüssige Sprechen.

Aus diesen Beispielen wird deutlich, dass Sie sich sehr genau überlegen sollten, bei welchen Klienten, bei welchen Störungen, mit welchen Zielen und bei welchen Aufgaben sie ihren Hund einsetzen möchten. Daraus ergibt sich, welche Eigenschaften und Fähigkeiten Ihr ganz persönlicher

Hund braucht. Aber egal was Ihr Ergebnis ist, alle Hunde, die tiergestützt eingesetzt werden sollen, sollten sehr gewissenhaft und zuverlässig erzogen werden. Und denken Sie daran, nur die allerwenigsten Hunde sind Alleskönner. Auch Hunde haben Vorlieben und Abneigungen.

Tierschutzhunde als Therapiebegleithunde
Viele Menschen, die tiergestützt arbeiten, sind große Tierfreunde und überlegen sich, einen Hund aus dem Tierschutz bei sich aufzunehmen. Das ist zunächst eine positive Entwicklung, da es viele Hunde ohne ein Zuhause gibt. Wir möchten jedoch zu bedenken geben, dass es immer ein Wagnis ist, einen Hund aus dem Tierschutz aufzunehmen, vor allem mit dem Ziel, ihn als Therapiebegleithund auszubilden und einzusetzen. Die folgenden Gedanken sind zusammengefasst nach Pelz (2013):

Vergangenheit: Die Vergangenheit eines Hundes aus dem Tierschutz ist häufig unbekannt. Auch die bisherigen Lebensbedingungen von Hunden, die aus dem Ausland stammen, unterscheiden sich häufig deutlich von denen in Deutschland. Diese Hunde wurden meist ausgesetzt und haben eine Zeitlang auf der Straße gelebt. Oder sie wurden schon in einer Auffangstation geboren und kennen das Leben außerhalb gar nicht. Wiederum andere dienten als Wachhunde, wurden an einer Kette gehalten und haben daher nur einen Radius von ein paar Metern kennengelernt. Viele kennen das Leben im Haus überhaupt nicht.

Sozialisation: Tierschutzhunde sind für unsere Bedürfnisse häufig nicht „optimal" sozialisiert, nicht nur, was das Leben im Haus betrifft. Manche haben schlechte Erfahrungen mit bestimmten Menschengruppen gemacht (z. B. Männern), andere wiederum besitzen keinerlei Erfahrungen mit bestimmten Menschengruppen (z. B. Kindern). Daher können sie auf diese Personen mit Unsicherheit bzw. Furcht reagieren. Diese Erfahrungen können zum Teil nachgeholt werden. Es braucht jedoch insbesondere bei einem erwachsenen Hund eine deutlich längere Zeit als bei einem jungen Welpen, der in der Sozialisationsphase mit vielen unterschiedlichen Menschen positive Erfahrungen gemacht hat.

Sozialpartner Mensch: Hunde aus dem Tierschutz haben Menschen selten als ernstzunehmende Sozialpartner kennengelernt, vielleicht wurden sie sogar von ihnen misshandelt oder sie haben Menschen nur als Futterspender erlebt. Solche Hunde werden nicht automatisch eine enge Beziehung zu einem Menschen aufbauen, nur weil er ihm nun ein Zuhause bietet. Wenn der Hund sich auf der Straße selbst „durchschlagen" und sich sein Futter selbst besorgen musste, wird er diese Selbständigkeit nicht automatisch aufgeben, weil er nun sein Futter in einem Napf findet. Er wird Sie nicht zwangsläufig „anhimmeln", weil Sie ihn gerettet haben. Auch diese Hunde kennen wir, aber es ist keine Selbstverständlichkeit.

Überraschungspaket Hund: Meist sind Tierschutzhunde wahre Überraschungspakete. Obwohl viele Tierschutzorganisationen behaupten zu wissen, welcher Rassenmix in dem Vierbeiner vereint ist, ist es kaum möglich zu entscheiden, welche Rassen bei der Entstehung mitgespielt haben. Daher ist es im Vorhinein kaum möglich zu wissen, welche Persönlichkeit, welches Verhalten und welche Bedürfnisse ein solcher Hund mitbringt. So ist es sehr schwierig zu entscheiden, ob der Hund sich für tiergestütztes Arbeiten eignen wird und ob er ein Arbeitspartner bei der tiergestütztes Therapie sein kann.

Krankheiten: Besonders bei Hunden aus dem Mittelmeerraum besteht die Gefahr, dass sie ernstzunehmende und unheilbare Krankheiten mitbringen.

Fazit: Trotz vieler positiver Berichte im Internet über den Einbezug von Hunden aus dem Tierschutz, sind wir aufgrund unserer eigenen Erfahrung eher skeptisch bezüglich tiergestützter Therapie mit Tierschutzhunden. Wir haben sehr viele Hunde aus dem Tierschutz gesehen, welche ein körperliches oder seelisches Trauma erlebt haben und daher eher menschen- und kontaktscheu sind. Sie zeigen oft Verhaltensweisen, die für tiergestützte Interventionen nicht förderlich sind. Blesch (2020, 146 f.) empfiehlt Hunden aus dem Tierschutz das unerwünschte Verhalten abzutrainieren und dies sogar mit aversiven Methoden (z. B. Wasserpistole), um sie in der tiergestützten Therapie einsetzen zu können. Wir halten dies für tierethisch äußerst bedenklich, insbesondere wenn die dem unerwünschten Verhalten zugrundeliegenden Bedürfnisse nicht auf andere Art und Weise befriedigt werden.

Wir sehen, dass die eigene hohe Motivation, tiergestützt zu arbeiten, gerade bei Hunden aus dem Tierschutz manchmal den professionellen Blick auf die tatsächliche Hund-Mensch-Beziehung verhindert. Dadurch kommt es vor, dass Hunde eingesetzt werden, welche nicht für den tiergestützten Einsatz geeignet oder talentiert sind.

Man sollte einen Hund aus dem Tierschutz aufnehmen, weil man einen Tierschutzhund haben möchte und nicht weil man ihn in tiergestützter

Therapie einsetzen möchte. Es ist wichtig, sich Zeit zu lassen, seinen Hund kennenzulernen und zu erkennen, was er mitbringt und was ihm Freude macht. Diese Geduld sollte man investieren und dann kann man schauen, ob er sich für tiergestützte Arbeit eignet. Und wenn dies nicht der Fall ist, muss man damit leben.

Zum Thema Hunde aus dem Tierschutz gibt es auch andere Haltungen. So zeichnen sich nach Blesch (2020, 85) „die aus dem Tierschutz stammenden Therapiebegleithunde neben ihren individuellen charakterlichen Eigenschaften insbesondere durch eine hohe Sensibilität für menschliche Stimmungen, Dankbarkeit und eine mehr oder weniger stark ausgeprägte Autonomiefähigkeit aus".

Eine kleine Anmerkung: Aus unserer Sicht zeigen Hunde keine „Dankbarkeit", vielleicht kann man am ehesten noch von Loyalität sprechen.

Instinkt und Bedürfnisse

Eine erste Möglichkeit, sich dem Thema Auswahl und Rasse zu nähern, besteht darin, die Instinkte und Bedürfnisse des Hundes näher zu betrachten. Die Instinkte des Hundes sind angeboren, wir können sie nicht wesentlich beeinflussen oder verändern, sondern lediglich modifizieren. Sie beeinflussen das Verhalten eines Hundes ganz wesentlich. Ein Herdenschutzhund, der zur selbstständigen Verteidigung von Herden oder menschlichem Besitz gezüchtet wurde, wird dieses Verhalten auch als Familien- oder Therapiebegleithund zeigen. Besucher sind für diese Hunde in der Regel nicht willkommen. Im Gegensatz dazu wird ein Retriever weniger Probleme mit fremden Menschen haben, die in den Raum kommen. Auch wird er Ressourcen wie seine Liegestelle oder Spielgegenstände weniger verteidigen.

Als ersten und für uns angenehmen Instinkt ist der soziale Rudelinstinkt zu nennen. Er ermöglicht es dem Hund, eindeutig zu kommunizieren, sich anzupassen und dadurch in Gruppen zu leben. Das Leben in einem Sozialverband ist Hund und Mensch in die Wiege gelegt.

Sehr ähnlich verhält es sich auch mit dem Territorialinstinkt. Menschen wie Hunde nehmen Territorien in Besitz und verteidigen diese. Hunde tun dies durch Markieren, Bellen und Vertreiben. Menschen durch Grenzen, Zäune, Haustüren und Klingeln.

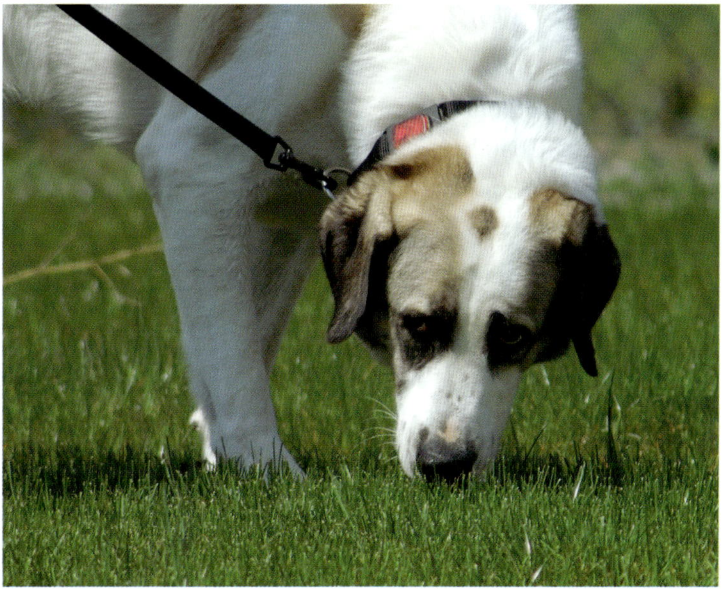

Abb. 22: Der rumänische Herdenschutzhund schaut kritisch zu einer fremden Person.

Der dritte wesentliche Instinkt ist der Jagdinstinkt. Alle Hunde sind Beutegreifer und das Jagen liegt allen Hunderassen in den Genen. Selbst Hüten ist eine ritualisierte Form der Jagd, wenn auch ohne die Endhandlung des Tötens. Der vierte Instinkt ist der Sexualinstinkt.

Wenn wir nun überlegen, welche Instinkte bei der tiergestützten Arbeit von Nutzen sein können und welche eher hinderlich sind, wird schnell deutlich, dass Sozial- und Jagdinstinkt sehr hilfreich sind. Dagegen ist ein ausgeprägter Territorialinstinkt, der sich meist im Verteidigen von Ressourcen wie Futter, Spielzeug, Bezugsperson oder Räumen äußert, in therapeutischen Interventionen eher nicht nützlich. Auch eine „überhöhte" Sexualität behindert den Hund, denn er hat den Kopf nicht frei, um neue Dinge zu lernen und sich auf eine gemeinsame Aktivität mit den Klienten einzulassen. Bei der Züchtung der unterschiedlichen Hunderassen wurden die von uns beschriebenen Instinkte in jeweils sehr unterschiedlich ausgeprägten Kombinationen herausgezüchtet. Betrachtet man diese unterschiedlichen Instinktkombinationen genauer, also wofür verschiedene Rassen gezüchtet wurden, dann kann dies die Wahl einer Rasse schon einfacher machen.

Alle Rassen, die als „Hauptaufgabe" das selbstständige Bewachen und Verteidigen von Ressourcen haben, werden nicht die erste Wahl sein. Hierzu gehören zum Beispiel Herdenschutzhunde.

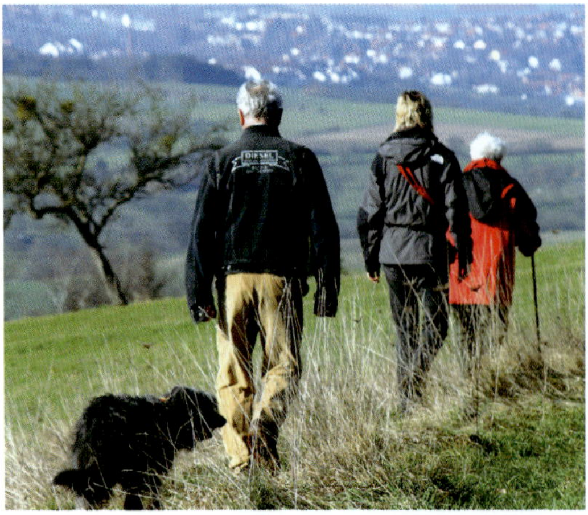

Abb. 23: Die ganze „Familie" ist zusammen unterwegs.

Auch Hunde, die am Vieh arbeiten, sind aus unserer Sicht nicht unbedingt die erste Wahl, da sie häufig durch die Zucht recht skeptisch allem Fremden gegenüber sind. Hierzu gehören alle Hütehundrassen, welche gezüchtet wurden, um an größeren Herden arbeiten.

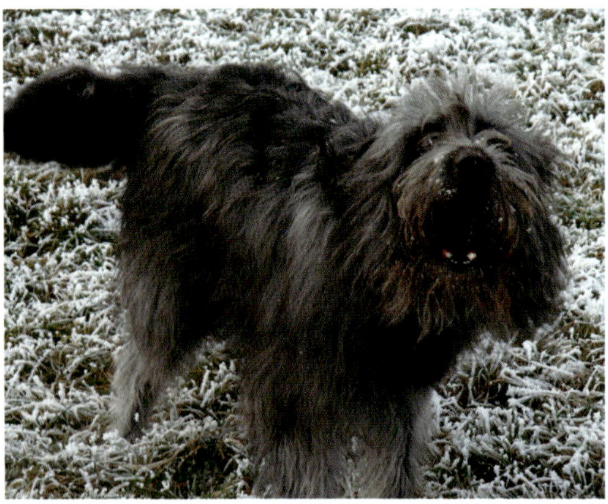

Abb. 24: Ayla versucht, den Besuch durch Bellen zu vertreiben.

Jagdhunde sind je nach Rasse sehr verschieden veranlagt. Es gibt Jagdhundrassen, die vor dem Schuss jagen (Stöbern, Vorstehen), Rassen, die nach dem Schuss jagen (Finden, Bringen), es gibt Hunde, die vor und nach dem Schuss jagen, und Meutejäger (Fuchsjagd). Sie alle vereint eine große Jagdleidenschaft, die mehr oder weniger gut kontrollierbar ist.

Aus unserer Erfahrung eignen sich besonders Hunde, die „nach dem Schuss jagen" für tiergestützte Arbeit. Dies sind in der Regel Hunde, welche weniger territorial veranlagt und die sehr bereit sind, mit dem Menschen

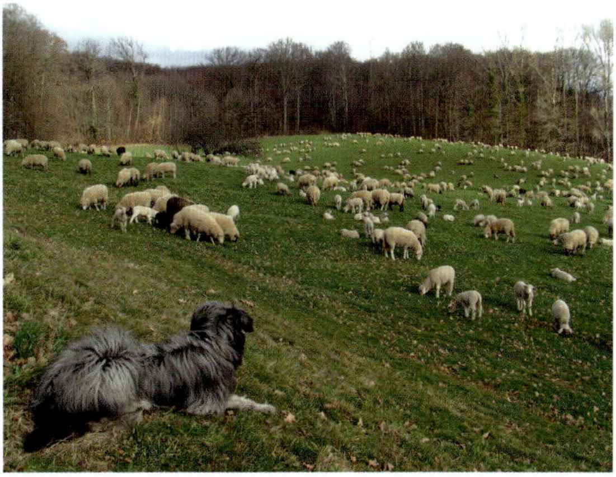

Abb. 25: Ein altdeutscher Hütehund hat „seine" Schafe stets unter Kontrolle. Um hier Respekt zu bekommen, braucht es einiges an Durchsetzungsvermögen. Auch durch Bellen und Zwicken, beides Eigenschaften, die im tiergestützten Einsatz unerwünscht sind.

zusammenzuarbeiten. Man spricht auch häufig von einem sogenannten „will to please".

Das heißt natürlich nicht, dass es unter den verschiedensten Rassen oder Hundetypen nicht auch immer einzelne Vertreter gibt, welche das Potential haben, als Therapiebegleithund eingesetzt zu werden. Wünschen Sie sich jedoch einen Hund, der aus unserer Sicht einer eher ungeeigneten Rasse angehört, dann müssen sie in Kauf nehmen, dass es viel schwerer sein wird, einen Hund zu finden, der das Potential für den Einbezug in der tiergestützten Therapie hat. Und Sie müssen auch sehr viel mehr Zeit und Geduld in seine Erziehung und Ausbildung investieren. Bedenken Sie: Wenn Sie Galopprennen gewinnen möchten, schaffen Sie sich ein Vollblut an, wenn Sie einen Acker bestellen wollen, ein Kaltblut. Ja, auch Kaltblüter können schnell galoppieren, aber für einen vorderen Platz bei Galopprennen wird es nicht reichen. Und seien Sie mal ehrlich, ein Jäger kauft sich keinen Hütehund, ein Schäfer keinen Jagdhund und ein Großgrundbesitzer keinen Chihuahua. Also sollten Sie sich, wenn Sie therapeutisch mit Hunden arbeiten möchten, vor allem an den rassetypischen Verhaltensweisen und am individuellen Wesen des Hundes orientieren. Das Aussehen des Hundes oder persönliche Vorlieben sollten eine untergeordnete Rolle spielen. Sie sollten sich auch nicht durch Anzeigen, Rassebeschreibungen oder Züchterhomepages verführen lassen, in denen mit der Eignung als Therapiebegleithund geworben wird – wir erleben im Alltag anderes: Der Hütehund, der lieber auf Abstand bleibt und Streicheln nicht mag, der Treibhund, der die Kinder lautstark zusammenhält, oder der Hofhund, der jede Person, welche in den Raum kommt, durch lautes Bellen fernhalten möchte.

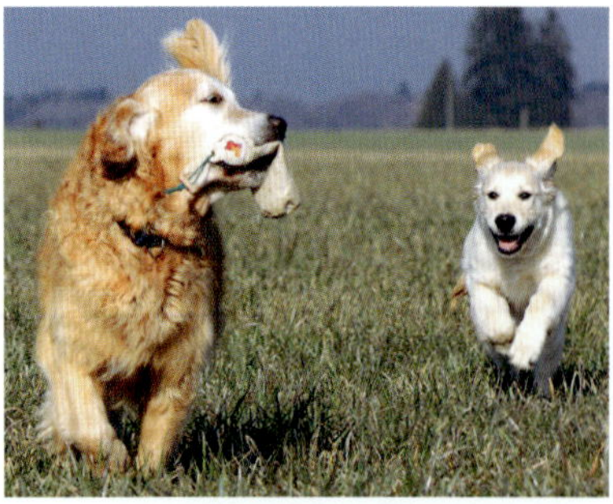

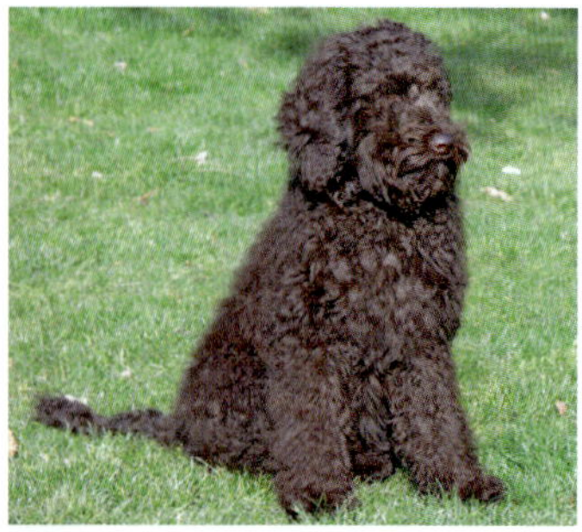

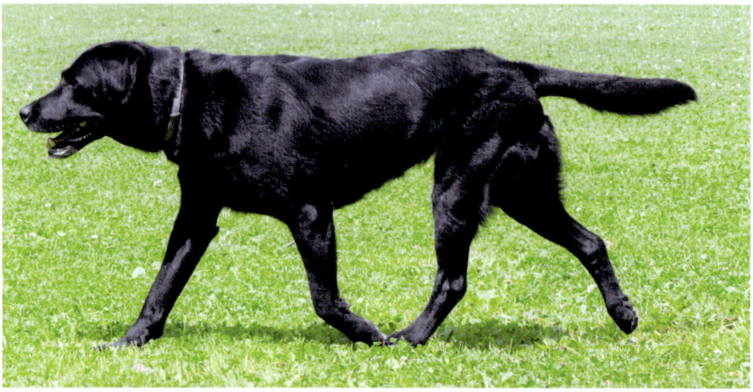

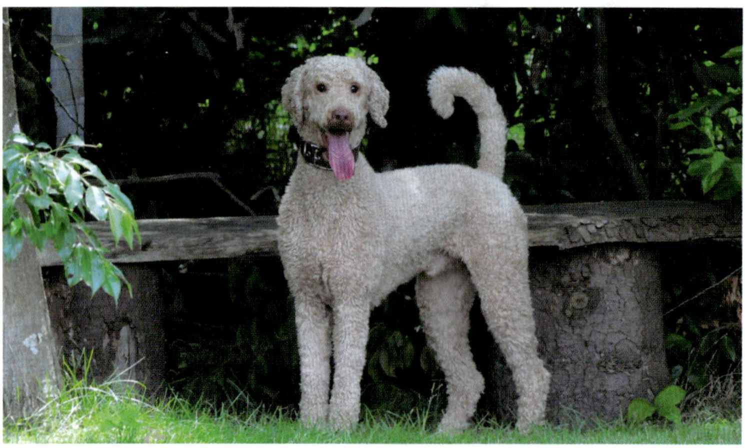

Abb. 26–29: Golden Retriever, Barbet, Labrador Retriever, Pudel: Alles aktive, aber gut beeinflussbare Hunde, die von ihren Anlagen für tiergestützte Therapie geeignet sein können.

Aber so, wie es einzelne, für die tiergestützte Arbeit passende, Hunde von Rassen gibt, die auf den ersten Blick nicht geeignet scheinen, gibt es unter den „geeigneten" Rassen natürlich auch Vertreter, die nicht in Frage kommen. Es geht also zum einen um den Hundetyp oder die Rasse, aber auch, und das ist ebenso wichtig, um das Individuum, den einzelnen Hund.

Um aus einem Wurf den „richtigen" Welpen, oder auch den „richtigen" erwachsenen Hund zu finden, gibt es verschiedene Testverfahren. Ganz klar muss aber zunächst gesagt werden, dass es, auch wenn der Welpe das Potential zu haben scheint, keine Garantie auf Erfolg gibt. Hunde sind Tiere, keine programmierbaren Maschinen. Wenn der Hund schlechte oder die falschen Erfahrungen macht, körperlich nicht gesund ist oder einfach mit dem Klientel nicht kann, wird er nicht erfolgreich eingesetzt werden können.

Es gibt sicherlich für jeden Hund ein spezifisches Umfeld, in dem er zum Einsatz kommen könnte. Die Frage ist nur, ist dieses Umfeld auch Ihr Arbeitsfeld, in dem Sie Ihren Hund einsetzen möchten?

Wir kennen viele Hunde, die in dem gewohnten Umfeld, also dort, wo sie regelmäßig eingesetzt werden, in der Lage sind, ihren Job zu tun. Wenn man aber den Einsatzort wechselt, sind diese Hunde nicht mehr in der Lage, sich auf die Klienten und Situationen einzulassen. Das spricht unserer Ansicht nach dafür, dass nicht die Beziehung dem Hund Sicherheit vermittelt, sondern die Räumlichkeit. Das ist schade, denn Beziehungen sind transportabel, Therapieräumlichkeiten nicht.

Der Biotonustest

Der sogenannte Biotonustest wird in der ersten Lebenswoche des Welpen gemacht. Dazu beobachtet man den Welpen, der auf einem markierten Tuch abgelegt wird, auf Bewegung und Geräuschproduktion. Des Weiteren werden die Schmerzempfindlichkeit und der Saugreflex beurteilt.

Der Biotonustest gibt über die Veranlagung eines Welpen Aufschluss. Man kann keine Aussage darüber treffen, wie dieser Hund sich entwickeln wird, denn das hängt sehr von der Umwelt ab, in der er aufwächst. Man kann aber anhand des beobachteten Verhaltens Veranlagungen fördern oder eher „dämpfen". Das wünschenswerte Ergebnis wäre ein Welpe, der in allen vier Bereichen im Mittel liegt.

Der 6-Wochen-Test

Der 6-Wochen-Test wird von einer dem Welpen unbekannten (dafür ausgebildeten) Person in einem unbekannten Raum durchgeführt. Der Welpe sollte beim Test ausgeschlafen und aktiv sein. Man testet die soziale Orientierung des Welpen, sein Explorationsverhalten (Erkundungsverhalten), sein Assoziierungsvermögen, das Temperament, die Schreckempfindlichkeit, den Selbstschutzinstinkt und die Schmerzempfindlichkeit.

Das wünschenswerte Ergebnis wäre auch hier ein Hund, der in den Beurteilungen in der Mitte liegt – der Kontakt mit der fremden Person darf ruhig etwas überdurchschnittlich sein. Der Welpe, der in einen ihm unbekannten Raum zu einer unbekannten Person kommt, sollte sich erst mal einen „Überblick" verschaffen, bevor er den Raum und die Person untersucht. Viele Welpen verharren kurz, schauen sich um und marschieren dann los. Ein Welpe, der unbeeindruckt gleich loslegt, scheint recht „stürmisch" und wenig überlegt. Der Welpe fängt dann in der Regel an, die Gegenstände und die Person zu erforschen. Hier wäre für einen zukünftigen Therapiebegleithund wünschenswert, dass er klar die Person bevorzugt und erst danach die Gegenstände und den Raum. Bei der Kontaktaufnahme sollte der Welpe einen gewissen Respekt zeigen. Es gibt Welpen, die auf Abstand verharren, sich langsam nähern, tief wedeln und submissiv Kontakt suchen. Je länger sie Kontakt haben, desto mehr tauen sie auf und erkunden den Menschen. Das wäre wünschenswert. Der Welpe, der hemmungslos auf der Person rumturnt, sie ins Kinn beißt und anschließend das Dekolleté zerkratzt, ist etwas zu ungestüm. Eine Untersuchung des Hundes sollte ohne massive Gegenwehr möglich sein. Es gibt durchaus Welpen, bei denen ein Abtasten nicht möglich ist. Es erklärt sich, so glauben wir, von selbst, dass dieser Hund nicht das Potential besitzt, Therapiebegleithund zu werden. Das Explorationsverhalten sollte nicht überdurchschnittlich sein, soll der Hund doch eher abwartender Natur sein. Die Assoziationsfähigkeit, also die Geschwindigkeit, Zusammenhänge zu verstehen, darf ruhig auch etwas überdurchschnittlich sein. Die Erholung vom Selbstschutz sowie von Geräusch und Schmerz sollte durchschnittlich sein. Der Welpe sollte alles wahrnehmen und möglichst schnell zu seinem „alten Verhalten" zurückfinden. Alles in allem möchten wir einen Hund, der schon in seiner Veranlagung diese Dinge mitbringt. Das macht es später, beim gezielten Erfahrungen sammeln, allen Beteiligten einfacher. Ein Hund, der sehr skeptisch allem Neuen gegenüber ist, und womöglich Menschen meidet, würde sich viel schwerer tun und niemals so gut in die Rolle passen, wie ein Hund, der vom Wesen her offen ist.

In fast allen Bereichen, in denen Hunde für bestimmte Aufgaben gesucht werden, wird von solchen oder ähnlichen Tests Gebrauch gemacht. Der Schäfer, der Jäger und auch die Polizei treffen eine Auswahl, seit Jahren, und das mit gutem Grund. Es gilt, die ideale Passung aus Hund und Mensch zu finden, was im Prinzip nichts anderes meint, als dass die geplante Aufgabe für beide realisierbar sein sollte.

Natürlich sollte auch die „Chemie" zwischen dem Welpen und der zukünftigen Bezugsperson stimmen. Testergebnisse sind hier nur ein Aspekt, der allerdings nicht unterschätzt werden sollte.

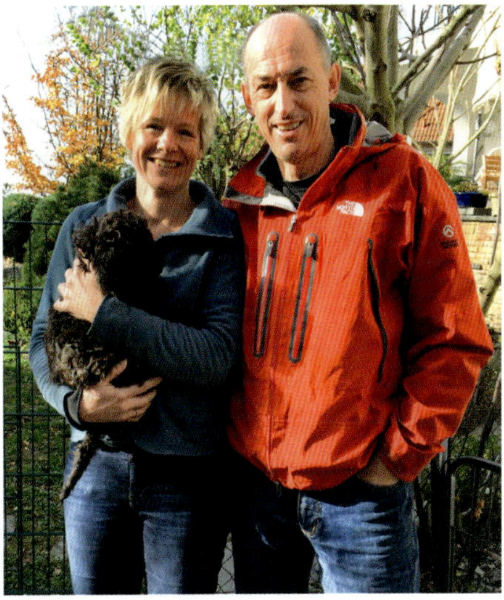

Abb. 30: Hier stimmt die „Chemie" von Beginn an.

11 Sozialisierung

In der Zeit zwischen der dritten Woche bis ungefähr zur sechzehnten Woche kann man von einem Zeitfenster sprechen, in dem man einen Hund auf sein zukünftiges Leben vorbereiten und einstimmen kann. Bis zur achten Woche spricht man in der Literatur meist von „Prägungsphase" oder auch „sensibler Phase", an die sich die Sozialisierungsphase anschließt. Der Einfachheit halber beschreiben wir hier die Phase von der Geburt bis zur sechszehnten Woche: Von den ersten Wochen beim Züchter und den Wochen nach der Übernahme durch die neue Bezugsperson. Die Sozialisation (Gewöhnung und Anleitung wie mit der Umwelt umgegangen wird) unterteilt sich in vier Hauptkategorien. Zunächst handelt es sich um das Kennenlernen der direkten Lebensgefährten, anfänglich der Geschwister und der im Haushalt des Züchters lebenden anderen Hunde und natürlich des Menschen als Sozialpartner. Der Hund lernt in dieser sehr frühen Phase, wer potentielle Sozialpartner sind. Da Straßenhunde in dieser frühen Phase Menschen häufig nicht, oder zumindest nicht positiv kennenlernen, haben sie keine Chance, Menschen als Sozialpartner kennenzulernen. Diese fehlende Sozialisierung auf Menschen ist später nicht mehr nachzuholen. Der zweite Bereich ist das Gewöhnen an verschiedene Umweltreize. Dies beginnt beim Züchter und wird dann von der neuen Bezugsperson fortgeführt. Der dritte Teil ist das Kennenlernen von verschiedensten fremden Menschen und der letzte Teil schließlich ist die Gewöhnung an andere Tierarten. Wichtig ist somit die Gewöhnung an belebte sowie unbelebte Objekte. Die Intensität und die Schwerpunkte der „bewussten" Sozialisation hängen ein wenig von den verschiedenen Rassen ab und natürlich von dem einzelnen Individuum. Die Sozialisation eines Herdenschutzhundes sollte andere Schwerpunkte haben als die eines Beagles. Mit bewusster Sozialisation ist das gemeint, was wir Menschen den Welpen ganz explizit erfahren lassen. Denn auch ohne unser Zutun ereignen sich Dinge, die für den Welpen „prägend" sein können.

11.1 Beim Züchter

Der Züchter hat entscheidenden Einfluss auf die Entwicklung der Welpen. Dies beginnt bei der Auswahl der Zuchthunde, setzt sich im Umgang mit der werdenden Mutter fort und mündet nicht zuletzt im Umgang mit den Welpen selbst. Ein aus unserer Sicht „guter Züchter" weiß um die Stärken und Schwächen seiner Hunde und investiert viel Zeit in die „Prägung" seiner Hundekinder. Die „Zuteilung" der Welpen zu den zukünftigen Besitzern erfolgt, nachdem der Züchter die Welpen und die Menschen kennt. Im Alter von zwei Wochen wird sich keine passende Zuordnung treffen lassen. Optimalerweise wartet der Züchter bis zum Alter von sechs Wochen, um nach dem Welpentest die Welpen ihren zukünftigen Bezugspersonen zuteilen zu können.

Die Auswahl der Elterntiere

Wünschenswert wäre, dass bei der Auswahl der Zuchthunde sowohl bei den Hündinnen als auch bei den Deckrüden auf Genetik, Epigenetik, Stressanfälligkeit, körperliche und psychische Gesundheit und eine vertrauensvolle Beziehung zum Züchter geachtet wird. Das Wesen der Elterntiere, sowohl der Mutter als auch des Vaters, haben erheblichen Einfluss auf die Veranlagung und Entwicklung der Welpen. Das kann in einem Fall sehr positiv, in einem anderen Fall nicht so optimal sein. Der Deckakt sollte unbedingt freiwillig erfolgen, eine Hündin, die festgehalten werden muss, wird vergewaltigt. Die hormonellen und emotionalen Konsequenzen sind wohl ähnlich wie beim Menschen.

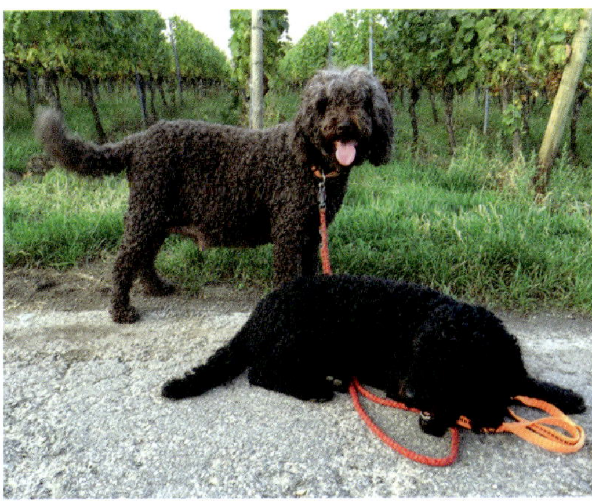

Abb. 31: Momo noch recht entspannt kurz vor der Geburt.

Die Hündin sollte während der Trächtigkeit keinen außergewöhnlichen Situationen ausgesetzt werden und in ihrem vertrauten Umfeld mit den vertrauten Menschen sein. Während ihrer Trächtigkeit und beim Werfen braucht die Hündin ein sicheres Umfeld und vertraute Personen um sich herum. Hat sie dies nicht, bedeutet dies für sie erheblich mehr Stress, als gut für sie wäre.

Das wirkt sich direkt auf die Welpen aus. Ihnen werden schon im Mutterleib und später über die Muttermilch Stresshormone von der Mutterhündin übertragen. Dies wirkt sich ein Hundeleben lang auf die Stressanfälligkeit aus. Je nachdem, welcher Hormoncocktail im Gehirn des Welpen ankommt, werden die Andockstellen der entsprechenden Überträgerstoffe im Gehirn moduliert. Viel Stress der Mutterhündin bedeutet viel Cortisol – auch beim Welpen. Wirkt Cortisol über sehr lange Zeit auf den Organismus ein, so schädigt es Nervenzellen, Gefäße und den gesamten Stoffwechsel. Cortisolüberflutungen bauen breite „Nervenstraßen" im Gehirn, auf denen sich Stress schneller ausbreiten kann und regen Nervenzellen an, bei Angst schneller zu feuern. Das schon vor der Geburt vorhandene Niveau der Stresshormone scheint den Fötus während kritischer Phasen seiner Entwicklung zu „programmieren". Es wird festgelegt, wie der Körper später mit Stress umgeht. Durch diesen Dauerstress entwickeln sich im Gehirn auch weniger Oxytocinrezeptoren. Oxytocin dient jedoch als eine Art „Bremsschwelle" in der Stressreaktion. Die fehlenden Oxytocinrezeptoren wiederum führen später zu stärkerer Stressreaktion, vermutlich auch zu erhöhtem aggressivem Verhalten, und die betroffenen Individuen beruhigen sich wesentlich langsamer von stressauslösenden Reizen. Stress während der Trächtigkeit führt beim Welpen also dazu, dass sein Organismus später psychisch und physisch lebenslang schneller „unter Strom" steht.

Wo Welpen aufwachsen sollten

Da Hunde, wenn sie bei uns Menschen leben, meist im Haus wohnen, wäre es sehr sinnvoll, auch Welpen im Haus groß zu ziehen. Auch wenn es für den Züchter anstrengend ist, sollten Welpen nahe beim Menschen in der Wohnung aufgezogen werden, ein Welpengehege im Keller oder im Garten ist nicht optimal. Sind die Welpen im Wohnbereich, erleben sie automatisch alle Geräusche, die es in einem Haushalt gibt: vom Staubsauger, der Kaffeemaschine, dem runtergefallenen Topfdeckel bis zu Lachen, Klatschen und Johlen. Ausflüge in den Garten sollten natürlich stattfinden, dabei ist der Mensch optimalerweise körperlich und geistig präsent. Auch nimmt jeder Welpe die Welt und das Erlebte anders wahr. Ein guter Züchter beobachtet die Welpen aufmerksam, um sie dann gezielt einzeln fördern zu können.

Was die Welpen kennenlernen sollten

Schlafen/Ruhen in einer Box

In tiergestützten Interventionen ist es wichtig, dass der Hund einen Rückzugsort hat (→ Kap. 16.7). Das ist zum Schutz, zum Abschalten für den Hund, wie auch als Hilfe für die Einhaltung der Hunderegeln sehr hilfreich. Gerade Kinder und Jugendliche lernen zu akzeptieren, dass der Hund in Ruhe gelassen wird, sobald er in der Box oder auf seiner Ruhedecke ist. Das führt zu Rücksichtnahme. Für die Klienten ist dies einfacher, wenn sie den Hund auch nicht mehr sehen können. Und der Hund ist damit gleichzeitig auch vor Blicken geschützt. Hunde sind sehr sensibel auf optische Aufforderungen, deshalb findet ein Hund auf einer Decke, die im Sichtbereich der Klienten ist, meist nicht die nötige Ruhe. Um die Box als sicheren Ort kennenzulernen, ist es optimal, wenn der Welpe Boxen schon in seiner Welpenzeit als tollen Rückzugsort kennenlernt. Mehrere kleine Boxen im Welpenauslauf werden in der Regel gerne angenommen. Manche Welpen liegen dort gern alleine, andere teilen ihre Box auch. Nach Übernahme des Welpen ist die Box auch sehr geeignet, um nachts entspannten Schlaf zu erreichen. Da Hunde ungern ihren Liegeplatz bepinkeln, hat man auch gute Chancen, dass sie lernen, sich zu melden, wenn sie sich lösen müssen. Auch in den ersten paar Minuten, in denen der Welpe zum ersten Mal alleine ist, fühlen sich Welpen in ihrer Box oft geschützter als im großen Wohnzimmer. Es lohnt sich also auf alle Fälle, den Züchter zu bitten, hier vorzubauen.

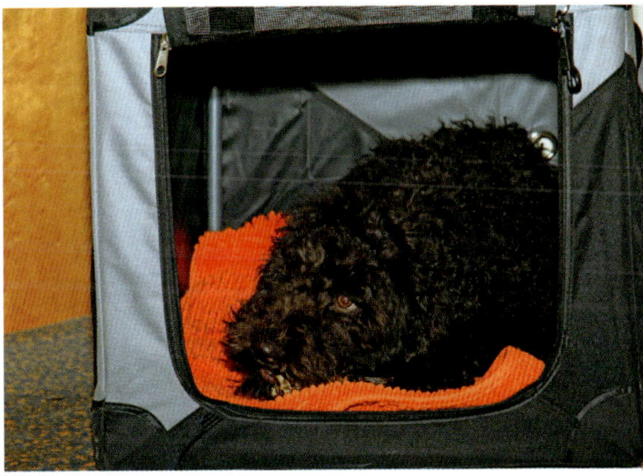

Abb. 32: Thimba hat gelernt, in ihrer Box zu entspannen, knabbern hilft dabei.

Respektvoller Umgang mit Menschen

Hunde sollten Menschen ernst nehmen, gerade im tiergestützten Bereich ist dies enorm wichtig. Hunde, die sehr körperlich agieren, können bei weitem nicht so vielseitig eingesetzt werden. Es gibt Menschen, die es nett finden, von einem Hund angesprungen oder angerempelt zu werden. Die Mehrzahl

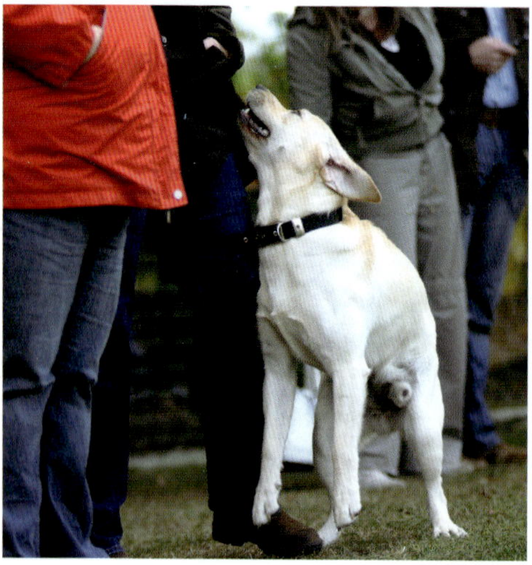

Abb. 33: Dieser Labrador hat keinen Respekt vor menschlichen Körpern. Dies ist im tiergestützten Einsatz unerwünscht.

schätzt dies jedoch eher weniger. Deshalb ist es sinnvoll, schon dem Welpen zu vermitteln, dass Menschen keine Sparringpartner darstellen.

Auch ein sechs Wochen alter Welpe erfährt von Mama Maßregelung, wenn er zu fest in ihre Ohren oder in die Rute beißt. Genauso sollte der Mensch hier schon Grenzen setzen. Ein Welpe, der in Hände oder in Füße beißt, wird weggeschubst. Nicht böse, aber bestimmt. Abraten würden wir davon, sich wie ein anderer Welpe zu verhalten und zu quietschen. Ich möchte nicht als ein Geschwister, sondern als Erwachsener begriffen werden. Welpen lernen Beißhemmung untereinander. Mit erwachsenen Hunden ist dies anders: Erwachsene Hunde setzen z.B. durch einen Schnauzgriff oder durch Weggehen Grenzen. Die Welpen lernen so schnell, was sie dürfen und was nicht. Fast alle Welpen springen anfänglich an Menschen hoch, so dass auch hier gilt: Wehret den Anfängen. Spätestens nach dem ersten Schlammbad hat das niemand mehr gern. Also auch hier sollten Sie den Welpen wegschubsen, meist reicht schon ein kleiner Schritt nach vorne und ein fixierender Blick. Keine Angst, das traumatisiert Welpen nicht, im Gegenteil. Das setzt aber voraus, dass die Züchter hier selbst auch so vorgehen und die Besucher gut anleiten. Ein für uns auch wichtiger Punkt an dieser Stelle sei angemerkt: Nur ein Hund, der selbst Respekt erfährt, kann ihn auch geben. Kein Welpe sollte dazu gezwungen werden, mit Menschen Kontakt zu haben. Wenn ein sechs Wochen alter Welpe vom Schoß möchte, darf er unverzüglich runter. In diesem Alter geht es darum, dass er sich verstanden fühlt. Das heißt, auch wenn man den Welpen noch so gern auf dem Schoß behalten möchte, wird er trotzdem runter gelassen. Ist der Welpe schon zwölf Wochen alt, sieht das anders aus. In dem Alter durfte der junge Hund schon lernen, dass Menschen

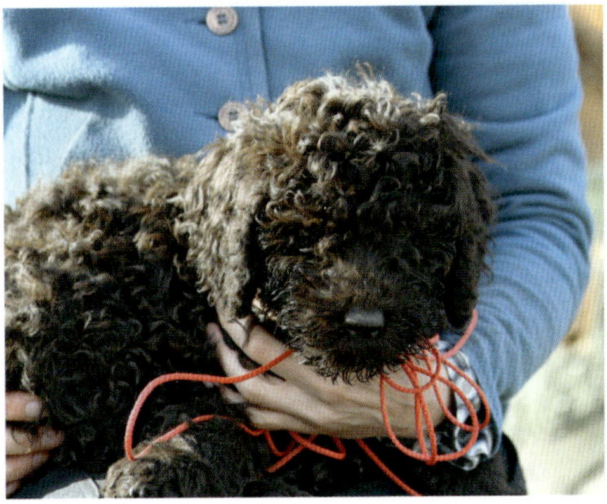

Abb. 34: Thimba liegt entspannt auf dem Schoß.

ihn verstehen, und seine Bedürfnisse erkennen und befriedigen. Nun geht es darum, seine Frustrationstoleranz zu schulen. Es wird nicht mehr sofort seinen Wünschen entsprochen, er lernt abzuwarten. Dies ist für eine gesunde Entwicklung beim Welpen ebenso wichtig wie bei Kindern.

Regelmäßiger Körperkontakt mit unterschiedlichen Menschen

In seinem Leben als Therapiebegleithund wird der Hund mit sehr vielen unterschiedlichen Menschen konfrontiert. Dies sollte schon beim Züchter beginnen. Der Hund darf oft mit verschiedenen Menschen Körperkontakt haben oder auch aktiv sein. Kleine Spiele (z. B. erstes Apportieren) könnte mit sechs Wochen schon stattfinden. Wichtig ist hier, dass die Menschen so

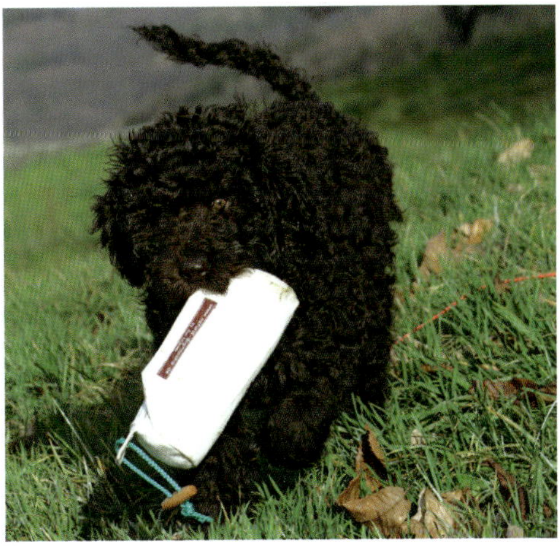

Abb. 35: Schon früh kann begonnen werden, kleine Apportierspiele zu etablieren.

instruiert werden, dass der Welpe sich nicht gezwungen fühlt. Alles kann, nichts muss.

Wenn ein Welpe in diesem Alter schon klar signalisiert, dass er jeglichen Körperkontakt meidet, wird er hoffentlich nicht zum Therapiebegleithund ausgesucht. Für eine gute Vorbereitung sollten die Welpen Männer und Frauen, Kinder und ältere Personen kennenlernen dürfen. Der Kontakt sollte jedoch strukturiert erfolgen. Auch mit Personen, die zum Beispiel humpeln oder sich sonst ungewöhnlich bewegen, sollte der Welpe Bekanntschaft machen.

Kennenlernen von verschiedenen Gehhilfen (Rollstuhl, Rollator, Krücken)

Im Welpenauslauf finden sich meist einige Geräte und Bällebäder, hier könnte aber auch ein Rollstuhl oder Rollator stehen. Diese Gehhilfen werden auch bewegt, auch ein an Krücken gehender Mensch kann sich zwischen den Welpen bewegen. Sollte ein Welpe die Tendenz haben, in die Krücken zu beißen, wird er reglementiert. Auch das Beißen in Rollstuhlreifen wird unterbunden. Es versteht sich von selbst, dass Fahrradreifen kein geeignetes Spielzeug für Welpen darstellen, genauso wenig wie abgeschnittene Hosenbeine oder alte T-Shirts.

Gemeinsame Aktivitäten mit dem Menschen

Es ist zwar sehr zeitaufwendig, aber wünschenswert, dass der Züchter mit jedem einzelnen Welpen spielt. Dabei lernt der Welpe schon früh, auch ohne seine Geschwister Spaß zu haben, und der Züchter lernt die einzelnen Welpen noch besser kennen. Die gewählten Aktivitäten sollten dem Hund Spaß machen. An dieser Stelle „Sitz“ und „Platz“ zu üben wäre eher kontraproduktiv. Ein gemeinsames Erkunden eines fremden Terrains und/oder erste Apportierspiele sind für den Welpen attraktiv.

Auto als Entspannungsort

Weiterhin wäre es von Vorteil, wenn der Welpe das Auto schon als entspannten Ort kennengelernt hat. Nicht nur das Fahren ist wichtig, der Aufenthalt im Auto sollte für den Welpen angenehm sein. Der Züchter könnte sich mit den Welpen zum Mittagsschlaf ins Auto legen. Erst wenn die Welpen das Auto so kennengelernt haben, wird der Motor angelassen. Wenn die Welpen darauf nicht mehr reagieren, wird ein Stückchen gefahren. Es kann durchaus hilfreich sein, die Mutterhündin mitzunehmen, vorausgesetzt, sie ist im Auto entspannt. Liegt die Mutter entspannt in der Box, werden sich die Welpen anpassen. Je nachdem wie groß der Wurf ist, macht es Sinn, nicht alle Welpen zusammen mitzunehmen.

Verschiedene Untergründe

Sehr hilfreich wäre auch, wenn die Welpen verschiedene Untergründe kennenlernen dürfen. Vor allem glatter Boden wie Parkett oder Fliesen ist für viele Welpen unbekannt. Auf der einen Seite verständlich, da Welpen sich recht schwer tun auf solchen Böden zu laufen, trotzdem wäre ein frühes Kennenlernen gut.

11.2 Der Besuch, der lange bleibt

Für einen optimalen gemeinsamen Start sollten Sie Zeit für Ihr neues Familienmitglied haben. Es geht in den ersten Wochen darum, sich gegenseitig kennenzulernen. Wir empfehlen mindestens drei Wochen Urlaub, um diese erste Phase intensiv gestalten zu können. In dieser Zeit lernt Ihr Welpe Sie, das nahe Umfeld und erste Regeln kennen, die es bei Ihnen gibt. Nach ein paar Tagen können Sie mit dem Welpen eine gut geleitete Welpengruppe besuchen. Es sollten nicht mehr als vier bis maximal fünf Welpen pro Gruppe sein. Optimalerweise wird in der Welpengruppe sehr darauf geachtet, dass die Welpen auch hier Respekt vor Menschen lernen. Anspringen wird auch hier nicht akzeptiert. Welpen haben oft wenig Hemmungen, im Spiel Menschen anzurempeln, um Bäume machen sie dagegen einen Bogen. In unseren Welpengruppen legen wir großen Wert darauf, dass die jungen Hunde auch hier Kontakt zu den anderen Hundebesitzern haben. Die Welpen werden abwechselnd von den Menschen auf dem Arm gehalten und gestreichelt. Wichtig erscheint uns, dass der Welpe von „seinem" Menschen dem anderen Menschen auf den Arm gegeben wird. Hier sollte gelernt werden: „Ich gebe dich nirgends hin, wo es dir nicht gut geht". Auch die verschiedenen Gehhilfen kommen zum Einsatz. Wir empfehlen regelmäßiges Abtasten und Untersuchen, auch in so einem Umfeld, obwohl der Welpe lieber mit seinen Kumpels toben würde. Das alles schult die Fähigkeit, abwarten zu können. Für einen zukünftigen Therapiebegleithund ist dies ein Muss.

Bevor wir zu den einzelnen Punkten kommen, was unser Welpe in diesen ca. acht Wochen alles erleben sollte, ist es wichtig WIE der Welpe neue Situationen erlebt. Fühlt er sich geborgen und gut umsorgt? Hat er genug Zeit, sich auf die neuen Eindrücke einzulassen? Sind Sie seine sichere Basis und der sichere Hafen? Wenn Sie es schaffen, für den Welpen einen wiedererkennbaren roten Faden in das Kennenlernen von neuen Situationen zu bringen, ist es gar nicht so entscheidend, alle Situationen durchzuspielen. Wenn der Hund darauf vertraut, überall geschützt und nicht überfordert zu werden, können viele Dinge auch später noch gemeinsam erlebt werden. Also übertreiben Sie bitte nicht! Ein neuer Eindruck am Tag reicht völlig. Bei unserem Welpen hat die Erkundung des unteren Stockwerks und einem kleinen Teil des Gartens für die erste Woche völlig gereicht. Erst danach haben wir den Rest des Gartens und den oberen Stock erkundet. Der erste Besuch kam, aber alles sehr dosiert. Gehen Sie davon aus, dass ein Welpe bis zu zwanzig Stunden ruht und schläft. Dies kann er/sie meist nicht, wenn Sie im Haus unterwegs sind. In der ersten Zeit wäre es wirklich sehr wünschenswert, dem Welpen die nötigen Pausen zu gewährleisten. Die Hauptbezugsperson sollte keine, oder wenige Aufgaben im Haushalt haben. Einkaufen und große Putzaktionen werden von den anderen Familienmitgliedern erledigt. Welpen können Ruhe meist noch nicht gut selbst regulieren. Wenn Sie drei Stunden im Garten arbeiten, wird Ihr Welpe wahrscheinlich drei Stunden mit aktiv sein – das tut aber nicht gut. Es fällt den jungen Hunden danach oft schwer, runterzufahren und statt endlich zu schlafen, drehen sie noch mehr auf. Diese Spirale gilt es zu vermeiden.

Dies berücksichtigend wäre es dem Hund gegenüber aber trotzdem fair, wenn er schon von Welpe an eine Idee bekommt, wie sein Leben so aussehen wird. Deshalb raten wir dringend, schon den Welpen in regelmäßigen Abständen mit in die Räumlichkeiten zu nehmen, in denen er später eingesetzt werden soll, anfangs zu Zeiten, in denen dort nicht gearbeitet wird. Der Welpe sollte die Räume, die Gerüche und die Atmosphäre kennenlernen. Sie tun dort nichts aufregendes, sondern halten sich dort auf, eventuell können Sie mit dem Hund die Räume erkunden, bevor er zum Beispiel etwas zu knabbern bekommt.

Später begleitet der Welpe Sie dort zu „Besuchen“ . Sie selbst haben keine Aufgaben an diesen Tagen, sondern ermöglichen dem jungen Hund, das alles auch „in Betrieb“ zu erleben, ohne irgendetwas tun zu müssen. Am besten aufgehoben ist Ihr Hund auf Ihrem Arm. Sollten Sie dann an dem Tag doch noch arbeiten, wird der Hund von einer vertrauten Person abgeholt. Schon in dieser Zeit üben Sie Zuhause mit dem Hund, dass er entspannt in einer Box liegen kann. Schafft er das und findet er seine Box prima, transfe-

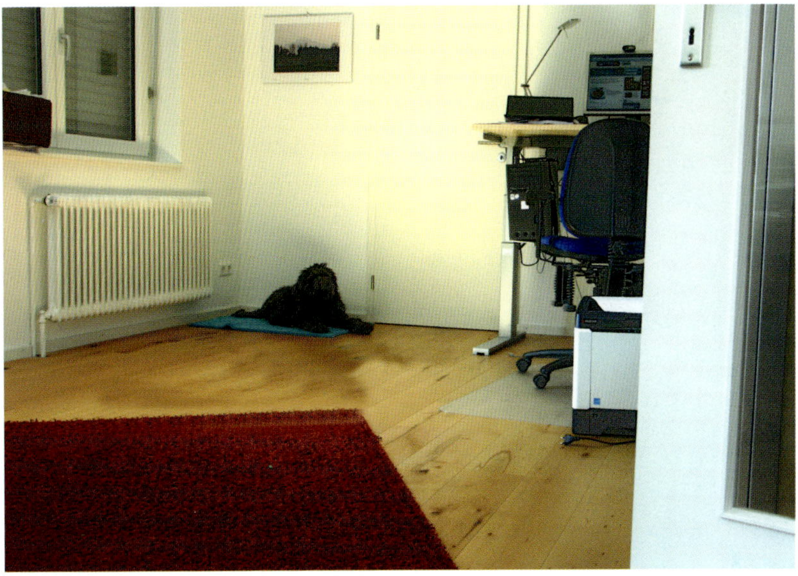

Abb. 36: Thimba liegt entspannt auf ihrem Platz und wartet ab.

rieren Sie die Box in Ihren Therapieraum. Dort ist er wieder erst, ohne dass Therapien stattfinden, später während Therapien stattfinden in seiner Box (→ Praxistipp: Ruhezone und Rückzugsort). So kann der Welpe unbeschwert und in einer sicheren Umgebung den Arbeitsalltag erleben. Halten Sie die Sequenzen möglichst kurz, so dass kein Frust aufkommt. Es empfiehlt sich, den Hund draußen zu beschäftigen und zu füttern, bevor Sie ihn in die Box legen. So lernt er von vorne herein, Aktivität ist draußen, Ruhe ist drin. Kommen Sie insbesondere zu Beginn nicht in Versuchung, ihm den Raum durch tolle Spiele schmackhaft zu machen. Denn später wird wahrscheinlich ein Hauptteil seiner Arbeit darin bestehen, auf seine Beteiligung zu warten. Dehnen Sie die Zeiten langsam aus. Wenn Sie bemerken, dass Ihr Hund ohne zu zögern mitkommt, und vielleicht sogar eine gewisse Vorfreude zeigt, können Sie beginnen, die ersten Klientenkontakte anzubahnen.

Die Zeiten werden langsam gesteigert. Machen Sie sich bewusst, dass diese Einsätze sehr anstrengend für Ihren Hund sind. Mehr als einen Einsatz am Tag sollte der Hund nicht haben. Dazu sollte sichergestellt sein, dass es einen Raum gibt, in dem der Hund sich erholen und entspannen kann. Der Aufenthaltsraum ist hier meist nicht geeignet, da dauernd Menschen rein- und rausgehen (→ Kap. 16.7). Rechnen Sie genug Pausen zwischen den Klienten ein, damit Zeit bleibt, mit dem Hund regelmäßig rausgehen zu können, damit er sich lösen kann.

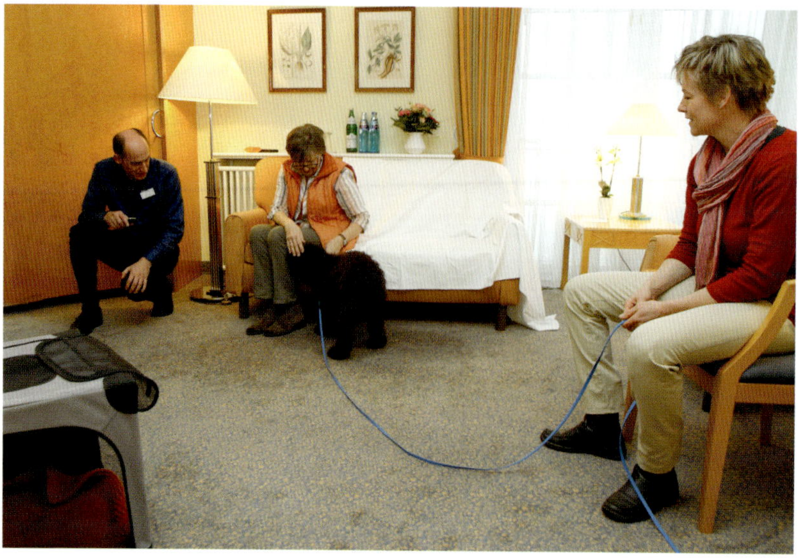

Abb. 37: Der erste Patientenkontakt wird gut angeleitet.

Je nachdem, wo Ihr Hund eingesetzt wird (Ergotherapie, Psychotherapie, Physiotherapie, Logopädie etc.) stellen sich unterschiedliche Anforderungen an den Hund. In der Psychotherapie wird der Hund oft „als Spiegel" oder Medium genutzt, um im Gespräch zu bleiben. Auch kuscheln und streicheln wird hier relativ häufig vorkommen. Dagegen gibt es in der Ergo- oder Physiotherapie regelmäßig Aktivitäten mit dem Hund. Vom Bauen von Hindernisparcours samt späterer Bewältigung mit und ohne Hund oder das Verstecken von Gegenständen, die der Hund sucht und zurück bringt. Darauf sollten die Hunde vorbereitet werden.

Dies fängt Zuhause im vertrauten Umfeld an und wird später an verschiedenen Orten wiederholt. Ist das für den Hund kein Problem, wechseln die Personen, die diese Dinge mit dem Hund tun, erst wieder im vertrauten Umfeld und später an neuen Orten. Denken Sie immer daran, im therapeutischen Prozess ist keine Zeit und nicht der Ort, dem Hund etwas Neues beizubringen. Die goldene Regel lautet: immer bekannt mit unbekannt kombinieren. Wiederholen Sie zu häufig schon bekannte Aktivitäten an bekannten Orten, wird es schnell langweilig, fordern Sie unbekannte Aktivitäten an unbekannten Orten, überfordert das den Hund schnell. Also ist entweder der Ort neu, die Aktivität oder die Person.

Sollte der Hund auf etwas stark reagieren – nehmen wir an, er hat Angst vor den Hilfsmitteln, die im Physiotherapieraum stehen, wie vielleicht der Pezziball oder das menschliche Gerippe – dann bleiben Sie cool. Bieten Sie dem Hund körperlichen Schutz, gehen Sie in die Hocke, zwischen Ihren Beinen kann der Hund sich „vom Schreck" erholen. Von dort aus kann er auch wieder explorieren. Machen Sie keinen Druck. Der Hund hat ein Recht darauf, sich in seinem Tempo anzunähern. Sie können wie nebenbei die angstauslösenden Gegenstände mal berühren oder umplatzieren – ohne sich dabei auf den Hund zu fokussieren. Dabei kann Ihr Hund sie beobachten und bemerken, dass Sie damit ganz selbstverständlich umgehen. Setzen Sie den Hund immer wieder kleinen Herausforderungen aus, das stärkt auf Dauer das Selbstbewusstsein.

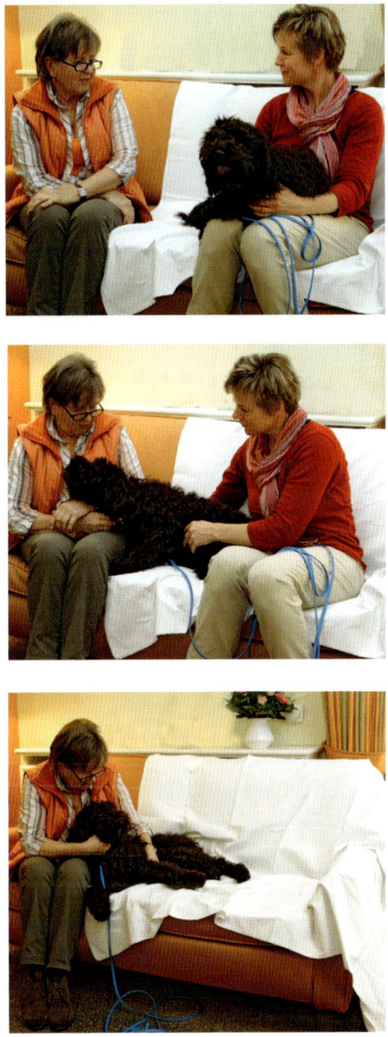

Abb. 38a–c: Thimba wird in Schritten daran gewöhnt, bei der Klientin zu liegen.

Des Weiteren sollte der Hund in beiden Bereichen, nämlich der Gewöhnung an die belebte sowie die unbelebte Welt, gefördert und gefordert werden. Tun Sie dies immer ohne Druck und in einem Tempo, das der Hund gut ertragen kann, sowie mit sehr vielen Pausen dazwischen. Nach einem Tag, an dem der Hund zum Beispiel das erste Mal mit in der Stadt war, folgt am nächsten Tag nichts Neues. Da reicht es, im Garten kurze Spielsequenzen zu haben. Der Rest der Zeit darf verschlafen werden. Und, je mehr Ruhephasen der Hund hat, desto besser können die gemachten Erfahrungen verarbeitet werden. Überreizung führt genau zum Gegenteil. Wir haben es schon erwähnt, die Hauptaufgabe vieler Therapiebegleithunde besteht darin, die meiste Zeit auf ihrer Decke oder in einer Box ruhig zu liegen. Das sollte der Welpe von Anfang an so erfahren und lernen.

Wenn Sie draußen sind, tun sie auch dort mal gemeinsam einfach nichts. Hunde, die draußen eine zu hohe Erwartungshaltung haben, weil hier immer wilde Aktivitäten stattfinden, stehen im Zweifel draußen dann unter Strom. Ein langsames Gehen im Park mit Ablenkungen oder das Sitzen auf einer Bank wird für Hunde, die dies nicht gewöhnt sind, Stress bedeuten.

Ist Ihr Hund ungefähr ein halbes Jahr alt, werden Sie in der Regel die Anfänge seiner Pubertät bemerken. Jetzt braucht es viel Geduld und langen Atem, um diese spezielle Zeit gemeinsam zu bewältigen. Bedenken Sie, der Hund möchte Sie nicht ärgern, wenn er plötzlich Dinge nicht mehr tut, die er eigentlich schon konnte. Manches geht während dieses „Umbaus" im Kopf einfach nicht.

Rüde oder Hündin – Kastration ja oder nein?

Viele Menschen haben eine klare Präferenz für ein Geschlecht beim Hund. Für die tiergestützte Therapie gibt es keine pauschale Lösung, welches Geschlecht besser geeignet ist. Bei einem Rüden sind während der Entwicklungsphasen sicher andere Schwerpunkte in der Erziehung zu setzen als bei einer Hündin. Rüden haben offensichtlicher territoriales Verhalten, das Bein wird „plötzlich" gehoben, nachdem der junge Hund sich schon länger strategische Stellen zum Pinkeln gesucht hat. Hündinnen tun das auch – aber eben nicht so offensichtlich.

Rüden zeigen im Kontakt mit anderen Rüden häufiger offensiv aggressives Verhalten als Hündinnen. Sie sind in ihrem Verhalten aber „konsistenter" als Hündinnen, die oft durch die hormonellen Änderungen während der Läufigkeit mehr Stimmungsschwankungen unterliegen. Eine läufige Hündin kann nicht mit in die Therapie genommen werden, fällt dadurch also, je nach Häufigkeit, 1–3 Mal pro Jahr für gut zwei Wochen aus. Rüden sind häufig schwerer bis gar nicht mehr beeinflussbar, wenn läufige Hündinnen in der Nähe sind.

Durch eine Kastration kann man möglicherweise einigen Schwierigkeiten vorbeugen. Es muss aber ganz klar gesagt werden, dass Kastration ohne medizinischen Grund laut Tierschutzgesetz nicht erlaubt ist. Viele Hunde – Rüden wie Hündinnen – leiden allerdings unter ihrer nicht auslebbaren Sexualität. Gerade bei Rüden ist oft das Gehirn so „besetzt" mit sexuellen Bedürfnissen, dass ein zuverlässiges Arbeiten kaum mehr möglich ist. Wir haben schon viele Hunde gesehen, die durch eine Kastration plötzlich „den Kopf frei hatten" und sich auf Dinge einlassen konnten, die vorher nicht möglich waren. Kastration ist sicher kein Allheilmittel für Erziehungsdefizite, sollte aber nicht per se ausgeschlossen werden, gerade bei Hunden, die tiergestützt eingesetzt werden. Aus den genannten Gründen werden zum Beispiel Assistenzhunde alle vor der sexuellen Reife kastriert. Man tut dies, um die Ernsthaftigkeit, die mit der sexuellen Reife einhergeht, zu mindern. Assistenzhunde müssen immer einsatzbereit sein. Eine läufige Hündin ist jedoch nicht immer einsatzbereit. Und ein nicht kastrierter Rüde ist wesentlich leichter ablenkbar und damit für die behinderte Person nicht mehr beeinflussbar.

Nun ist Ihr Hund bereits ein Jahr alt. Er hat alles kennengelernt, was für ihn wichtig ist, er kennt die Regeln im Umgang mit dem Umfeld (belebt wie unbelebt). Jetzt könnte es an der Zeit sein, zu entscheiden ob er/sie wirklich das Potential hat, als Therapiebegleithund ausgebildet zu werden, und Sie beide schließlich als Team tiergestützt arbeiten können. Dabei kann eine Verhaltensbeobachtung hilfreich sein.

Weiterführende Literatur

Dogtale Movies (2014). Von der Hand in die Welt – das A-Z des Hundes (Video). Bad Münstereifel: Dogtale Movies.

Jansen, K. (2018). Die Welpen-Fibel. Junge Hunde im ersten Lebensjahr: Sozialisierung, Erziehung, Beschäftigung. Hamburg: Diplomica Verlag.

McConnell, P.B. & Rau, G. (2012). Das andere Ende der Leine: Was unseren Umgang mit Hunden bestimmt. München: Piper.

Mutschler, B. & Wohlfarth, R. (2014). Du bist mir wichtig. Bindung in der Mensch-Hund-Beziehung. Stuttgart: Kosmos.

Mutschler, B. (2016). Thimbas Weg Online: www.youtube.com/channel/UC66oPWPt_FK556PhOWUufFg (27.06.2016).

Online-Material

Bindungsgeleitete Hundeerziehung

12 Verhaltensbeobachtung vor der Ausbildung

Viele Menschen, die uns um Rat bezüglich einer Ausbildung fragen, sind unsicher, ob ihr Hund wirklich für einen Einbezug in die tiergestützte Therapie talentiert ist und ob er tatsächlich daran Spaß haben könnte. Um diese Fragen auf einer möglichst objektiven Grundlage beantworten zu können, haben wir eine systematische Verhaltensbeobachtung entwickelt. Diese soll dazu dienen, erwachsene Hunde, die zu einer Ausbildung als Co-Therapeut in der tiergestützten Therapie vorgesehen sind, hinsichtlich ihrer vorhandenen Fähigkeiten wie auch Defizite einzuschätzen. Wichtig ist uns, nicht nur den Hund zu beobachten, sondern das Mensch–Hund-Team als Einheit zu betrachten. Wie geht der Mensch mit seinem Umfeld und dem Hund vor, wie kommunizieren die beiden? Ist der Hund ein Befehlsempfänger, der bei Fehlern angeschnauzt wird und nur bei Wohlverhalten gelobt wird, oder sehen wir ein Team, das in ständigem kommunikativem Austausch steht, miteinander ein Zwiegespräch führt?

Wie erwähnt, ist eine Ausbildung als Therapiehundeteam oft langwierig und erfordert viel Einsatz von Mensch und Hund. Daher ist es aus unserer Sicht sinnvoll, frühzeitig zu erkennen, ob ein Hund (und seine Bezugsperson) grundsätzlich für den Bereich tiergestützte Therapie geeignet ist.

In den üblichen Überprüfungen (z.B. Begleithundeprüfung) geht es in erster Linie um den gesellschaftsfähigen Familienhund und nicht um therapeutische Einsätze. Wir sollten jedoch berücksichtigen, dass bei der Auswahl künftiger Therapiebegleithunde das zu prüfende Verhalten weit über die Alltagselemente einer Begleithundeprüfung hinausgehen muss.

Die Verhaltensbeobachtung soll auch einen seriösen Schutz des Tieres unterstützen. Denn nicht alle Hunde sind zur Mitarbeit bei der tiergestützten Therapie geeignet. Und daher bedeutet Tierschutz, dem Hund ein art- und wesensgerechtes Leben zu ermöglichen, seine Bedürfnisse zu erkennen und zu berücksichtigen. Dies heißt im Einzelfall auch zu akzeptieren, dass ein Hund nicht als Therapiebegleithund geeignet ist, sondern andere Fähigkeiten und Fertigkeiten hat. Es wird immer wieder empfohlen, Hunden unerwünschtes Verhalten abzutrainieren und dies sogar mit aversiven Methoden, um sie in der tiergestützten Therapie einsetzen zu können (Blesch, 2020, 146 f.). Wir halten dies für tierethisch äußerst bedenklich.

Denn ein Einbezug eines Hundes in einen therapeutischen Prozess, der den Hund lediglich als Mittel zum Zweck betrachtet, wird zum Scheitern verurteilt sein. Gerade Kinder, behinderte und kranke Menschen sind sehr sensibel und haben ein feines Gespür dafür, ob der Umgang mit Hund von Verständnis geprägt ist oder auf Druck und Zwang beruht.

Bei einem Hund, der den Ansprüchen nicht gewachsen ist und der bei seinen Einsätzen nicht motiviert und aktiv mitarbeitet, werden sich zudem schnell Stress- und Überforderungssymptome einstellen. Dies kann sich in Verhaltensauffälligkeiten, einem schlechten Gesundheitszustand und chronischen Krankheiten des Tieres äußern.

Meist wird das Verhalten von Hunden anhand einer unsystematischen Verhaltensbeobachtung eingeschätzt. Es handelt sich dabei um mehr oder weniger alltägliche Beobachtungen. Da im Vorfeld nicht klar bestimmt ist, was genau gemacht und was beobachtet wird, bleiben die Beobachtungskriterien eher unbestimmt. Der Beobachter hält Eindrücke selektiv, unsystematisch, wenig strukturiert fest. Das Verhalten der unterschiedlichen Hunde ist dadurch kaum miteinander vergleichbar.

Eine systematische Verhaltensbeobachtung erfordert dementsprechend eine deskriptive Beschreibung, ohne Wertung, ohne Interpretation und normative Vergleiche mit etwas Erwartetem.

Um diese Faktenbeschreibung zu erreichen und einen höheren Grad an Objektivität zu sichern, ist es angezeigt, dass die Beobachtung nach einem Raster erfolgt. Die hierfür vorher gewonnenen und festgelegten Kriterien sollen bei unterschiedlichen Beobachtern möglichst zum gleichen Ergebnis führen.

Wir haben deshalb ein Beurteilungsinstrument für erwachsene Hunde entwickelt, mit Hilfe dessen eingeschätzt werden kann, ob ein Hund grundsätzlich den Belastungen einer Therapie- oder Besuchssituation gewachsen, und damit, ob eine Ausbildung in tiergestützter Arbeit sinnvoll und erfolgversprechend ist. Wir gehen davon aus, dass ein Hund, der in diesem Assessment als geeignet eingeschätzt wird, auch sehr spezifische Situationen wie Begegnungen mit Rollstuhlfahrern oder Menschen mit Gehwagen oder ähnliches meistern kann. Dies sollte jedoch anhand eines erweiterten Assessments nach der Ausbildung eingeschätzt werden. Bei der Entwicklung des Assessments orientierten wir uns an den Anforderungen, wie sie an psychologische Eignungstests gestellt werden. Gleichzeitig sollte das Assessment ökologisch valide sein. Dies bedeutet, dass es tatsächliche Situationen, wie sie bei tiergestützter Therapie vorkommen, abbildet.

Das Assessment erfasst das Verhalten von Hunden in sieben Verhaltensdimensionen:

A. Reaktion des Hundes auf Körperkontakt
B. Reaktionen des Hundes auf andere Tiere
C. Territoriales Verhalten
D. Reaktion auf unerwartete Situationen mit fremden Personen
E. Reagibilität auf unerwartete laute Reize
F. Umgang mit Spiel- bzw. Beuteobjekten
G. Lernfähigkeit im Hinblick auf soziales Lernen und Selbstlernfähigkeit

Für jede dieser Dimensionen werden zwei bis sieben Verhaltensproben durchgeführt, die eine ansteigende Schwierigkeit beinhalten. Nicht alle diese Verhaltensproben müssen durchlaufen werden, sondern die Belastung wird sukzessive gesteigert und die Verhaltensbeobachtung bei übermäßiger Belastung für den Hund sofort abgebrochen. Der Mensch wird instruiert, sich während der Beobachtung so zu verhalten wie im „normalen Leben" auch. Der Hund darf sich wesenstypisch verhalten, er darf sich also auch aus Situationen zurückziehen, wenn er Stress empfindet oder Aktivitäten wie Streicheln oder Anfassen nicht mag. Da wir nicht nur den Hund, sondern das Team beobachten, wird auch die Interaktion beobachtet, z. B. wie viel Druck macht der Mensch auf seinen Hund oder bemerkt der Mensch die Anzeichen von Unwohlsein oder Stress bei seinem Hund.

Wie alle Verhaltensbeobachtungen liefert auch unser Assessment keine perfekten Vorhersagen. Solche Tests erfassen meist sehr gut Verhaltensextreme, während sie im durchschnittlichen Bereich weniger gut differenzieren.

13 Die Aus- und Weiterbildung des Menschen

Welche Aus- und Weiterbildung in tiergestützter Therapie absolviert werden soll, ist in Deutschland rechtlich nicht bindend festgelegt. Wir folgen hier den Vorgaben, die in den gemeinsamen Qualitätsstandards der Internationalen und der Europäischen Gesellschaft für tiergestützte Therapie (ISAAT und ESAAT) formuliert wurden.

Therapeuten, die tiergestützt arbeiten möchten, müssen neben ihrer grundständigen beruflichen Ausbildung eine berufsbegleitende Weiterbildung in tiergestützter Therapie bei einem von der „International Society of Animal-assisted Therapy" (ISAAT) oder der „European Society of Animal-assisted Therapy" (ESAAT) akkreditierten Institut absolviert haben. Die Weiterbildungen umfassen in der Regel 250–300 Stunden und dauern 1,5 bis 2 Jahre. Die Fortbildung soll die Teilnehmer befähigen, auf Basis der neuesten Erkenntnisse aus Wissenschaft und Praxis, den therapeutischen Einbezug von Tieren zu initiieren, zu planen und praktisch durchzuführen. Dazu werden die Teilnehmer umfassend auf einen Einbezug von Tieren in ihrer jeweiligen Therapie vorbereitet. Die Weiterbildung umfasst in der Regel folgende theoretischen Inhalte:

- präventive und rehabilitative Methoden der tiergestützten Intervention mit Tieren
- somatische, soziale und psychische Wirkungen tiergestützter Therapie
- salutogenetische Wirkungen
- Evaluationen von Prozessen und Ergebnissen der tiergestützten Intervention
- Grundkenntnisse in der Ethologie, der Ethik, des Tierschutzes, der artgerechten Haltung sowie der Ausbildung von Tieren für konkrete Einsätze

- Standards der Hygiene und der Gesundheit für Menschen und Tiere
- Risikomanagement
- Grundlagenwissen zur Organisation tiergestützter Therapie, zur konkreten Durchführung und der Administration.

Zusätzlich müssen meist noch Praktika und eigene Praxiserfahrungen unter Supervision absolviert und eine Abschlussarbeit verfasst werden.

Personen, die tiergestützt therapeutisch tätig sind, sollten sich regelmäßig fachspezifisch im Umfang von mindestens 16 Stunden in zwei Jahren inklusive Inter- und/oder Supervision fortbilden.

Hundespezifische Aus- und Weiterbildungen (Therapiebegleithunde-Team) ergänzen die oben beschriebene berufsbegleitende Weiterbildung in tiergestützter Therapie. Die Bezugsperson muss sich Kenntnisse aneignen, wie der Hund gezielt eingesetzt werden kann, und welche Möglichkeiten und Grenzen bei tiergestützten Einsätzen bestehen. In diesen Ausbildungen wird über das Lernverhalten und die Stresszeichen informiert. Außerdem werden das Sozialverhalten des Hundes mit Menschen und das Sozialverhalten mit anderen Tieren, Kontrollier- und Beeinflussbarkeit und therapiespezifische Situationen theoretisch besprochen und praktisch geübt. Dabei ist auch auf die Mensch-Tier-Interaktion zu achten, vor allem, wenn es um kritische Situationen geht.

Warum zwei verschiedene Aus- und Weiterbildungen?
Die berufsbegleitenden Weiterbildungen in tiergestützter Therapie (Fachkraft für tiergestützte Therapie) sind meist eher theoretisch orientiert. Sie befassen sich mit unterschiedlichen Tierarten und können daher nicht spezifisch auf die Spezies Hund eingehen. Sie bilden gleichsam die Grundlage für eine spezifische Ausbildung mit dem eigenen Hund. In der spezifischen Ausbildung mit dem eigenen Hund wird das Zertifikat von den Ausbildungsinstituten in der Regel für ein Jahr ausgestellt. Jährlich findet eine „Nachprüfung" statt. Dies ist sinnvoll, da sich zum Beispiel der Gesundheitszustand des Hundes verschlechtert, durch ein Trauma oder durch übermäßige Stressbelastung sich sein Verhalten geändert haben kann.

Ist nicht eine Ausbildung als Therapiebegleithunde-Team ausreichend?
Wenn man wirklich einen Hund gezielt in den therapeutischen Prozess einbeziehen möchte und das Medium Hund als Schwerpunkt seiner therapeutischen Arbeit sieht, dann ist dies aus unserer Sicht nicht ausreichend. Die Therapiebegleithunde-Team-Ausbildungen sind in der Regel auf die Ausbildung des individuellen Mensch-Hund-Teams fokussiert und dabei kommen wichtige theoretische Aspekte zu kurz.

14 Die Ausbildung des Mensch-Hund-Teams

14.1 Die Voraussetzungen

Unter allen Haustieren ist der Hund ein besonders begabter Lebenspartner. Dies hat vor allem drei Gründe: Erstens lebt der Hund mit dem Menschen in einer Art Gefühlssymbiose. Kein Tier versteht die Gefühle des Menschen so gut wie der Hund. Und dank seines stark entwickelten Ausdrucksverhaltens zeigt der Hund dem Menschen auch Gefühle, die dieser verstehen und zuordnen kann. Zweitens besitzt der Hund eine außerordentliche Lernbegabung. Hunde lernen gerne, ihr Gehirn fordert sie geradezu dazu auf. Drittens sind Mensch und Hund dazu fähig, intensive Bindungen einzugehen. Offenbar erleichtern die ähnliche Lebensweise und die soziale Organisation von Menschensippen und Hunderudeln den Aufbau von Beziehung zwischen Mensch und Hund. Diese drei Eigenschaften machen Hunde zu einem idealen Partner für die tiergestützte Therapie.

Für die Ausbildung von Therapiebegleithunden bedeutet das, diese drei besonderen Eigenschaften weiter zu entwickeln und zu fördern. Soll es zu einer von wirklichem gegenseitigem Verstehen und Gefühlen getragenen Beziehung kommen, ist es unerlässlich, dass der Mensch dafür eine solide Basis schafft. Diese Basis besteht aus Orientierung, Vertrauen, Sicherheit und der Achtung der individuellen Stärken und Schwächen des Tieres. So kann die Basis für tiergestützte Therapie gelegt und eine Situation geschaffen werden, die für den Hund attraktiv ist und seine Motivation, seine Bindungsfähigkeit und seine Bereitschaft zur Mitarbeit erhöht. Daraus wird deutlich, dass die Ausbildung des Hundes nur eine Seite der Medaille darstellt. Genauso wichtig ist die Ausbildung des Menschen. Und hier sind nicht nur medizinische, psychologische oder rechtliche Fragen bedeutsam, sondern vor allem der beziehungsorientierte Umgang mit dem Partner Hund.

Ein weiterer wesentlicher Aspekt ist bei der Ausbildung zu berücksichtigen. Ein Therapiebegleithund wird während seiner Ausbildung und später während der Arbeit mit den „Bürden der menschlichen Seele" konfrontiert und sollte – wenn er in diesem Bereich länger arbeiten soll – lernen, mit diesem emotionalen Druck umzugehen. Therapiebegleithunde (und auch deren menschliche Partner) treffen während ihrer Arbeit auf Personen, die aufgrund von Unfällen, Erkrankungen oder schweren Schicksalsschlägen traumatisiert, emotional unausgeglichen oder belastet sind. Da Hunde – wie geschildert in einer Gefühlssymbiose mit den Menschen – leben, können sie auf einen solchen emotionalen Druck mit den unterschiedlichsten Verhaltensweisen reagieren: Erbrechen, pinkeln, hecheln oder winseln, Unruhe, Durchfall, knurren, bellen. Nur durch die umsichtige, verstehende, vorausschauende Ausbildung können Therapiebegleithunde ihre Rolle als Co-Therapeuten zuverlässig und für sie schadlos leisten. Um dies erreichen zu können, müssen wiederum vor allem die Menschen geschult werden. Sie müssen lernen, ihre Hunde „lesen" zu können. Dies bedeutet, sie müssen die Kommunikation des Hundes verstehen, individuelle Stärken und Schwächen in einer therapeutischen Situation einschätzen und Überforderungssignale rechtzeitig erkennen können.

Durch den Einbezug eines Hundes als Co-Therapeut kann die therapeutische Wirkung von Mensch und Hund potenziert werden. Dies funktioniert nur in einer positiv, wertschätzenden Beziehung. In einer Beziehung, in der der Hund als Arbeitsmittel oder als Mittel zum Zweck betrachtet und eingesetzt wird, ist seine therapeutische Wirksamkeit zum Scheitern verurteilt. Zwang, Druck, Ausbeutung oder körperliche Unterwerfung haben in der therapeutischen Beziehung keinen Platz.

Nach unserer Auffassung gibt es daher keine Ausbildung zum Therapiebegleithund, sondern eine Ausbildung von Mensch und Hund. Ziel ist es, eine von gegenseitigem Vertrauen und Achtung geprägte Beziehung zwischen Mensch (Bezugsperson) und Hund aufzubauen.

Wir verzichten hier bewusst darauf, eine spezielle Erziehungsmethode zu benennen. Der Markt der Hundeerziehungsmethoden und -philosophien ist nahezu unüberschaubar, und wir haben auch nicht mit jeder Methode Erfahrung. Im Folgenden werden wir daher grundsätzliche Aspekte der Ausbildung von Therapiebegleithunde-Teams darstellen.

14.2 Die Grundlage

Eine Ausbildung zum Therapiebegleithund kann aus unserer Sicht nicht früh genug beginnen. Häufig wird geraten, erst in einem Alter von 15–18 Monaten, nach bestandener Begleithundeprüfung, die Ausbildung aufzunehmen. Dies sehen wir kritisch. Die Erziehung beginnt am ersten Tag beim Züchter und Sie selbst übernehmen die Erziehung, wenn Sie den Welpen zu sich holen. Ein Hund sollte vom Welpenalter an für seine spätere Aufgabe vorbereitet werden. Man kann schon früh beginnen, die Grundlagen für einen späteren Einbezug in der tiergestützten Therapie zu legen. Erziehung braucht Zeit – viel Zeit. Erziehung ist auch kein Teilzeitjob, den man mit einer Stunde üben pro Tag erledigen könnte. Erziehung läuft rund um die Uhr. Sie braucht unendlich viel Geduld, und vor allem Geduld bis es soweit ist, den Hund wirklich einsetzen zu können. Zwischen mitgenommen und an das Setting gewöhnt werden und dann irgendwann wirklich aktiv eingesetzt werden, liegen für den Hund Welten. Machen Sie sich keinen Druck – und vor allem: Lassen Sie sich keinen Druck machen. Wichtig ist, sich im Vorfeld klar zu überlegen, was Ihr Hund tun soll und was nicht. Eine Begrüßung mit „vier Pfoten auf dem Boden" ist sicher wünschenswert. Dann machen Sie dies auch Ihrem neun Wochen alten Welpen schon klar. Dazu benötigen Sie eine eindeutige und klare Kommunikation, in dem Fall am einfachsten nonverbal, denn „runter" versteht der Welpe sicher noch nicht. Was soll Ihr Hund aber stattdessen tun? Er soll mit allen vier Pfoten am Boden bleiben, das heißt verhält er sich so, kann er die Person begrüßen und wird nicht von Ihnen dabei gestört. Außerdem ist es unbedingt von Nöten, dass alle Personen, die in die Erziehung involviert sind, sich an denselben „roten Faden" halten. Suchen Sie Situationen, die Ihr Hund schon meistern kann, so macht er häufig „das Richtige" und Sie können sich zusammen freuen. Wenn Sie den Hund häufig überfordern, sind Sie oft mit Korrekturen beschäftigt – das macht beiden weniger Spaß.

Wir halten sechs Bausteine als Grundlage für entscheidend:

1. Kommunikation zwischen Mensch und Hund
2. beziehungsorientierte Erziehung
3. Aufbau von Signalen
4. Alltagssituationen meistern
5. Talente erkennen und fördern
6. gemeinsame Aktivitäten

Baustein 1: Kommunikation Mensch und Hund

Tiergestützte Therapie bedeutet, dass Mensch und Hund gemeinsam ein Ziel erreichen möchten. Das Mittel dazu ist die Kommunikation. Und: Für eine gute gegenseitige Kommunikation ist es notwendig, die Nachricht des anderen zu verstehen. Das gegenseitige Verstehen der Mitteilungen führt, wenn man sich auf die richtig verstandene Nachricht des anderen bezieht, zur Verständigung und somit zu einer besseren Beziehung. Die Kommunikation ist also der Motor einer Beziehung.

Kommunikation und Beziehung hat für tiergestützte Therapie eine wesentliche Bedeutung. Therapie basiert auf verbaler und nonverbaler Kommunikation. Und eine förderliche Beziehung zwischen Therapeut und Patient kann in der tiergestützten Therapie nur dann zustande kommen, wenn die Beziehung zwischen Mensch (Therapeut/Hundehalter) und Hund harmonisch ist. Kommunikation ist damit auch der Spiegel der Beziehung. Nur wer den anderen versteht, kann sich seinerseits verständlich machen. Dies wiederum ist die Grundlage für eine harmonische Beziehung zwischen Mensch und Hund und damit ein Hauptziel der Ausbildung.

Anders gesagt bedeutet dies, dass der Mensch, der seinen Hund als Therapiebegleithund ausbilden möchte, mit der hündischen Kommunikation vertraut werden, also „hündisch" lernen sollte. Verstehen ist jedoch nur eine Seite der Kommunikation. Die andere ist, sich verständlich machen zu können. Der Mensch sollte also auch lernen, bewusst eindeutige körpersprachliche und stimmliche Signale zu geben, geradezu hündisch zu kommunizieren.

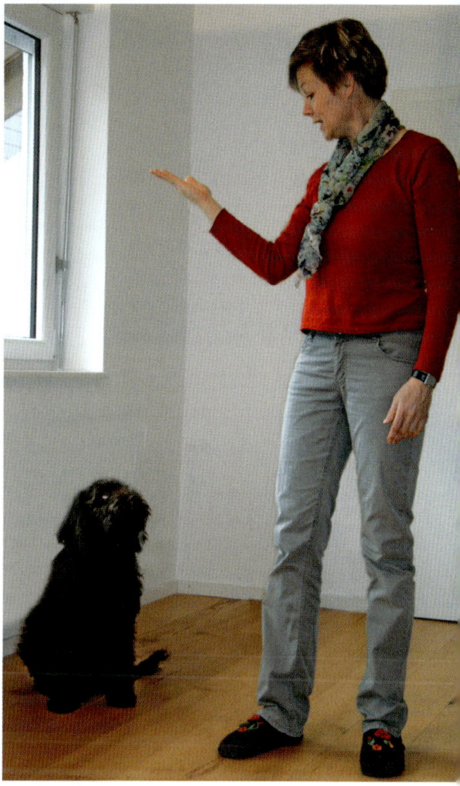

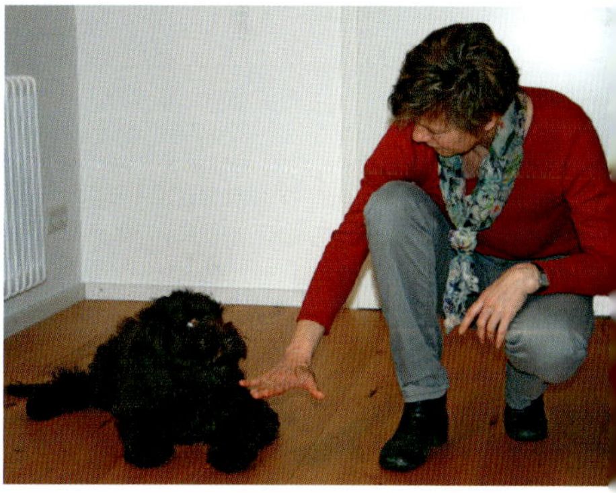

Abb. 39a-b: Nur mit Hilfe von Körpersprache kann sich der Mensch sehr gut ausdrücken.

Baustein 2: Beziehungsorientierte Erziehung

Der Hund braucht das Gefühl, beim Menschen Sicherheit zu finden, wenn er ihn als Leitfigur anerkennen und sich im täglichen Miteinander an ihm orientieren soll. Dieses Gefühl wird der Mensch seinem Hund auf Dauer nur dann geben können, wenn es ihm gelingt, eine echte Beziehung zu ihm aufzubauen. Es liegt nicht am Hund, sondern hauptsächlich am Menschen, eine solche Beziehung herzustellen. Beziehungsorientierte Erziehung bedeutet, dem Hund mit Sozialbezug auf seine Bezugsperson neue Möglichkeiten zu vermitteln, die für ihn im Zusammenleben mit seiner Bezugsperson positive Konsequenzen haben.

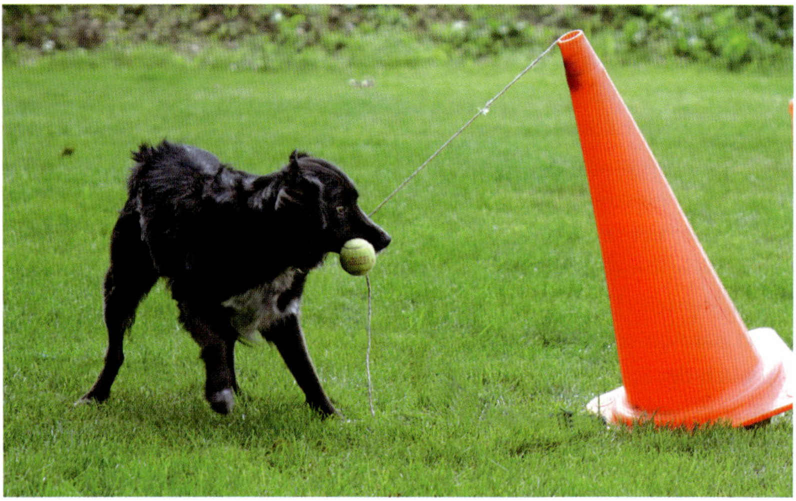

Abb. 40: Immer neue Herausforderungen machen Spaß.

Was ist zu tun? Der Hund sollte fest in die Familie eingegliedert werden. Er bekommt vom Menschen als „Erziehungsberechtigten" einen festen Platz im Mensch-Hund-„Rudel" zugewiesen. Zusätzlich übernimmt der Mensch Verantwortung und führt den Hund sicher durch die für ihn fremde Welt. Dies beinhaltet die Fähigkeit des Menschen, Antworten auf die „Fragen" des Hundes zu haben und ihn in entscheidenden Momenten nicht sich selbst zu überlassen.

Je nach seinem individuellen Typus muss dem Hund genügend Zeit zum Lernen eingeräumt werden. Ganz allgemein, aber besonders bei Hunden, die für einen Einbezug in tiergestützter Therapie vorgesehen sind, darf

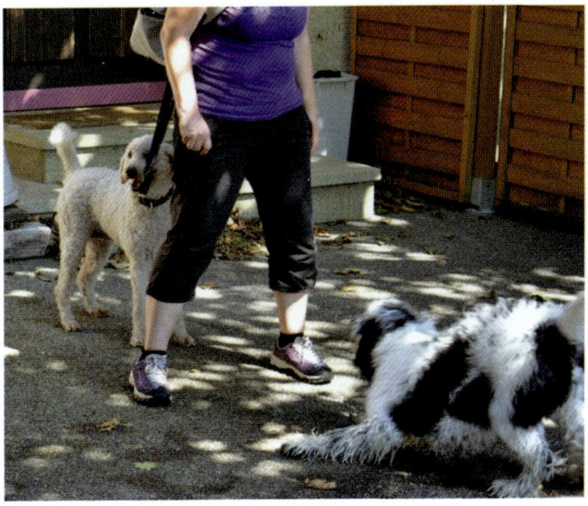

Abb. 41: Chiara fühlt sich sicher hinter ihrer Bezugsperson, sie kann sich zurücknehmen.

das Lernen nicht mit Druck oder Härte geschehen. Hier darf sich keine „Knopfdruck"-Mentalität entwickeln.

Zusätzlich sollten die Rahmenbedingungen des Zusammenlebens zwischen Mensch und Hund stimmen. Hunde machen sich auf Grund unseres Verhaltens ein Bild von uns und dem Zusammenleben mit uns. Wir sollten lernen, die Rahmenbedingungen aktiv zu gestalten. Dabei dürfen nicht nur unsere Wünsche und unsere Sicht einfließen, sondern wir sollten versuchen, uns in unseren Hund hineinzuversetzen und soweit wie möglich die Welt auch aus seiner Perspektive betrachten. Die Konsequenz daraus ist häufig eine neue Sicht der verschiedenen Bedürfnisse und Verhaltensweisen des Hundes. Nur so kann sich der Hund von Anfang am Menschen orientieren und der Mensch ein ernstzunehmender Sozialpartner für den Hund werden.

Baustein 3: Aufbau von Signalen

Hunde können die meisten von uns gewünschten Verhaltensweisen schon fast von Geburt an. So folgen Welpen ihren Hundemüttern ganz selbstverständlich ohne Leine. Warum? Welpen folgen aus Überlebenswillen, sie folgen, um etwas zu lernen und um Gefahren aus dem Weg zu gehen.

Welpen können sich hinsetzen, hinlegen, bei uns laufen, zu uns kommen und vieles mehr. Was sie nicht können, ist „auf das Wort folgen", denn „Worte" zu verstehen und mit einer bestimmten Handlung zu verbinden, muss erst gelernt werden.

Entscheidend ist für uns, dass mit dem Hund nicht Unterordnung der Unterordnung willen geübt wird. Vielmehr müssen die verschiedenen Signale

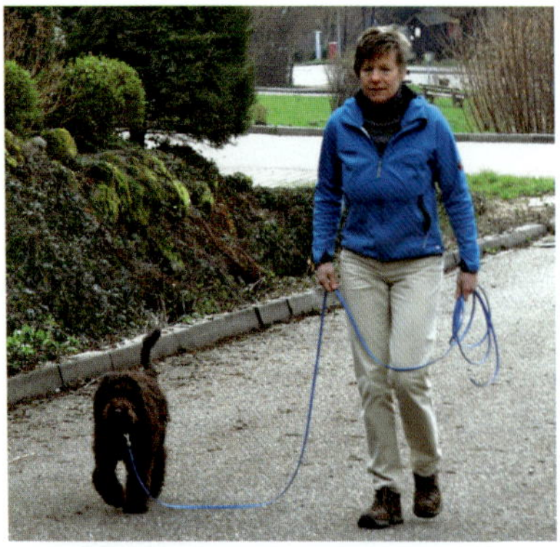

Abb. 42: Ein ganz normales Verhalten: Welpen folgen dem Menschen.

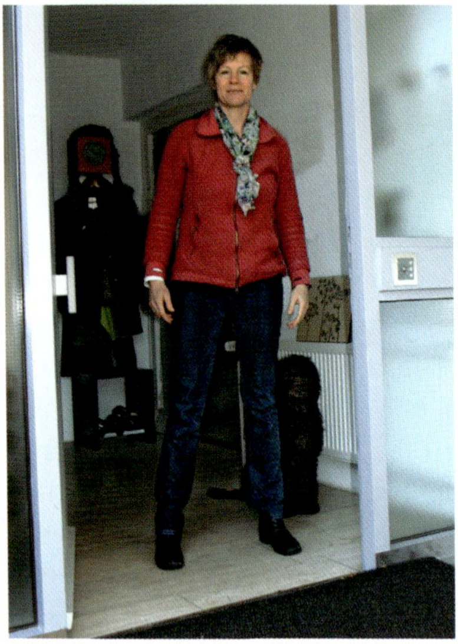

Abb. 43: Schon früh wird geübt, was wir später brauchen.

wie z.B. Sitz, Down, Bei, Apport aus hündischer Sicht einen Sinn ergeben. Dies bedeutet, wir Menschen sollten dem Hund die Dinge so beibringen, dass er es nachvollziehen kann und sich ernst genommen fühlt. Wir halten nichts davon, Hunden Tricks beizubringen oder sie zu dressieren, so dass sie als Sport-, Haushalts- oder Therapiegerät „funktionieren". Wir versuchen, für den Hund nachvollziehbare Strukturen zu schaffen. Die Erziehung erfolgt immer auch im Sinne des Hundes. Letztlich geht es darum, sich gegenseitig zu verstehen und das Verhalten gegenseitig abzustimmen.

Fast schon selbstverständlich sollte es sein, dass der Hund schon früh die für den sozialen Alltag notwendigen Signale lernt und auch zuverlässig unter Ablenkung ausführen kann.

Baustein 4: Alltagssituationen meistern

Sehr früh sollte begonnen werden, mit dem Hund zu üben, wie er mit unerwarteten Situationen, Anblicken, Geräuschen, körperlichem Kontakt und Frustrationen umgehen und diese bewältigen kann. Hierzu gehören u.a. Jogger, Fahrradfahrer, Personen auf Rollerblades oder Menschengruppen, aber auch Situationen in engen Räumen wie Aufzügen oder Straßenbahnen. Der Hund sollte lernen, Geräusche wie scheppernde Gegenstände, Einkaufswagen oder laute Musik relativ gelassen hinzunehmen. Auch die Begegnung mit anderen Hunden und ganz allgemein mit anderen Tieren sollte entspannt verlaufen.

Frustration bewältigen – damit ist gemeint, dass der Hund lernt, dass ein Spielzeug oder auch Futter plötzlich weggenommen werden kann. Nicht immer beginnt das Spiel, wann es vom Hund erwartet wird. Oder der Hund wird nicht immer dann gefüttert, wenn er davon ausgeht.

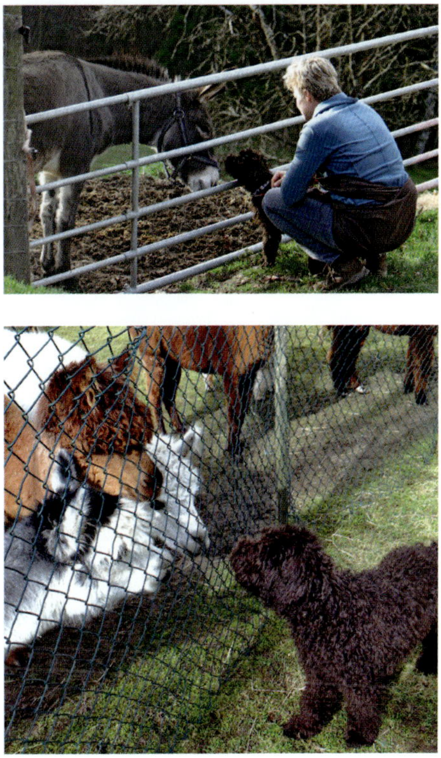

Abb. 44a–b: Der Welpe wird mit vielen Reizen vertraut gemacht.

Baustein 5: Talente erkennen und fördern

Hunde zeigen deutlich, dass sie ganz individuell mit unterschiedlichen Begabungen ausgestattet sind. Jede Hundepersönlichkeit sollte deshalb individuell gefördert werden. Es gibt zwar unterschiedliche Rassemerkmale, diese reichen aber nicht, um zu verstehen, was im Kopf des einzelnen Hundes vorgeht. In der Ausbildung ist es wichtig zu erkennen, welche Aufgaben dem einzelnen Hund leichter und welche schwerer fallen. So werden die Grundsteine für ein lebenslanges Lernen gelegt. Sehr früh sollten Therapiebegleithunde lernen zu lernen. Die Erfahrung, dass Lernen etwas Tolles

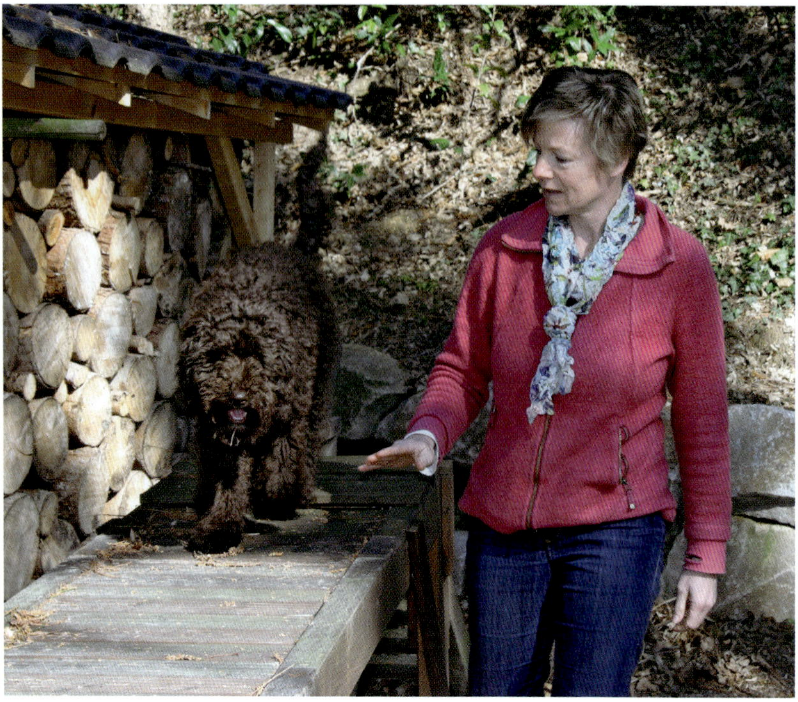

Abb. 45: Mit 4 Monaten hat Thimba das erste Mal aus eigenem Antrieb den Steg bewältigt. Herausforderungen stärken das Selbstwertgefühl des Hundes und seine körperliche Koordinationsfähigkeit.

ist, sollte gefördert werden. Durch spielerische Anforderungen werden der Spaß am Lernen und am Entdecken von neuem gefördert und erhalten. Dies gelingt leichter, wenn neu gelernte Handlungen auch tatsächlich zum Erfolg führen. Wobei Erfolg wieder sehr individuell ist und nicht nur aus einem Leckerli bestehen sollte. Das gute Gefühl, etwas geschafft zu haben, ist oftmals viel mehr wert.

Baustein 6: Gemeinsame Aktivitäten

Der Spaß an gemeinsamen Aktivitäten sollte besonders beim jungen Hund im Vordergrund stehen. Ziel ist es, dass der Hund mehr Lust dazu hat, mit seinem Menschen etwas zu unternehmen, als alleine in Mäuselöchern zu buddeln, Gerüchen zu folgen oder alleine auf der Suche nach mehr oder weniger Fressbaren zu sein.

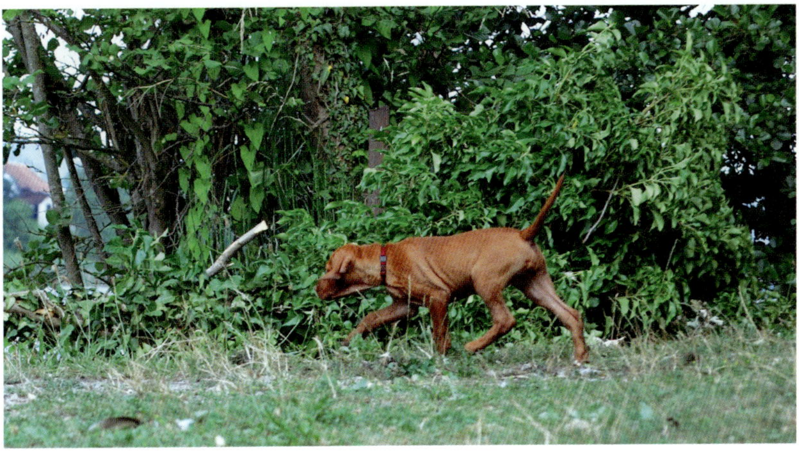

Abb. 46: Merlin findet auch alleine spannende Dinge: Meist sind wir von den Entdeckungen nicht begeistert.

Warum als nicht gemeinsam Buddeln oder sich auf die Suche nach etwas Fressbaren machen? Wenn ein Hund den Eindruck gewinnt, dass er gemeinsam mit seinem Menschen Spaß hat und der Mensch ihm immer wieder auf's Neue Dinge beibringen kann, die er für hilfreich erachtet, bestehen gute Chancen, dass der Hund einen sehr guten Kontakt zu Menschen entwickelt. Und genau dies brauchen wir für einen Einbezug in der tiergestützten Therapie. Wie also können wir dies erreichen? Wir empfehlen, vorwiegend Aktivitäten zu unternehmen, die beziehungsorientiert und für den Hund nachvollziehbar sind. Wichtig ist, dass die Aktivität gemeinsam erfolgt und Mensch und Hund ein gemeinsames Ziel haben. Als sinnvoll erwiesen hat sich, den Hund schon frühzeitig als „Haushaltshilfe auszubilden". Der Hund kann lernen, Zeitung und Post zu holen, Einkäufe in die Wohnung zu tragen oder vor dem Fernseher die Pantoffeln zu bringen. Der Hund lernt so, für das Mensch-Hund-Rudel eine sinnvolle Tätigkeit zu vollbringen und dadurch entsteht eine vertiefte Beziehung, ganz ohne extrinsische Belohnung.

14.3 Der Weg

Wurde mit dem Hund eine Basis gelegt, dann geht es in einem zweiten Schritt darum, die Ausbildung gezielt auf die Tätigkeit als therapiebegleitender Hund auszurichten.

Keine andere Aktivität ist für einen Hund vergleichbar mit den Interaktionen in der tiergestützten Arbeit, welche innerhalb der Individualdistanz stattfindet. Es ist eine Tätigkeit, die nicht in seinem hündischen Repertoire angelegt ist. In keiner anderen Interaktion würde ein Tier zum Beispiel mit einem Fremden für mehrere Minuten in einem engen persönlichen Kontakt verbleiben. Sich von einem Fremden umarmen, streicheln, anstarren oder dirigieren zu lassen, ist für Hunde nicht arttypisch. Trotzdem können sie bis zu einem gewissen Grad lernen, dies zu tolerieren und, je nach Aktivität, sogar genießen zu können. Hierfür sind weitere fünf Bausteine wichtig:

7. Vertraut machen mit dem zukünftigen „Arbeitsumfeld"
8. in neuen Situationen Gelerntes abrufen
9. Spaß
10. Ruhephasen
11. gezielte Übungen

Baustein 7: Das zukünftige „Arbeitsumfeld"

Im Baustein 4 wurde der grundlegende Umgang mit Menschen, Situationen, Tieren und Geräuschen geübt. Nun wird dies auf unerwartete Situationen erweitert und speziell auf das zukünftige „Arbeitsumfeld" bezogen, mit dem der Hund nun vertraut gemacht wird.

Zwei Aspekte erscheinen uns hier bedeutsam. Erstens werden schrittweise Begegnungen mit wenig vertrauten Personen geübt. Dies können Menschen am Rollator oder an Krücken sein oder auch Kindern und Jugend-

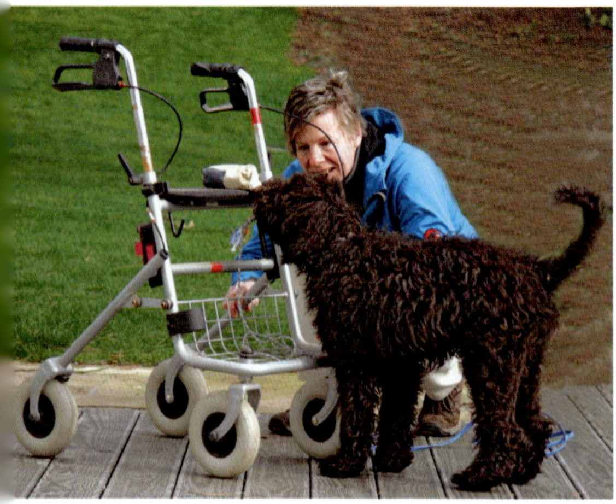

Abb. 47: Langsame Gewöhnung an ungewohnte Reize wie Gehhilfen ist wichtig.

liche, die herumrennen, oder Menschen, die sich vielleicht ungewöhnlich verhalten, schreien oder sich unkontrolliert bewegen. Behutsam werden die Hunde an diese Situationen herangeführt.

Zweitens sollte die Arbeitsumgebung erkundet werden. Dies bedeutet, man besucht mit seinem Hund eine Klinik, ein Altenheim, eine Ergotherapiepraxis – je nachdem in welchem Arbeitsfeld der Hund tätig werden soll. Und nun wird etwas Kurioses gemacht, nämlich nichts oder so wenig wie möglich. Das nennt man Abschalttraining. Zunächst soll der Hund nur die Geräusche, die Gerüche, die Gegenstände und vielleicht die Menschen aus einigem Abstand kennenlernen. Später werden dann für das Umfeld typische, aber für den Hund unerwartete und ungewöhnliche Reize hinzugenommen. So wird der Hund Schritt für Schritt an das Umfeld adaptiert.

Das heißt, im ersten Schritt tut der Hund tatsächlich nichts. Man setzt sich mit seinem Hund am besten auf seiner vertrauten Decke in den neuen Raum und tut gar nichts – solange bis der Hund das Ganze so unaufregend findet, dass er sich auf seine Decke legt und entspannt. Dann wird er dort vor Ort eventuell noch gefüttert und das war's.

Baustein 8: Gelerntes abrufen

Die gelernten Signalabläufe werden verfestigt, in dem sie immer wieder in neuen Situationen abgerufen werden. Beherrscht der Hund Zuhause, im Garten, auf einer einsamen Wiese oder dem Ausbildungsplatz die Signale wie „Sitz", „Bleib" oder „Apport", werden diese Signale auch auf dem Dorfplatz an einem ruhigen Sonntagvormittag geübt. Und dann nach und nach in schwierigeren Situationen, vielleicht auch einmal, wenn Markttag ist. Danach kann man die Übungen in das spätere „Arbeitsumfeld" verlagern. Vielleicht ist es möglich, in einer Eingangshalle eines Altenheims zu üben oder am Rande eines Schulhofs. So soll nach und nach die Signalkontrolle soweit verbessert werden, dass der Hund auch in schwierigsten Situationen sich auf seinen Menschen verlassen kann und unter Kontrolle bleibt.

Baustein 9: Spaß

Es kann nicht oft genug betont werden: Die Ausbildung zu einem Therapiebegleithunde-Team ist anstrengend und oft von Rückschlägen gekennzeichnet. Häufig entsteht in Ausbildungsgruppen auch eine gewisse Konkurrenzsituation. Man sieht, wie weit der andere Hund schon ist. Folglich verkrampft man, wird ungeduldig und bekommt Angst, das große Ziel könne vielleicht nicht erreicht werden. Es konnte gezeigt werden, dass insbesondere bei „Crash-Kursen“, die nur eine Woche dauern, Hunde eine deutlich erhöhte Stressbelastung aufweisen.

Daher möchten wir immer wieder betonen, wie wichtig es ist, gemeinsam Spaß zu haben. Es sollten also keine hundertfachen Wiederholungen durchgeführt werden, wenn der Mensch grade genervt und der Hund müde ist und letzterer viel lieber gemütlich auf einem Knochen nagend in seiner Box liegen möchte. Es ist spannend herauszufinden, was der Hund besonders gerne tut. Machen Sie sich auf die Suche nach den besonderen Leidenschaften Ihres Hundes.

Baustein 10: Ruhephasen

Regelmäßige Wiederholung und Vertiefung, also Automatisierung, sind unverzichtbar, wenn unser Hirn etwas erlernen, aufnehmen und behalten sowie speichern soll. Jedoch wissen wir aus modernen neurobiologischen Erkenntnissen: Weniger ist mehr bzw. zu viele Aktivitäten hemmen den Lernprozess. Eine Ausbildung zum Therapiebegleithunde-Team ist eine Vollzeitbeschäftigung. Zur Ausbildung gehört es daher auch zu lernen, seinem Hund genügend Ruhephasen zu gönnen. Dies ist wichtig, damit er sich zum einen erholen und zum anderen in dieser Zeit das Gelernte auch „verdauen“ kann. Zu viel weitere Aktivität schadet, deshalb sind sogenannte Abschaltphasen wichtig. Also betreiben Sie nicht noch nebenher ernsthaft Agility, Dog Dancing oder Rettungshundearbeit.

Baustein 11: Gezielte Übungen

Bei allen Formen der tiergestützten Therapie gibt es verschiedene Möglichkeiten, Hunde in die Therapie einzubeziehen. Unterschieden werden können die freie, die gelenkte und die ritualisierte Interaktion. Diese Abstufungen kennzeichnen das Ausmaß, in dem der Therapeut Einfluss auf die Interaktion zwischen Hund und Klient (Patient) nimmt. Die Interaktion sollte jedoch immer bewusst und kontrolliert ablaufen. Dies kann jetzt vielleicht als Widerspruch verstanden werden. „Freie Interaktion“ und „Kontrolle“ sind aber kein Widerspruch, denn sie betreffen zwei unterschiedliche Ebenen: Die Ebene zwischen Klient und Hund und die Ebene im Therapiebegleithunde-Team. Während zum Beispiel Kind und Hund frei in einem Spiel mit einem

Ball interagieren, muss der Hund durch seinen Menschen beeinflussbar bleiben.

Dies bedeutet für die Ausbildung, dass der Hund nicht von sich aus „therapeutisch tätig" wird, sondern ganz klare Anweisungen erhält, wann was zu tun ist. Der Hund erhält während der gesamten Zeit Struktur!

FALLBEISPIEL

Beispiel Altenheim: Ich schicke meinen Hund zu Herrn Müller, der den Hund dann streichelt. Anschließend schicke ich meinen Hund mit einem Bällchen zu Frau Meyer, die den Ball wirft, danach bringt mein Hund auf meine Anweisung das Bällchen zu Herrn Schmid. Frau Meyer bekommt das Bällchen in die Hand gelegt, bei Herrn Schmid legt mein Hund das Bällchen auf den Schoß. In den Pausen (für den Hund), in denen ich z. B. die nächste Übung erkläre, liegt mein Hund auf einem bestimmten Platz und wartet dort auf weitere Aufträge.

Beispiel Ergotherapiepraxis: Die kleine Anna kommt in die Praxis. Zunächst liegt der Hund auf seiner Decke. Nach einer gewissen Eingewöhnungszeit darf Anna Kontakt zum Hund aufnehmen. Auch der Hund bekommt das Signal, dass nun Kontakt gesucht werden darf. Der Therapeut beobachtet die freie Kontaktaufnahme zwischen Anna und dem Hund, beeinflusst diese aber nicht. Trotzdem existieren klare Rahmenbedingungen und der Therapeut hat jederzeit die Verantwortung für und die Kontrolle über den Hund.

Um die oben beschriebenen Interaktionsformen kontrolliert ausüben zu können, werden spezifische Übungen mit dem Hund trainiert, die später in den Therapiesituationen eingesetzt werden können. Solche Übungen können unter anderem sein:

- Apportieren, Abgabe des Gegenstandes in die Hand, auf den Schoß oder in einen Behälter
- Kontakt aufnehmen
- sich streicheln/anfassen lassen
- einen Gegenstand ziehen, schieben oder drücken
- eine Person oder einen bestimmten Gegenstand suchen
- bei einer Person verharren
- sich eng an eine Person anschmiegen

- mit einer „fremden" Person an der Leine gehen
- Gegenstände nach Anweisung aussuchen und anreichen
- Gegenstände nach Namen oder nach Geruch sortieren
- sich positionieren lassen

Die Notwendigkeit einer Prüfung des Mensch-Hund-Teams

Ein Risiko besteht darin, dass die eigene hohe Motivation, tiergestützt zu arbeiten, manchmal den professionellen Blick auf die tatsächliche Hund-Mensch Beziehung verhindert. Dadurch kommt es vor, dass Hunde eingesetzt werden, welche nicht für einen Einbezug in therapeutische Prozesse geeignet sind. Daher ist eine Überprüfung des Verhaltens des Mensch-Tier-Teams in therapeutischen Situationen durch erfahrene Fachpersonen angezeigt.
In Österreich ist die Voraussetzung für die Bezeichnung als „Therapiebegleithund" eine Ausbildung und die positive Beurteilung durch ein Gutachten von Sachverständigen. Bei dieser Beurteilung ist vor allem auf Gesundheit, Sozial- und Umweltverhalten, Gehorsam, Kontrollierbarkeit und auf das funktionierende Zusammenspiel mit Menschen mit Behinderung sowie mit dem eigenen Halter oder der eigenen Halterin Bedacht zu nehmen. Derzeit ist die Prüf- und Koordinierungsstelle am Messerli Forschungsinstitut in Wien für die Abnahme der Prüfung zuständig. Alle wichtigen Informationen finden sich auf der Homepage des Messerli-Instituts: https://www.vetmeduni.ac.at/therapiebegleithunde/informationen-ueber-therapiebegleithunde (21.12.2021)

Bei den Prüfungen geht es in der Regel um das Sozialverhalten des Hundes und die Beeinflussbarkeit und Kontrolle durch den Besitzer in Situationen, wie sie auch in therapeutischen Settings auftreten können.

Die Prüfungen umfassen meist folgende Aspekte:

- Akzeptanz von Menschen und anderen Hunden
- Leinenführigkeit
- Beeinflussbarkeit bei der Begegnung mit anderen Tieren
- Sozialverhalten gegenüber Menschen
- Verhalten bei Anfassen des Hundes durch Besitzer und Fremdperson
- Verhalten bei Begrüßung durch eine freundliche und unfreundliche Person
- Verhalten bei einer aggressiv wirkenden Person

- Verhalten bei Begegnung mit Menschengruppen
- Verhalten bei Begegnung mit Menschen, die Krücken, Rollator oder Rollstuhl nutzen
- Verhalten bei Begegnung mit Menschen, die sich ungewöhnlich bewegen
- Reaktionen auf unerwarteten Lärm
- Verhalten bei Spiel
- Umgang mit Futter

Bei den Prüfungen wird primär das Verhalten des Hundes beobachtet, aber auch die Kommunikation zwischen Mensch und Hund:

- Wie viel Druck übt der Besitzer auf den Hund aus?
- Wie gut ist der Hund beeinflussbar?
- Wie geht die Bezugsperson vorausschauend mit schwierigen Situationen um?
- Wie gut erkennt die Bezugsperson Stresszeichen? Nimmt sie den Hund bei Unwohlsein aus der Situation heraus?

Ein solcher Test zum Abschluss einer Ausbildung zum Therapiebegleithunde-Team gibt wichtige Hinweise, welche Einsatzgebiete für den Hund in Frage kommen und für welche er möglicherweise weniger geeignet ist. Tests sind nie perfekt, sie geben immer nur eine Wahrscheinlichkeit an, mit der eine Eignung oder Nicht-Eignung für bestimmte Bereiche gegeben ist. Die beschriebene Abschlussprüfung wird bei seriösen Anbietern noch durch mindestens drei Einsätze des Hundes unter Supervision durch eine in tiergestützter Therapie mit Hunden sehr erfahrene Fachperson ergänzt. So kann das Verhalten des Hundes und die Kommunikation im Mensch-Hund-Team zusätzlich in realen Therapiesituationen eingeschätzt werden.

Aus unserer Erfahrung ist die Supervision tiergestützter Einsätze vor allem aus tierethischer Sicht unerlässlich. Viele Therapeuten sind hoch motiviert, ihren Hund in ihrer Therapie einzusetzen, dies versperrt manchmal den objektiven Blick auf die Talente des Hundes. Wir sehen daher Hunde, welche in für sie ungeeigneten Settings eingesetzt werden und dadurch sehr viel Stress ausgesetzt sind. Hier kann vor allem eine Supervision helfen, einen realistischeren Blick auf den eigenen Hund zu bekommen.

14.4 Das Ziel: Eine sichere Bindung

Zum Abschluss dieses Kapitels möchten wir nochmals betonen, dass eine Ausbildung zum Therapiebegleithund aus unserer Sicht zu kurz greift. Für uns ist der Mensch der entscheidende Faktor. Nur wenn der Mensch gut ausgebildet und vorbereitet ist, kann ein gut ausgebildeter Hund eine große Bereicherung in der Therapie sein. Ziel der Erziehung des Hundes und einer guten gemeinsamen Ausbildung sollte es demnach sein, ein beziehungsorientiertes Team zu bilden.

Tiergestützte Therapie mit Hunden ist eine Teamleistung. Hunde werden in der Therapie eingesetzt, da sie Menschen helfen, innere und äußere Barrieren zu überwinden und eine „freundliche Kommunikation" mit sich selbst zu entwickeln. So erleichtern sie zugleich eine „freundliche Kommunikation" zwischen Therapeut und Klient. Hunde verbinden also, wo in und zwischen den Menschen Trennendes vorhanden ist. Eine solche „freundliche Kommunikation" und damit ein „Einswerden" können nur entstehen, wenn die Beziehung innerhalb des Mensch-Hund-Teams von wirklichem Vertrauen und tiefer Achtung geprägt ist. Nur dann kann eine wirkliche tiefgehende therapeutische Arbeit geleistet werden. Nur dann kann der Hund als sensibler Partner mit einer anderen Person in eine Beziehung treten.

Praxistipp

Erziehung nicht während der Therapie

Für uns gilt eine wichtige Regel: die Erziehung des Hundes oder das Beibringen von neuen Fertigkeiten findet, von wenigen Ausnahmen abgesehen, nicht während der Intervention statt. Die Erziehung findet im privaten Umfeld statt. Lernen ist vor allem dort möglich, wo die äußeren Gegebenheiten es zulassen. Wenn der Hund während einer Intervention nicht das „gewünschte" Verhalten zeigt, hat das meist einen Grund. Der Hund möchte uns etwas mitteilen, also reduzieren Sie ihren Hund nicht auf „Gehorsamsverweigerung". Druck ist an dieser Stelle völlig unangebracht. Nutzen Sie vielmehr das, was passiert, um damit zu arbeiten. Sprechen Sie Ihren Klienten darauf an. Was meint er, woran das liegen könnte, kennt er das auch, andere wollen was und er will aber nicht – was könnte man verändern, um dem Hund zu helfen?

Und doch kann in manchen Fällen, wie uns die Kinder- und Jugendpsychiaterin Diana Ladner aus ihrer Praxis berichtet, das Beibringen neuer Fertigkeiten ein sehr schönes Projekt innerhalb einer Therapie sein: „Ich habe da eine ganz schöne Erinnerung an einen Jugendlichen mit einem ADHS und Lernproblemen, mit dem ich mich ausführlich mit dem Thema „Wie lernt ein Hund" auseinandergesetzt habe und dann hat er Jade beigebracht, an einer Schnur zu ziehen, um an den Futterbeutel zu kommen. Das hatte sie vorher wirklich noch nie gemacht und beide haben sich so unglaublich gefreut, dass es tatsächlich geklappt hat."

Welche Ausbildungsinstitution ist für mich die richtige?
Bei einer Untersuchung zeigte sich, dass die meisten Absolventen ihr Ausbildungsinstitut sehr gut fanden, unabhängig von den Inhalten oder der Dauer der Ausbildung. Für die einzelnen Institute gibt es auch keine staatliche Akkreditierung oder ähnliches. Selbst Institute, die mit einer Anerkennung der Industrie- und Handelskammer werben, sind nicht „staatlich anerkannt".
Wir empfehlen, eine Aus- und Weiterbildung bei einem von ISAAT oder ESAAT anerkannten Institut/Verein zu absolvieren. Bei diesen Institutionen wurden die Curricula, die Inhalte und die Referenten nach vorher definierten Kriterien geprüft.

Online-Material

Bindungsgeleitete Hundeerziehung

15 Konzepte tiergestützter Therapie

Es gibt eine Vielzahl von Möglichkeiten, Hunde in die therapeutische Arbeit zu integrieren. Aus den Blickwinkeln unterschiedlicher Fachrichtungen wurden verschiedene Schwerpunkte hervorgehoben. Die Formen tiergestützter Therapie lassen sich nach unterschiedlichen Faktoren einteilen:

- Interaktion in der Triade (Therapeut-Hund, Klient-Hund, Therapeut-Klient, Therapeut-Klient-Hund)
- Nähe-Distanz (freie Bewegung, Hort-, Brücken-, Präsenzmethoden)
- Form der Interaktion (frei, gelenkt, ritualisiert oder Für, Über, Mit)
- Aktivität (passiv–aktiv)
- Funktion (z. B. Projektion, Identifikation, Motivation, Bindung, Kommunikation, Selbstwirksamkeit, sozialer Katalysator)

Dies zeigt, dass sich für die tiergestützte Therapie noch keine bestimmte Formen und noch keine spezifischen Methoden herausgebildet haben.

15.1 Die Interaktionen in der Triade

Wie schon beschrieben wird die in der Therapie übliche dydadische Beziehung zwischen Therapeut und Klient durch den Einbezug eines Hundes zu einer triadischen. Die therapeutische Arbeit in der Triade lässt eine Vielzahl neuer und spannender Interaktionsmöglichkeiten entstehen:

- Hund und Therapeut in direkter Interaktion – der Klient in der Beobachterposition

- Hund und Klient in direkter Interaktion – Therapeut in der Beobachterposition
- Klient und Therapeut in direkter Interaktion – Hund in einer direkt einbezogenen Position
- Hund, Therapeut und Klient in direkter Interaktion
- Hund, Therapeut und Klient ohne direkte Interaktion

Der Klient kann beobachten, wie der Therapeut mit dem Hund interagiert. Der Klient kann erkennen, wie wir unsere Beziehung zum Hund gestalten, ob wir barsche Kommandos geben oder freundliche Signale, ob wir auf die Unterordnung beharren oder Verständnis zeigen, wenn der Hund nicht sofort auf ein Signal reagiert. In diesem Moment offenbaren wir uns gegenüber dem Klienten, wir zeigen etwas von unserer Art und Weise, mit anderen Individuen umzugehen und werden somit transparenter. Transparenz ist für das Vertrauen, von dem die therapeutische Beziehung lebt, von ganz entscheidender Bedeutung.

Abb. 48a: Hund und Klient in direkter Interaktion – Therapeut in der Beobachterposition

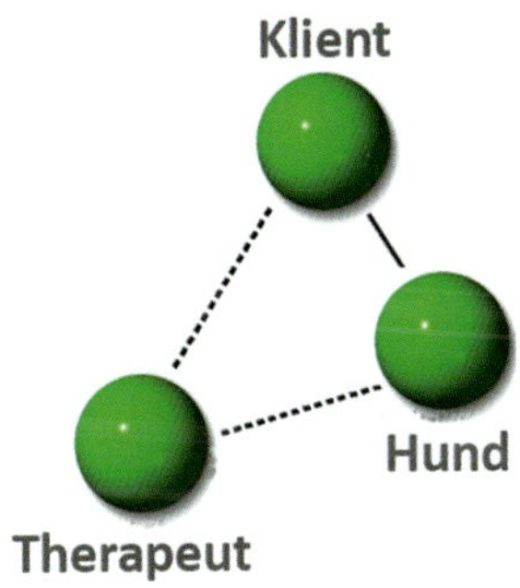

Der Therapeut kann beobachten, wie der Klient mit dem Hund interagiert. In der Psychotherapie kann es vorkommen, dass ein Klient mit dem Hund etwas wilder spielt und der Therapeut erkennt beim Hund ein gewisses Unwohlsein. Diese Beobachtung kann der Therapeut dem Klienten mitteilen

Abb. 48b: Klient und Therapeut in direkter Interaktion – Hund in einer indirekt einbezogenen Position

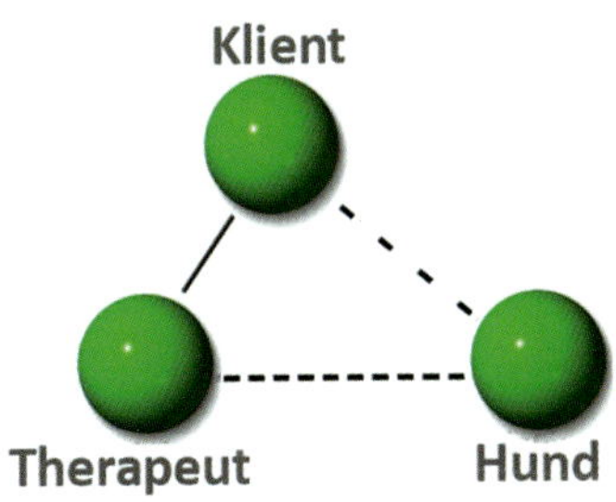

und damit deren Spiel und deren Beziehung zur Sprache bringen. Der Therapeut kann seine Beobachtungen und Überlegungen laut sagen oder er kann den Klienten direkt nach seinen Gefühlen und Absichten fragen. In der Ergotherapie kann die Interaktion zwischen Klient und Hund eingesetzt werden, um Feinmotorik oder komplexe Handlungen zu üben. Oder der Klient kann die fürsorgliche Rolle übernehmen und den Hund versorgen, pflegen oder bürsten.

Klient und Therapeut können das Verhalten des Hundes beobachten und interpretieren. In der Psychotherapie kann darüber gesprochen werden, warum der Hund heute sein Hundekörbchen nicht verlässt oder sich nach der Begrüßung sofort wieder darauf zurückzieht. Bei der Interpretation hündischen Verhaltens ist aber darauf zu achten, dass unzulässige Vermenschlichungen vermieden werden, weil diese nicht dem Wesen und somit den spezifischen Bedürfnissen des betreffenden Tieres gerecht werden, sondern dadurch das Tier als Projektionsfläche für die menschlichen Empfindungen und (Wert-)Vorstellungen missbraucht wird. In der Ergotherapie kann das Beobachten des Hundes zum Beispiel dazu genutzt werden, um kognitive Fähigkeiten zu trainieren.

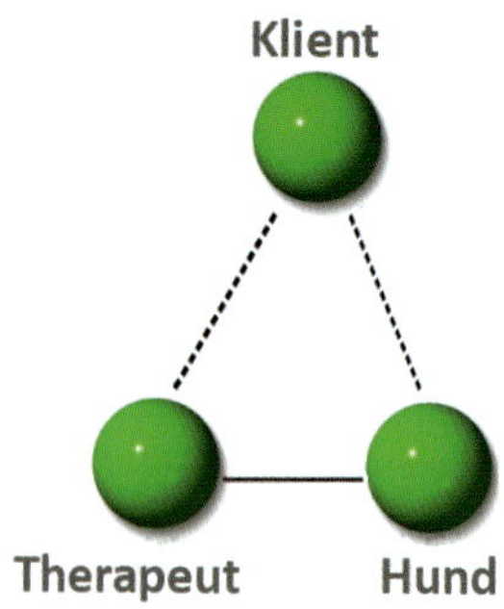

Abb. 48c: Hund und Therapeut in direkter Interaktion – der Klient in der Beobachterposition

In der vierten Interaktionsform sind alle drei – Klient, Hund und Therapeut – sind zum Beispiel in ein (Rollen-)Spiel einbezogen. Diese Form fordert alle Beteiligten in besonderem Maße heraus, da alle drei Interaktionspartner gleichzeitig am Geschehen beteiligt sind.

Alle drei – Klient, Hund und Therapeut – sind nicht in direkter Interaktion. Diese Form wird selten vorkommen. Ist jedoch im Sinne einer Auszeit in Form von Entspannung oder wenn der Klient einen Arbeitsauftrag (z. B. Ausmalen eines Hundebildes) erledigt, zeitlich begrenzt denkbar.

Der „Diamanten-Ansatz"

Im triadischen Ansatz ist der Therapeut gleichzeitig die Bezugsperson für den Hund. Es kommt jedoch auch häufig vor, dass Therapeuten mit einem Therapiebegleithunde-Team arbeiten, meist sind dies Freiwillige, die sich und ihren Hund entsprechend weitergebildet haben. Wir sprechen dann von einem Diamanten-Ansatz.

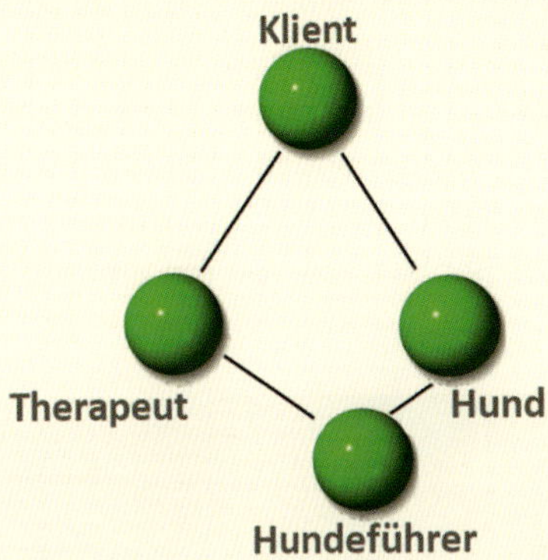

Abb. 49: Der Diamanten-Ansatz

Der Hundebesitzer ist dann hauptsächlich für die Sicherheit und das Wohlbefinden des Hundes zuständig. Er muss fachlich kompetent in den Therapieprozess eingebunden werden. Dies bedeutet, dass vor dem Einbezug die Rollen genau geklärt sind, das Therapiebegleithunde-Team die fachlichen Grenzen und Behandlungswege kennt und auch eine eindeutige Kommunikation zwischen Therapeut und Therapiebegleithunde-Team besteht. Der Einbezug eines Therapiebegleithunde-Teams hat Vorteile, da sich der Therapeut mehr um den Klienten kümmern und der Hundebesitzer sich auf seinen Hund fokussieren kann. Er hat jedoch vor allem dort Grenzen, wo es um besondere Vertraulichkeit und Intimität geht. Im triadischen Ansatz muss der Therapeut seine Aufmerksamkeit auf Klient und Hund lenken. Er muss dabei kleinste Verhaltensänderungen bei seinem Hund erkennen und, wenn der Hund zum Beispiel Unwohlsein oder Angst signalisiert, sofort reagieren. Es gibt bei beiden Herangehensweisen Vor- und Nachteile. Jeder sollte für sich und seine Arbeit die passende Variante finden. Aus unserer Sicht schöpft der triadische Ansatz, in dem der Therapeut auch die Bezugsperson des Hundes ist, die therapeutischen Möglichkeiten der Interaktions- und Beziehungsgestaltung besser aus. Der Diamanten-Ansatz findet vor allem seinen Platz, wenn es um das Üben und Trainieren von Fertigkeiten geht.

15.2 Konzept Nähe – Distanz

Aus eher verhaltensbiologischer Sicht wird nach dem Kontaktraum, in dem die Mensch-Hund-Begegnung stattfindet, unterschieden (Otterstedt, 2007): Methode der freien Begegnung, der Hort-, der Brücken- und der Präsenz-Methode.

Die **Methode der freien Bewegung** basiert darauf, dass es dem Menschen und dem Hund überlassen bleibt, die gegenseitige Begegnung zu suchen. Der Platz, an dem dies ermöglicht wird, sollte so gestaltet sein, dass für beide immer eine Annäherung sowie ein Rückzug möglich sind. Dies ist nur in der freien Natur möglich, wo sich rein zufällig Begegnungen und Kontakte ergeben. Diese Methode ist in der tiergestützten Therapie mit Hunden kaum umsetzbar. Denkbar wäre vielleicht das Beobachten von frei umhertollenden Hunden auf einer Hundewiese.

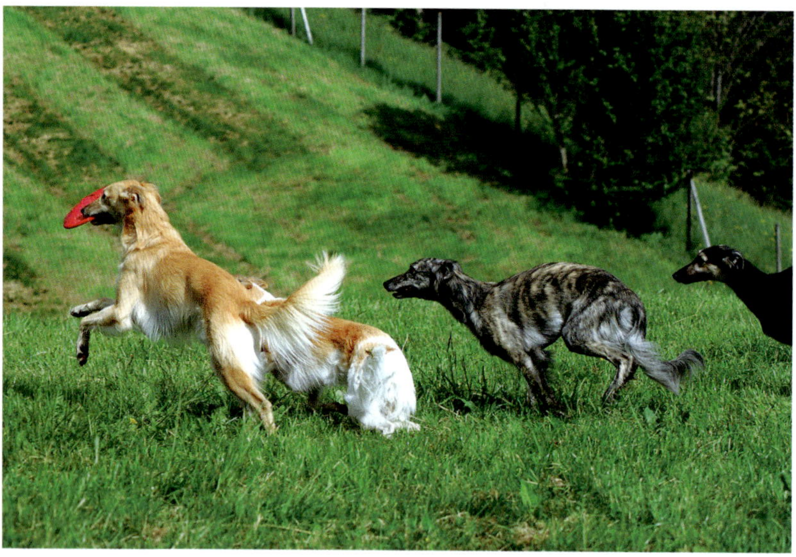

Abb. 50: Freundlich agierende Hunde können gut beobachtet werden.

Im Rahmen der **Hort-Methode** erfolgt die Begegnung zwischen Proband und Tier in einem klar abgegrenzten, beschützten Raum (Hort). Das ist meist ein speziell gestalteter Therapie- oder Begegnungsraum. Hier sollten sowohl Kontakt- als auch Beobachtungsmöglichkeiten bestehen. Dieser Raum soll Möglichkeiten des selbstbestimmten Nähe- und Distanzaufbaus ermöglichen. Dabei kommt der Klient gleichsam als Gast in das „Reich des Hundes" und verlässt es nach dem Ende der Therapiestunde wieder. Dies wäre in der tiergestützten Therapie mit Hunden zum Beispiel der Psychotherapieraum, in dem der Hund liegt, und der Klient wie der Hund den Kontakt selbstbestimmt suchen können.

Die **Brücken-Methode** wird oft in therapeutischen Einheiten verwendet. Mittels Gegenständen wird eine „Brücke" zwischen Hund und Mensch hergestellt. Ziel ist es, eine Vertrauensbeziehung aufzubauen. Immer geht es zum einen darum, „das Eis zwischen Tier und Mensch zu brechen", und zum anderen um eine spielerische Variante der Mensch-Tier-Begegnung. Während einer Gruppenstunde wird von einer Person der Ball geworfen, und der Hund soll den Ball fangen und wieder in den Gruppenkreis zurückbringen. Eine andere Variante wäre, dass der Hund Gegenstände von Person zu Person trägt. Auch das Leckerli, welches eine ältere Dame dem Hund zu fressen gibt, gehört in diese Kategorie. Die Brücken-Methode eignet sich aber nicht nur zur direkten Kontaktaufnahme mit dem Tier, sondern auch zur Memorierung und zum (Wieder-)Erlernen von Gegenständen und ihren Namen. Die Kunst des Therapeuten ist es, diese Dynamik zu beeinflussen und in Gang zu bringen.

Bei der **Präsenz-Methode** findet der Mensch-Hund-Kontakt meist in einem engen Rahmen statt, beispielsweise auf dem Schoß des im Rollstuhl sitzenden Bewohners oder auf dem Bett einer bettlägerigen Person. Das Hinführen des Hundes in eine solche Situation bedarf vor allem einer guten Vertrauensbeziehung zwischen Therapeut/Bezugsperson und Hund. Der Therapeut sollte die Bedürfnisse des Klienten sowie diejenigen des Hundes jederzeit im Blick haben, um entsprechend reagieren zu können. Er sollte vor allem das Wechselspiel von Nähe und Distanz so gestalten, dass es für keinen der Beiden unangenehm wird und es keine negativen Emotionen auslöst. Die Hauptaufgabe des Therapeuten besteht in der Überwachung der Sicherheit von Mensch und Tier, gleichzeitig sollte er sich aber auch soweit aus der Interaktion heraushalten können, so dass nicht er im Mittelpunkt des Kontaktes steht, sondern der Klient und der Hund.

15.3 Aktive und passive Rolle des Hundes

Die Formen tiergestützter Therapie können auch nach einem Kontinuum von aktiv nach passiv eingeteilt werden. Der Aktivitätsraum ist dann dadurch gekennzeichnet, wie aktiv oder passiv der Hund in die Therapie integriert wird.

Bei den aktiven Formen kann es um gemeinsames Tun gehen. Dies geschieht zum Beispiel, wenn Klient und Hund einen Agility Parcours durchlaufen. Oder der Klient wirft dem Hund einen Ball, den dieser apportiert. Der Klient kann aber auch dem Hund Signale (z. B. Sitz, Such, Apport) geben, die dieser befolgen soll.

Bei der passiven Form ist der Hund nicht in die Aktivität einbezogen. Etwa wenn der Klient den Agility Parcour stellt, dabei überlegt wie hoch und wie weit der Hund schon springen kann, welchen Schwierigkeitsgrad sie beide bewältigen können. Es kann aber auch um das Beobachten des Hundes und seines Verhaltens gehen (z. B. wenn der Klient zusieht, wie er auf der Decke liegt oder im Raum herumschnuppert). Aber auch die Gefühle des Klienten lassen sich einbeziehen. Zum Beispiel, indem man über „wichtige" Ereignisse im Leben des Hundes spricht, z. B. über den Moment, wo er von den Eltern weggenommen wurde, das Ankommen in einer fremden Umgebung, das Spielen in der Welpengruppe, ein sich an Regeln halten müssen oder das Zusammentreffen mit anderen Hunden. Dabei kann der Klient beschreiben, wie sich der Hund gefühlt haben mag. Man kann dann den Klienten fragen, ob es ähnliche Situationen in seinem Leben gab und wie er sich gefühlt hat. Eine passive Funktion nimmt der Hund auch ein, wenn in seiner Abwesenheit Gedächtnisfunktionen geübt werden. Der Klient lernt beispielsweise Name, Rasse, Alter, Vorlieben, Spielzeuge usw. des Hundes und gibt sie wieder. Eine andere denkbare Situation ist, dass er den Hund beschreibt, ohne dass dieser anwesend ist, oder er wird dazu angeregt, sich an Details seiner Ernährung und seiner Pflege zu erinnern.

Aktiv meint also, es kommt in irgendeiner Form zur Interaktion zwischen Klient und Hund. Passiv meint, der Hund ist lediglich anwesend ohne direkten Kontakt zum Klienten.

Diese Aufteilung in eine aktive und passive Rolle wird von manchen Autoren irreführend verwendet (Störr, 2011). Die Bezeichnung aktiv wird von ihnen an die Bewegung und Aktivität des Hundes gekoppelt, die Bezeichnung passiv dagegen an „Erduldung" (S. 37), in seinen natürlichen Reaktionen „eingefroren" (S. 37) und der „bedingungslosen" Unterordnung (S. 38) zugeordnet (Störr, 2011). Nun könnte man denken, dass den Hund diese Form der „Passivität" wenig belastet. Doch das Gegenteil ist der Fall. Auch entspricht diese Auffassung tiergestützten Arbeitens nicht den von uns formulierten tierethischen Prinzipien (→ Kap. 8). Damit ist es kaum wahrscheinlich, dass bei einer solchen Form der tiergestützten Arbeit sich die Wirkmechanismen und damit Wirkungen eines Hundes ausreichend entfalten können.

15.4 Formen der Interaktion

Auch die Form der Interaktion dient als Unterscheidungsmerkmal. Im Wesentlichen werden nach Vernooij und Schneider (2010) drei Arten der Interaktion unterschieden:

Erstens die **freie Interaktion**, bei der die Begegnung zwischen Mensch und Tier ohne kontinuierliche Anweisung oder Lenkung erfolgt. Der Therapeut legt nur einen Rahmen fest, z.B. in Bezug auf die Art, wie mit dem Tier umgegangen werden soll und nimmt dann eine passive Rolle ein. Klient und Tier interagieren entsprechend ihren eigenen Wünschen, gehen aufeinander zu oder halten Abstand, der Therapeut greift nur ein, wenn die Interaktion zu Lasten eines der Beteiligten zu gehen droht. Beispielhaft wäre eine Spielsituation, bei der Klient und Hund frei miteinander interagieren können.

Zweitens kommt es zu sogenannten **gelenkten Interaktionen**, die vom Therapeuten mit einer bestimmten Absicht geplant und gelenkt werden. Er kontrolliert das Verhalten des Tieres und weist den Klienten an, was dieser zu tun hat. Beispiele wären, den Hund abzuklopfen, ihn zu streicheln, zu bürsten, zu massieren oder ihm Gegenstände von verschiedenen Positionen aus zuzuwerfen, die der Hund apportiert. Positionen wären etwa das Sitzen auf einer Matte, knien, stehen, auf einem Wackelbrett oder auf den Zehenspitzen stehen, Einbeinstand usw.

Die dritte Form sind **ritualisierte Interaktionen**, bei denen eine Situation oder Verhaltenssequenz entlang von eingeübten, erprobten oder unbewusst eingespielten Regeln abläuft. Sie sind für alle Beteiligten kalkulierbar und verlässlich, wie zum Beispiel eine regelmäßig gleich ablaufende Fütterung der Tiere zu einem bestimmten Zeitpunkt im Tagesablauf. Ein gutes Beispiel hierfür wäre eine immer gleichbleibende Begrüßung und Verabschiedung von Klient und Hund.

Wir bevorzugen eine andere Einteilung. Wir unterscheiden nach Aktivitäten für, über und mit dem Hund. Eine Aktivität für den Hund ist zum Beispiel die Versorgung mit Wasser. Eine Aktivität über den Hund kann die Besprechung des Ausdrucksverhaltens des Hundes sein. Eine Aktivität mit dem Hund ist zum Beispiel das Bürsten des Hundes (Kap. 4.7).

15.5 Funktionen des Hundes

Aus psychotherapeutischer Sicht kann man Hunde als Medium verstehen, die Projektion, Identifikation, Motivation, Bindung ermöglichen oder als Katalysator fungieren. Diese Einteilung entspricht in etwa den beschriebenen Wirkfaktoren (→ Kap. 7).

15.6 Unser konzeptionelles Vorgehen

Tiergestützte Therapie stellt eine besondere Form einer kontrollierten Mensch-Tier-Beziehung dar, in welcher der tiergestützt arbeitende Therapeut mittels eines Hundes die jeweils spezifischen Bedingungen bereitstellt, um Veränderungen in Richtung einer Verminderung von seelischen, kognitiven oder körperlichen Problemen ermöglicht. Auch eine persönliche Weiterentwicklung kann mit tiergestützten Therapie verbunden sein. Durch die besondere Beziehungsgestaltung und die ausgewählten „Methoden" steigert der Klient die Fähigkeit, besser mit sich und seinen Problemen umgehen zu können, um ein Mehr an geistigem, seelischem und körperlichem Wohlbefinden zu erreichen.

Wir halten folgendes Vorgehen für sinnvoll:

1. Auswahl der Interventionsbereiche: Auf Grundlage der theoretischen Modelle und Konzepte der eigenen Profession und nach einer gründlichen Anamnese (!), welche vor allem auch die Ressourcen des Klienten fokussiert, werden Interventionsbereich(e) ausgewählt.
2. Innerhalb der einzelnen Interventionsbereiche werden allgemeine Ziele abgeleitet:
   a. Was will der Klient? Was will ich?
   b. Was sind die Wunschziele? (Feenfrage: Wenn die gute Fee käme …) auf der Ebene Verstand, Gefühle, Sinnhaftigkeit und Körper
3. Dann wird eine Situationsanalyse durchgeführt:
   a. Was kann der Klient? Was kann ich?
   b. Was kann mein Tier?
   c. Was sind Stärken, Schwächen, Rahmenbedingungen?
4. Daraus erfolgt die Zielformulierung/Zielplanung:
   a. Was nehmen wir uns vor?
   b. Was sind die Fern- und Nahziele?

5. Dann sollte überlegt werden, ob der Einbezug (m)eines Hundes einen Mehrwert bei der Therapie besitzt. Brauche ich den Hund als Eisbrecher, als sozialen Katalysator, als Medium zur Kommunikation, zur Förderung der Motivation, zur Steigerung der Selbstwirksamkeit usw. (→ Kap. 7)? Die Frage lautet: Ist es gerechtfertigt, den Hund einzusetzen oder könnte ich denselben Erfolg auch ohne Hund haben (und könnte dem Hund demnach Stress ersparen)?
6. Schließlich sollte überlegt werden, welche konkreten Methoden eingesetzt werden sollen. Hier sind möglich: über den Hund, für den Hund und mit dem Hund.

Weiterführende Literatur

Jettenberger, M. (2015). Hunde in der Pflege: Helfer auf vier Pfoten: Ein Ratgeber für die tiergestützte Therapie mit 30 ausgearbeiteten Begegnungen. Verlag an der Ruhr.

Kahlisch, A. (2010). Tiergestützte Therapie in Senioren-und Pflegeheimen: ein Wegweiser mit Praxisbeispielen für Besuchshundeteams. Nerdler/Daun: Kynos.

Kirchpfening, M. (2018). Hunde in der Sozialen Arbeit mit Kindern und Jugendlichen. München: Ernst Reinhardt.

Giruc, M. (2011). Tiere, mit denen wir lebten: Tiergestützte Biografiearbeit mit Demenzkranken. Schlütersche.

Junkers, A. (2013). Tiergestützte Therapie – Der Hund als Co-Therapeut in der Ergotherapie. Idstein: Schulz-Kirchner.

Parish-Plass, N. (Ed.). (2013). Animal-assisted psychotherapy: Theory, issues, and practice. West Lafayette: Purdue University Press.

Putsch, A. (2013). Spurwechsel mit Hund. Soziales Lernen in der Jugendhilfe. Nerdlen/Daun: Kynos.

Tanner–Frick, R.A. & Frick Tanner, E.B. (2016). Praxis der tiergestützten Psychotherapie. Göttingen: Hogrefe.

16 Organisation, Durchführung und Evaluation hundegestützter Therapie

Je nachdem, in welchem Umfeld Sie arbeiten oder vorhaben zu arbeiten, stellen sich ganz unterschiedliche Anforderungen. Arbeiten Sie angestellt in einer Klinik, einem Altenheim, einem Kindergarten oder einer Praxis? Oder sind Sie selbständig in einer eigenen Praxis tätig? Wer kann Entscheidungen treffen? Sind Sie ihr eigener Chef oder steht eine ganze Klinikleitung über Ihnen? Noch anders sieht es aus, wenn Sie in unterschiedlichen Einrichtungen mit Ihrem Hund therapeutisch tätig sein möchten oder tätig sind.

Wir können nicht alle Eventualitäten berücksichtigen, dies würde den Rahmen des Kapitels sprengen, aber wir werden hier auf die wichtigsten Punkte eingehen.

16.1 Planung

Bevor mit einer tiergestützten Therapie begonnen wird, sollten Sie präzise planen, was Sie genau machen wollen.

Zunächst sollten sie überlegen, ob es für tiergestützte Therapie in ihrem Arbeitsfeld überhaupt einen Bedarf gibt. Viele Menschen, die eine große Liebe zu Tieren haben, überschätzen den Bedarf in der Regel. Nicht jeder Klient möchte mit einem Hund konfrontiert werden und nicht jedes Krankheitsbild ist durch die Anwesenheit eines Hundes besser zu therapieren.

Dann stellt sich auch die Frage, was erwarten meine Klienten von dem „Co-Therapeuten" Hund. Welche Bedürfnisse haben sie, die ein Hund möglicherweise besser als der Therapeut erfüllen kann?

Dann sollten Sie sich überlegen, mit welchen Zielgruppen sie arbeiten möchten. Wie kann ich diese für tiergestützte Therapie begeistern? Wie könnte ich einen Hund in meine üblichen Interventionen integrieren. Welchen „Mehrwert" hätte ein Hund?

Weiterhin ist zu überlegen, wie könnte ich mein Vorhaben umsetzen? Welche fördernden und hemmenden Faktoren gibt es in meinem Arbeitsumfeld? Welche Umsetzungsbedingungen, also welche besonderen Gegebenheiten vor Ort sind vorhanden? Welche finanziellen und personellen Ressourcen stehen mir zur Verfügung? Welche Talente bringt mein Hund für eine tiergestützte Therapie mit? Wie häufig könnte ich tiergestützte Therapie anbieten? Welche vorsorglichen Maßnahmen sollte ich treffen, um zu verhindern, dass mein Hund überfordert wird?

Kriterien für die Planungsqualität sind daher:

- klare Ausrichtung auf eine spezifische Zielgruppe
- gezielte Auswahl und Ausbildung sowie auf die Bedürfnisse abgestimmter Einbezug der Hunde
- detaillierte Begründung der Bedarfslage
- Darstellung der konkreten Bedürfnisse der Zielgruppe
- Beschreibung der Interventionsmethoden, der Dokumentationsform und der beabsichtigten Evaluation
- Darstellung, wie Nachhaltigkeit und Transfer gesichert werden.

16.2 Die Einrichtung erkunden

Nach einer ersten Kontaktaufnahme erfolgt in der Regel ein persönlicher Besuch – zunächst ohne Hund – zum Kennenlernen der Einrichtung, des Personals und der potentiellen Klienten. Wenn Sie in der Einrichtung arbeiten, kennen Sie diese natürlich schon, trotzdem sollte die Einrichtung für eine tiergestützte Intervention bestimmte Grundanforderungen erfüllen. Sie sollte

- über ein qualifiziertes Betreuungsprogramm verfügen,
- grundsätzlich türöffnende Verhaltensweisen beherzigen,
- tiergestützte Interventionen als wichtige Maßnahme unterstützen und anerkennen,

- dafür Sorge tragen, die Rahmenbedingungen entsprechend zu gestalten,
- tiergestützte Interventionen in die Gefährdungsanalyse aufnehmen,
- tiergestützte Interventionen in den Hygieneplan aufnehmen,
- Hilfestellung leisten bei der Auswahl der Klienten zum Beispiel nach biographischen Gesichtspunkten und nach individuellen Bedürfnissen und Interessen,
- dem tiergestützt Tätigen einen fachlichen Ansprechpartner zur Verfügung stellen, mit dem Erfahrungen ausgetauscht oder Probleme angesprochen werden können (Supervision).

Es sollte zunächst mit allen Beteiligten (z. B. Leitung der Einrichtung, Ärzten, Pflegepersonal, Sozialdienst, Heimaufsicht etc.) genau abgeklärt werden, ob die Einrichtung für tiergestützte Therapie grundsätzlich in Frage kommt.

Neben den positiven, sollten Sie auch problematische Aspekte tiergestützter Interventionen in einem einführenden Gespräch ansprechen.

So können folgende Argumente gegen tiergestützte Interventionen sprechen:

- eine mögliche Überforderung sowohl der Klienten, des Pflegepersonals, der anderen Therapeuten, als auch des Hundes selbst
- allergische Reaktionen (auch beim Personal)
- Angst vor Hunden (bei anderen Bewohnern, beim Personal oder bei Angehörigen)
- hygienischen Voraussetzungen
- ungenügende personelle Voraussetzungen (z. B. keine Zeit für Vor- und Nachbereitung)
- ungenügende zeitliche und räumliche Voraussetzungen

Der Einbezug von Hunden sollte sehr gut geplant und in den gesamttherapeutischen Kontext integriert werden. Individuelle Präferenzen und jede Ablehnung seitens der Klienten als auch des Pflegepersonals sollten beachtet werden.

Die Rahmenbedingungen der Therapie (u. a. Ziele, Hauptaufgaben, Kosten und Ressourcen etc.) sollten klar und eindeutig besprochen sein. Es sollte allen Beteiligten klar sein, was zur tiergestützten Therapie gehört und was nicht (u. a. Ziele und Nicht-Ziele) und wie die tiergestützte Therapie ablaufen kann bzw. soll.

Es sollte genau besprochen werden, welche Klienten für eine tiergestützte Therapie in Frage kommen. Weiter gilt abzuklären:

- Gibt es Menschen in der Einrichtung/Abteilung/Klinik/Praxis, welche allergisch auf Tierhaare reagieren oder sich vor Hunden fürchten?
- Sind noch andere Tiere in der Einrichtung/Abteilung/Klinik/Praxis?
- Welche tiergestützte therapeutische Intervention soll stattfinden (z.B. Einzeltherapie bei Bettlägerigen, Gruppentherapie zur kognitiven Aktivierung in einem Aufenthaltsraum, Förderung der Motorik durch einen Spaziergang)?
- Ist ein fest abgemachter Rhythmus wichtig oder darf der tiergestützt arbeitende Therapeut innerhalb eines bestimmten Zeitrahmens die Therapieeinheiten frei gestalten?
- Wer ist der Ansprechpartner? Es ist sinnvoll, einen festen Ansprechpartner zu haben, vielleicht im Sinne eines „Tier-Beauftragten", der die tiergestützte Therapie einrichtungsübergreifend koordiniert.
- Wie kann die Hygienefachkraft zur Abklärung der hygienischen Voraussetzungen einbezogen werden?
- In welchem Umfang muss die tiergestützte Therapie in die Gefährdungsanalyse aufgenommen werden?
- Muss ein spezifischer Notfallplan für tiergestützte Therapie erstellt werden?
- Unter welchen Voraussetzungen ist ein Hund im Bett, auf dem Rollstuhl, auf Tischen erlaubt?

Sollte die Einrichtung tiergestützte Therapie in ihr Konzept aufnehmen, hat das weitgehende Konsequenzen. So sollten bei der Neubesetzung von Stellen Bewerber mit Hundehaarallergie oder Angst vor Hunden nicht eingestellt werden. Würde dies doch geschehen, könnte dies die tiergestützte Therapie unmöglich machen.

16.3 Vorbereitende Fortbildungen

Bevor die tiergestützte Therapie beginnt, sollten die Mitarbeiter ausführlich über tiergestützte Therapie informiert werden (→ Kap. 19.1). Hierzu gehören Informationen über das Konzept, die Theorie, die Zielsetzung der tiergestützten Therapie sowie eine kleine Einführung über die Tier-Mensch-Beziehung. Es sollten sowohl Fortbildungen durchgeführt wie auch schriftliches Informationsmaterial zur Verfügung gestellt werden.

Die Fortbildungen sollten auch über die hygienischen Grundregeln und über mögliche Gefährdungen durch den Hund informieren. Sinnvoll ist es, wenn das Team vom „Tierbeauftragten" bei den Fortbildungen unterstützt wird.

Zusätzlich zu den spezifischen Fortbildungen sollten auch alle anderen Möglichkeiten der Informationsvermittlung wie Vorträge, Artikel in der Mitarbeiterzeitung, kurze Informationen im Rahmen der Übergabezeiten genutzt werden.

16.4 Abstimmung und Festlegung des Procedere

Sie sollten im Vorfeld entscheiden, bei wem Ihr Hund wie häufig eingesetzt wird. Zu klären ist unbedingt, ob der Einbezug des Hundes für den therapeutischen Prozess einen Mehrwert darstellt. Nicht bei jedem Termin muss der Hund zwingend dabei sein. Zum Schutz des Hundes sollte dies gut abgewogen werden. Wichtig zu klären ist auch, wo der Hund sich aufhalten kann, wenn er bei den Interventionen nicht dabei ist (→ Kap. 16.7).

Optimal sind tiergestützte Interventionen im Einzelkontakt, also mit einem einzelnen Klienten. Werden tiergestützte Interventionen bei einer kleinen Gruppe von Klienten durchgeführt, sollte die maximale Gruppengröße aus unserer Erfahrung fünf Teilnehmer nicht überschreiten.

Praxistipp

Einsatzdauer

Wie viele Jahre kann ein Hund in der Therapie eingesetzt werden, und wie häufig und wie lange sollte man einen Hund je Einsatz einsetzen?

Für diese Fragen gibt es keine pauschalierten Antworten. Die Einsatzdauer hängt vom Einsatzort und der Art des Einsatzes sowie von der individuellen Belastbarkeit des Hundes ab. Dennoch können einige praktische Tipps gegeben werden (TVT, 2018):

- Ältere Hunde (je nach Rasse, ca. 8–10 Jahre) sollten nicht mehr eingesetzt werden.
- Die maximale Einsatzhäufigkeit sollte 2–3 Einsätze pro Woche abhängig von der Einsatzform nicht übersteigen.

- Es sollte höchstens ein Einsatz pro Tag durchgeführt werden. Hierbei wird von einer maximalen Dauer von 3–4 Stunden, inklusive Transport und örtlicher und räumlicher Akklimatisierung ausgegangen.
- Ein Einsatz mit direktem Kontakt zum Klienten sollte höchstens zweimal pro Tag für je 30 Minuten oder einmalig 60 Minuten erfolgen.
- Beobachtungen von Hunden in ihren Ruhe- oder Spielphasen sind auch über einen längeren Zeitraum möglich.

16.5 Aufklärungsgespräch und Einwilligungserklärung

Haben Sie sich entschieden, Ihren Hund im Rahmen einer Therapie einzusetzen, dann sollten Sie zunächst den/die Klienten bzw. die Sorgeberechtigten informieren bzw. aufklären. Dies geschieht zunächst ohne Hund. Diese Aufklärungsgespräche mit Klienten bzw. den Sorgeberechtigten müssen dokumentiert werden. Es muss dabei deutlich werden, dass es sich um eine besondere Therapieform handelt, wie sie durchgeführt wird und welche Wirkungen sie hat. Danach ist gesondert auch auf mögliche Risiken einzugehen. Diese müssen explizit genannt und auch die Wahrscheinlichkeit angegeben werden, dass eines oder mehrere dieser Risiken eintreten. Auch erwähnt werden muss, welche Maßnahmen ergriffen werden, um die Risiken zu minimieren. Sie können diese Punkte auch in einem Informationsblatt zusammenfassen. Aber im medizinischen Bereich ersetzen auch umfangreiche Informationsblätter nicht das persönliche Aufklärungsgespräch. Die Aufklärung wird in einer Einwilligungserklärung dokumentiert. Es ist aus unserer Sicht sinnvoll, das Informationsblatt wie auch die Einwilligungserklärung juristisch prüfen zu lassen.

Neben den formalen Kriterien zur Aufklärung geht es in dem Informationsgespräch natürlich auch darum, „Lust" auf tiergestützte Therapie zu machen. Dazu können Sie auch eine kleine Informationsmappe mit Bildern des Hundes und einer kurzen Beschreibung seines Wesens und seiner Vorlieben mitbringen. Sie sollten dabei auch besprechen, wie die Klienten mit dem Hund umgehen sollen.

Einfache Verhaltensregeln für Klienten im Umgang mit Hunden

1. Respektieren Sie die Ruhezone des Hundes. Auch soziale und an den Menschen gewöhnte Tiere benötigen ihre Rückzugsgebiete. Der Liegeplatz ist Tabu – auch für Sie.
2. Nähern Sie sich einem Hund nie von hinten. Er könnte erschrecken und eine Abwehrreaktion zeigen.
3. Lassen Sie den Hund auf sich zukommen und bieten Sie ihm genug Raum, um wieder auf Distanz gehen zu können.
4. Halten Sie den Hund nicht fest.
5. Beugen Sie sich nicht von vorne über ihn.
6. Halten Sie keinen stetigen und starren Blickkontakt. Viele Hunde fühlen sich dadurch bedroht.
7. Berühren Sie den Hund erst, nachdem er mit Ihnen Kontakt aufgenommen hat. Streicheln Sie den Hund immer von vorne nach hinten, nie gegen den Fellstrich.
8. Umarmen Sie den Hund nicht.
9. Hunde lieben Ruhe. Sie brauchen nicht zu schreien. Der Hund hört 100-mal besser als wir Menschen.
10. Füttern Sie den Hund nur mit Leckerli, die Sie zuvor mit dem Therapeuten abgesprochen haben. Geben Sie das Futter immer nur von unten mit der flachen Hand.
11. Nicht vor dem Hund wegrennen, nicht nach dem Hund schlagen oder treten.
12. Nach dem Hundekontakt: Hände waschen!

Diese eher allgemeinen Informationen über den Hund sollten je nach Kontext, in dem gearbeitet wird, durch spezifischere Informationen, aber auch praktische Übungen ergänzt werden. Hierzu gehört, Regeln für den Umgang mit dem Hund zu besprechen oder auch mit den Klienten zu erarbeiten. Unter anderem kann es darum gehen,

- wie ein Hund gerne gestreichelt wird,
- wie ein Hund gebürstet wird,
- wie einem Hund ein Halsband oder ein Geschirr angelegt wird,
- wie es für einen Hund ist, an der Leine geführt zu werden,
- wie man dem Hund richtig Signale gibt.

Bei all diesen Aspekten ist es aufgrund unserer Erfahrung wichtig, Selbsterfahrungselemente zu den genannten Aspekten einzubauen. Dies meint zum Beispiel, die Klienten selbst erfahren zu lassen, wie es ist, selbst geführt zu werden oder andere zu führen. Dazu kann der Therapeut die Augen schließen und das eine Ende der Leine in die Hand nehmen. Der Klient soll versuchen, den Therapeuten an ein bestimmtes Ziel zu führen. Anschließend werden die Rollen getauscht und der Klient kann erfahren, was es bedeutet, wenn die Leine zu straff ist oder zu sehr an der Leine geruckt wird.

Insbesondere in Gruppen mit Kindern oder Jugendlichen lassen wir die Klienten auch die Erfahrung machen, wie es ist, wenn mehrere Personen einen an unterschiedlichen Körperstellen gleichzeitig streicheln. So können wir den Sinn der Gruppenregel: „Immer nur ein Kind streichelt den Hund" persönlich erfahrbar machen.

16.6 Schnupperbesuch des Hundes

Lassen Sie Ihren Hund die Umgebung kennenlernen, wo die tiergestützten Interventionen stattfinden. So hat er die Möglichkeit, die fremde Umgebung in Ruhe zu erkunden und die Menschen kennenzulernen. Eventuell sollte der Hund schon vorher langsam an die Geräusche und Gerüche durch mehrfache Besuche gewöhnt werden. Es kann sinnvoll sein, zunächst einfach mit dem Hund während einer Therapiesitzung „abzuschalten", d. h. ihn einfach auf seiner Decke abzulegen.

16.7 Auswahl der Räumlichkeiten

Die Auswahl der Räumlichkeiten sollte so getroffen werden, dass die tiergestützte Therapie störungsfrei ablaufen kann. Es kann entweder das Zimmer des Klienten oder ein möglichst reizarmer, nicht zu kleiner, freundlicher Raum sein, auch eine Abtrennung vom Aufenthaltsraum oder sogar der Garten sind mögliche Alternativen. Es ist darauf zu achten, dass der Boden nicht zu glatt ist, damit die Klienten auch tatsächlich mit dem Hund interagieren können, ohne dass die Verletzungsgefahr für den Hund zu groß ist. (→ Kap. 19.1)

Der Therapieraum sollte gut belüftet sein, keinen Durchgangsverkehr haben und der Hund sollte keinem dauerhaften Lärm (z. B. in einem Werkraum) ausgesetzt sein (Junkers, 2013).

Ein Schild (z. B. ein Foto des Hundes) an der Tür kann andere Mitarbeiter oder Besucher darauf hinweisen, dass im Raum ein Hund im Einsatz ist.

Im Raum sollte es eine Ruhezone für den Hund geben, welche sich in einem blickgeschützten Bereich befindet (→ Praxistipp: Ruhezone und Rückzugsort).

Wenn Sie in bestimmte Bereiche nicht mit dem Hund hineindürfen, muss der Weg zu Ihrem Einsatzort trotzdem möglich sein. Eventuell gibt es einen Hintereingang, um dem Trubel am Haupteingang auszuweichen. Wir erleben immer wieder, dass sowohl Angehörige als auch Personal sehr „übergriffig" sein können. Sie und ihr Hund arbeiten aber mit dem Klienten. Verhindern Sie freundlich aber bestimmt, dass der Hund schon auf dem Weg zum Einsatz angefasst wird. Ihr Hund sollte entspannt dort ankommen, wo er arbeiten soll. Sehr hilfreich ist, wenn Ihr Hund neben oder hinter Ihnen läuft. Ein vor Ihnen laufender Hund wird viel eher angefasst, da er ja als erster bei der Person ist. Optimalerweise nimmt Ihr Hund auch nur nach „Absprache" mit Ihnen unterwegs Kontakt zu Fremden auf.

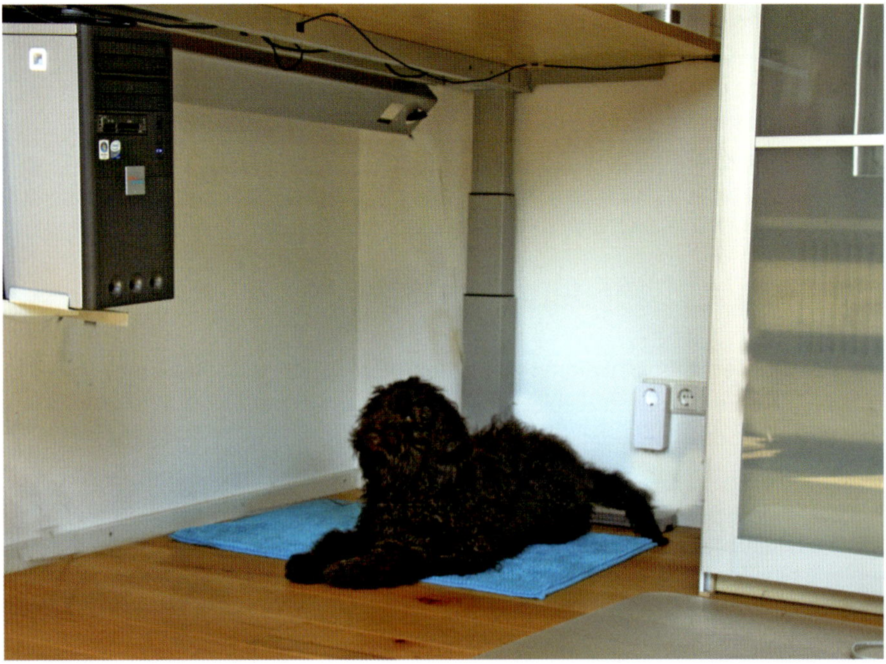

Abb. 51: Hier kann ein Hund im Therapieraum gut entspannen.

Es kann sinnvoll sein, den Hund durch eine Kenndecke als Therapiebegleithund zu kennzeichnen. Dies ist für den Hund oft ein Signal, dass jetzt die „Arbeit" beginnt, und für die Mitarbeiter und Besucher ist es ein Hinweis, dass es sich um einen ausgebildeten Therapiebegleithund handelt.

Praxistipp

Ruhezone und Rückzugsort

Ihr Therapieraum sollte für den Hund reizarm eingerichtet sein. Im Raum sollten Sie einen geeigneten, möglichst blickgeschützten Bereich für den Hund als Ruhezone einrichten. Dies kann seine bekannte Ruhedecke oder eine Box sein. Dort sollte sich der Hund wohlfühlen und auch keinen Kontakt zu den Klienten haben. Dort kann er zur Ruhe kommen, bevor die Therapie beginnt. Die Ruhezone dient auch dazu, dass sich der Hund während der Therapie dorthin zurückziehen kann, wenn er überlastet ist. Er sollte sich dort erholen und entspannen können.

Manchmal ist es auch notwendig, den Hund für einige Zeit an einem sicheren, ruhigen Rückzugsort belassen zu können. Das Belassen von Hunden in einem Büro oder einem Extraraum hat jedoch oft seine Tücken. Sie sollten sicherstellen, dass dieser Raum wirklich für den Hund ein Rückzugsort ist und nicht Mitarbeiter die Gelegenheit nutzen, mit dem Hund Kontakt aufzunehmen. Auf der anderen Seite können Probleme entstehen, wenn mehrere Mitarbeiter einen Schlüssel zu diesem Raum besitzen. Es ist dann hilfreich, ein Schild an der Tür anzubringen, damit niemand vom Hund überrascht oder erschreckt wird. Außerdem sollten alle Beteiligten über die Raumnutzung informiert sein (Kirchpfening, 2018).

16.8 Screening zum Verhältnis zu Hunden

Zu Beginn eines Programms bzw. einer Maßnahme oder Intervention sollte ein kurzes Screening der Klienten durchgeführt werden, um Vorlieben ebenso wie Ängste und Ablehnung von Hunden zu erkennen (Wohlfarth & Olbrich, 2014). Die hilfreichen Effekte von geliebten Tieren sind eindeutiger als Effekte von Tieren, zu denen keine positive Beziehung besteht. Ein solches Screening kann gelegentlich wiederholt werden, um Veränderungen in der

Mensch-Tier-Beziehung zu erkennbar zu machen. Dabei sollte nicht nur nach Akzeptanz von Tieren bzw. Aversion gegenüber anderen gefragt werden. Es sollte auch beobachtet und danach gefragt werden, welche Effekte Tiere im Verlauf einer therapeutischen Maßnahme bei einem einzelnen Klienten oder einer Gruppe gehabt haben und auf welche Erfahrungen das zurückgeht.

16.9 Basisdokumentation

Eine Basisdokumentation dient dem Ziel, die für den weiteren Verlauf der Intervention relevanten Grundinformationen (Angaben zur Person und zu den Bezugspersonen, den Anlass für tiergestützte Interventionsmaßnahmen, anamnestische Daten, medizinische und psychologische Vorbefunde, die Einnahme von Medikamenten und Suchtmitteln) festzuhalten, sodass jederzeit darauf zurückgegriffen werden kann (Wohlfarth & Olbrich, 2014). Aus salutogenetischer Sicht sollten nicht nur die Einschränkungen und Defizite, sondern insbesondere auch die Ressourcen der Klienten festgehalten werden. Auch sind die positiven und negativen Vorerfahrungen des/der Klienten mit Tieren zu ermitteln (→ Kap. 16.8).

16.10 Zielformulierung

Auf der Basis ihrer grundständigen beruflichen Ausbildung sowie der berufsbegleitenden Weiterbildung werden Klienten beim Formulieren von deren individuellen Anliegen bzw. Zielen begleitet (Kap. 15.6). Ziele geben eine Richtung für die Aufmerksamkeitsfokussierung im Therapieprozess. Sie reduzieren die Komplexität und können uns handlungsfähiger machen. Statt nach Ursachen von Problemen und Symptomen zu suchen, orientieren Ziele das gemeinsame Handeln auf eine gewünschte Zukunft hin.

Es ist dabei nicht sinnvoll, allgemein definierte Oberziele aufzugreifen, wie sie oft angeboten werden (etwa: „Ich möchte ein besserer Mensch werden"). Vielmehr ist es empfehlenswert, spezifische Teilziele zu benennen und es ist sinnvoll, ein Ziel nach dem anderen zu bearbeiten. Da Zielformulierungen sich eher auf kleine Ziele oder Schritte beziehen, erleben die Klienten dadurch die Wirksamkeit ihres Veränderungshandelns. Zielformulierungen können und sollen Stärken und Schwächen der Klienten gleichermaßen berücksichtigen: Stärken sollen gestärkt, Schwächen sollen geschwächt werden.

Das Besondere in der tiergestützten Therapie ist, dass bei der Formulierung von Zielen, die Fähigkeiten und Fertigkeiten des Hundes in die Triade berücksichtigt werden sollten.

Eine weitere Klärung betrifft die Brücke zwischen meiner grundständigen Profession und der tiergestützten Therapie. Strebe ich beispielsweise als Ergotherapeut mit meinem Klienten primär eine motorisch oder sensorisch anregende Intervention mit dem Einbezug von Tieren an? Zielt unsere Arbeit mit dem Hund auf sensorisch-motorische Integration? Geht es um die motivationsfördernde Begegnung? Oder geht es psychologisch darum, unbedingte Akzeptanz durch den Hund erfahrbar zu machen? Sucht mein Klient nach Bindungserfahrungen? Kann ich – analytisch orientiert – in der Interaktion mit dem Hund Tiefenschichten der Person ansprechen und bewusst werden lassen?

Viele Fragen sind möglich. Sie zu stellen und nach eigenen Antworten zu suchen, heißt, sich über die besondere Qualität der vielen möglichen tiergestützten Elemente in der eigenen Arbeit klar zu werden. Das variiert natürlich je nach Klient und je nach Situation, es kann sich im Verlauf einer Intervention wandeln oder mehrere Schwerpunkte der tiergestützten Arbeit können gleichzeitig erkennbar werden.

Zielformulierung

Ob eine Therapie wirksam ist oder nicht, ergibt sich aus dem Vergleich der angestrebten Ziele mit dem Ergebnis der Therapie. Im Idealfall stimmen Therapieergebnis und -ziel überein. Zur genaueren Definition des Therapieziels sollte zwischen kurz- und mittelfristigen Zielen unterschieden werden. Die mittelfristigen Ziele beziehen sich auf Sitzungen über mehrere Wochen, die kurzfristigen Ziele dagegen nur auf Sitzungen über wenige Tage.

Ziele sollten nach der SMART-Regel definiert werden. Die Abkürzung SMART steht für:

- **S**pezifisch: Welche Leistung soll verbessert werden?
- **M**essbar: In welchem Ausmaß soll sich die Leistung verbessern?
- **A**ttraktiv: Ist das definierte Ziel für den Klienten wichtig?
- **R**ealistisch: Ist das definierte Ziel realistisch zu erreichen?
- **T**erminiert: In welchem Zeitraum soll das angestrebte Ziel erreicht werden?

16.11 Verlaufsdokumentation

Der Verlauf der Maßnahmen wird dokumentiert und die vorab formulierten Förderziele sowie die damit verbundenen Maßnahmen werden reflektiert (Wohlfarth & Olbrich, 2014). Denn ein qualitativ hochstehender therapeutischer Prozess ist durch eine kontinuierliche Reflexion über die angestrebten Ziele und eine adaptive Anpassung der Ziele gekennzeichnet. Diese wird in einer (Verlaufs-)Dokumentation festgehalten. Diese sollte auch eine Einschätzung des Verhaltens des Tieres enthalten. Für die (Verlaufs-)Dokumentationen tiergestützter Interventionen können subjektive Aussagen von Klienten und Angehörigen und Therapeuten ebenso wie (quantifizierbare) Verhaltensbeobachtungen herangezogen werden. So kann die Häufigkeit von Blickkontakt, Aufnahme von Körperkontakt, Ansprache des Hundes oder des Therapeuten vermerkt werden. Man kann dabei exakt zählen, wie häufig das Verhalten auftritt, dazu ist allerdings eine zweite Person oder eine Videoaufnahme nötig. Einfacher ist es subjektiv einzuschätzen, das Verhalten anhand einfacher Skalen (sehr häufig, häufig, manchmal, selten, nie) einzuschätzen. Einfachen Skalen (++, +, +/–, –, – oder auch mit Smileys) können auch verwendet werden, um Motivation oder Stimmung zu erfassen.

Darüber hinaus können Erhebungen durch Fragebögen oder exakte Messungen bestimmter Kriterien (z. B. Blutdruck, Herzfrequenz, Medikamentenverbrauch etc.) hilfreich sein. Ebenso wie in der Basisdokumentation ist auch in der Verlaufsdokumentation ein besonderes Augenmerk auf die Ressourcen der Klienten zu richten. Es sollte nicht vergessen werden, auch das Verhalten des Hundes zu beachten und zu evaluieren (z. B. hinsichtlich Stresszeichen).

Empfehlenswert ist es, im Laufe einer Therapie Zwischenbilanzen einzuplanen, also immer wieder Evaluationen vorzunehmen, die gegebenenfalls Korrekturen der tiergestützten Arbeit erlauben.

16.12 Ergebnisevaluation

Der Verlauf tiergestützter Therapie ist – wie beschrieben – zu dokumentieren (Wohlfarth & Olbrich, 2014). Unter Bezug auf Ziele und Methoden sollten vor allem Effekte der Arbeit registriert werden. Am effektivsten ist es, wenn Therapiesitzungen auf Video aufgenommen und archiviert werden können. Videoaufzeichnungen können nachträglich gut ausgewertet werden und stellen so eine wichtige Basis für die weitere Erforschung der tiergestützten

Therapie dar. Sie können aber auch eine große Hilfe bei der Supervision darstellen, da anhand des Videos sowohl die Interaktion und das individuelle Verhalten aller Beteiligten genau analysiert werden kann.

Praxistipp

Folgende Kriterien sind ganz allgemein zur Beurteilung der Ergebnisqualität wertvoll:

- Zielerreichung: Ist das anvisierte Ziel erreicht worden?
- Zufriedenheit: Ist auf Seiten des Klienten, aber auch auf Seiten der Fachkraft für tiergestützte Intervention die Maßnahme zufriedenstellend verlaufen?
- Emotionale Entlastung: Wurde durch die tiergestützte Intervention eine Entlastung im Bereich der Emotionen erreicht?
- Erweiterung und Flexibilisierung des Handlungsrepertoires: Hat die Handlungskompetenz des Klienten zugenommen und hat er hier an Flexibilität gewonnen?
- Zunahme an Bewusstheit/Verantwortung: Ist die Bereitschaft zur Verantwortungsübernahme gewachsen? Nimmt der Klient sie jetzt bewusster wahr?
- Einstellungsänderung: Hat sich die grundlegende Einstellung des Klienten verändert? Ist er in der Lage, durch die veränderte Perspektive Lösungswege zu finden, sofern Probleme nicht durch einfaches Handeln zu lösen sind?

Methodisch können Effekte dokumentiert werden durch:

- subjektive Aussagen von Klienten und Angehörigen, von Therapeuten
- Verhaltensbeobachtungen
- standardisierte Fragebögen
- einfache Auszählungen von Kriterien wie z. B. reduzierter Medikamentengebrauch, verringerte Zahl von Arztbesuchen, verkürzte Krankenhausaufenthalte, häufigere verbale und nichtverbale Kommunikation
- Wenn möglich,
  - sollten Messungen mit Hilfe standardisierter Testverfahren vorgenommen werden
  - sollte bei der Dokumentation die Verbindung zwischen dem der Arbeit zugrunde liegenden therapeutischen Konzept, der Zielsetzung, der angewandten Methode und den Effekten beschrieben werden

Viele Klienten, die an tiergestützten Therapien teilnehmen, können Behandlungserfolge oder andere Veränderung nicht selbst einschätzen. In diesen Fällen ist eine Fremdbeurteilung durch Angehörige, Bezugspflege oder Betreuer unerlässlich.

In Kliniken und anderen Einrichtungen, die ein Dokumentationssystem implementiert haben (z.B. Pflegedokumentation, Basisdokumentation (BADO), International Classification of Functions (ICF)) sollte die Dokumentation auch in diesem System erfolgen. So lassen sich die Wirkungen tiergestützter Therapie standardisiert dokumentieren und können darüber hinaus allen am Therapieprozess Beteiligten zugänglich gemacht werden.

16.13 Das leidige Thema „Bezahlung"

Leider ist die tiergestützte Therapie als alternative Heilmethode in Deutschland und Österreich nicht anerkannt und deshalb werden die Kosten auch nicht durch einen Dritten, wie zum Beispiel Krankenkassen, getragen. Die Therapiekosten müssen daher in der Regel von den Klienten selbst bezahlt werden. Je nach Grunderkrankung kann ein Antrag auf außergewöhnliche Kostenerstattung sowohl an die gesetzliche als auch an die private Krankenkasse gerichtet werden. Hierbei ist eine ausführliche ärztliche Begründung unverzichtbar. Inwiefern diese in einen positiven Bescheid mündet, liegt im Ermessensbereich der zuständigen Sachbearbeiter. Ein Rechtsanspruch besteht nicht. Die Erfahrung zeigt, dass solche Maßnahmen nur sehr selten von den Kassen übernommen werden.

Daneben ist die Krankenkasse jedoch zuständig, wenn der Einbezug von Tieren sozusagen als Co-Therapie erfolgt. Wurde also Ergotherapie, Physiotherapie oder Logopädie ärztlich verordnet, steht es Klienten frei, einen entsprechenden Therapeuten mit Schwerpunkt in der tiergestützten Therapie auszuwählen. Ohne Sondergenehmigung durch die Krankenkasse darf dieser jedoch keine erhöhten Gebühren geltend machen, sondern lediglich die Standardtherapie abrechnen.

Anders verhält es sich in der Schweiz: Dort ist tiergestützte Therapie durch die schweizerische Stiftung für Komplementärmedizin ASCA anerkannt. Somit kann tiergestützte Therapie je nach Krankenkasse und Versicherungsvertrag bezuschusst werden. Der Patient muss sich jedoch jeweils erkundigen, ob tiergestützte Therapie von seiner Zusatzversicherung übernommen wird und ob der behandelnde Therapeut von der Krankenkasse anerkannt ist (weitere Informationen unter: www.asca.ch).

Manchmal werden Tierbesuchsdienste (sog. Tiergestützte Aktivitäten) bei demenziell erkrankten Personen im Rahmen niederschwelliger Angebote nach § 45b SGB XI (Pflegeersatzleistungsgesetz) bezahlt. Auch andere pflegebedürftige Personen können über diesen Paragraphen die Kosten über die sogenannten zusätzlichen Betreuungsleistungen erstattet bekommen.

Im Bereich der Frühförderung (Achtung, hierbei handelt es sich um keine Therapie!) werden tiergestützte Angebote manchmal als Komplexleistung im Rahmen des SGB IX vergütet. Die Finanzierung übernimmt gemäß dem Leistungskatalog nach Antragstellung und Feststellung des Förderbedarfes der örtlichen Kostenträger.

Nach § 35a SBG VIII besteht die Möglichkeit, tiergestützte Therapie als „Eingliederungshilfe für seelisch behinderte Kinder und Jugendliche" erstattet zu bekommen. Dies setzt jedoch voraus, dass eine seelische Behinderung besteht oder diese ohne Therapie sehr wahrscheinlich ist. Menschen mit Behinderungen können über ein persönliches Budget verfügen, das auch für die tiergestützte Therapie verwendet werden kann.

Wenn bereits zahlreiche Therapien gescheitert sind oder deren Einsatz aufgrund des Schweregrads der Erkrankung oder Behinderung keinen Erfolg versprechen, ist es manchmal möglich, dass ein Teil der Kosten für tiergestützte Therapie durch Stiftungen und Verbände übernommen werden.

Praxistipp

Mit tiergestützter Therapie „überleben"?

Häufig wird in Foren die Frage gestellt, ob man mit tiergestützter Therapie sich selbständig machen und damit ausreichend Geld für den Lebensunterhalt verdienen kann. Diese Frage ist sehr einfach zu beantworten: Alleine mit tiergestützter Therapie mit dem Hund kann man seinen Lebensunterhalt kaum verdienen. Man kann sich dies sehr einfach ausrechnen: Einsatzzeiten eines Hundes pro Woche = 5 x 60 Euro = 300 Euro x 4 = 1200 Euro. Also braucht man schon mindestens vier Hunde, um auf einen im selbstständigen Bereich einigermaßen ausreichenden Verdienst zu kommen. Denn man bedenke, bei Selbstständigen gehen noch Renten- und Krankenversicherung sowie Steuern (Umsatz- und Einkommenssteuer) vom Bruttoverdienst ab. Dabei sind die Kosten für die Tiere in diese einfache Rechnung noch gar nicht einberechnet. Wir kennen niemanden im Bereich tiergestützter Therapie, der einzig davon lebt. Meist kommen noch andere Einkommensquellen wie die des Grundberufes, Angebot von Supervision oder Fort- und Weiterbildungen hinzu.

16.14 Der konkrete Einbezug des Hundes

Vorbereitung – Vorab Zuhause

Zuerst packen Sie Ihre Tasche mit nötigen Utensilien: Nachweisheft (das für den Sachkundenachweis nach § 11 TierSchG notwenig ist), in dem Interventionen notiert und gegengezeichnet werden, Handy mit Notfallnummern.

Für den Hund nehmen Sie mit: Halsband oder Brustgeschirr (Sollte der Hund angefasst werden, bevorzugen wir Halsbänder. Hat der Hund ein Geschirr an, greifen viele Menschen an den Kopf, das schätzen die meisten Hunde nicht), Leine, Hundedecke, Handtuch zum Reinigen der Pfoten, Wasserschüssel, Beutel für ein eventuelles Malheur, Futter und Spielzeug, eventuell weiche Pflegebürste, sonstige Therapiematerialien. Eventuell bietet sich auch ein farbiges Halstuch für schwarze Hunde an als ansprechender Blickfang. Auch das Erste-Hilfe-Set für den Hund sollten Sie nicht vergessen.

Entsprechend den Gewohnheiten Ihres Hundes gehen Sie z. B. kurz vor der Therapie noch einmal kurz Gassi. Ihr Hund sollte nicht mit zu großem Hunger oder Durst zu dem Einsatz gehen.

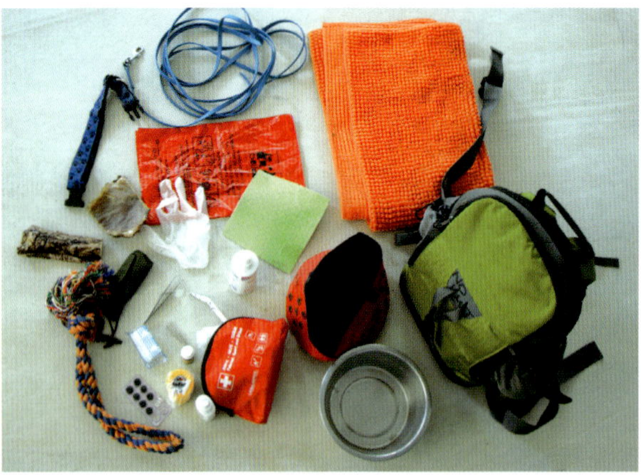

Abb. 52: Erste-Hilfe-Set, Trinknapf, Halsband, Leine, Spielgegenstände, Knabbersachen, Decke, Kotbeutel, Lappen – alles dabei!

In der Einrichtung

Hunde sollten unbedingt an der Leine durch die Einrichtung geführt werden. Dies vermittelt zum einen, dass der Hund nicht „frei" ist – also auch nicht kommen kann, wenn er gerufen wird. Und zum anderen muss der Hund nicht von irgendwo wieder zurückgerufen werden. Je entspannter Sie ankommen, desto besser. Nehmen Sie sich nicht nur Zeit für die tiergestützte Intervention, sondern auch schon für den Weg. Es ist gut, in Ruhe anzukommen und auch nach der Intervention etwas Zeit für sich und den Hund zu haben. Achten Sie darauf, ob Ihr Hund an diesem Tag Lust auf Kontaktaufnahme hat oder ob er sich eher sträubt. Bitte zwingen Sie Ihren Hund nicht, die Therapie durchzuführen – dies führt nachweislich zu vermehrtem Stress (Glenk et al. 2014).

Versuchen Sie, mögliche Störfaktoren auszuschalten: Schalten Sie Radio oder Fernsehen ab und entfernen Sie andere Tiere oder Reste von Mahlzeiten.

Bei der Arbeit in der Gruppe ordnen Sie Stühle und Rollstühle im Kreis so an, dass Hund und Bezugsperson sich gut dazwischen bewegen können. Achten Sie darauf, dass die Bremsen an den Rollstühlen eingestellt sind.

Führen Sie Klienten ggf. zu den vorgesehenen Plätzen und erbitten dazu, wenn nötig, Unterstützung durch das Personal.

Für den Hund ist es wichtig, dass Sie seine Liegestelle etwas abseits platzieren, damit er zwischen den Übungen Ruhepausen einlegen kann. Manche Hunde gehen für eine bestimmte Zeit auch gerne außer Sicht, dafür eignet sich eine Box besonders gut. Nicht vergessen: Stellen Sie eine Wasserschüssel in der Nähe der Decke auf.

Wenn Sie Aktivitäten auf dem Boden planen, haben Sie hierfür auch eine Decke vorbereitet. Diese Decke kennt der Hund als „Aktivitätsdecke", er weiß also, wenn er sich dort aufhält oder hinlegt, wird Kontakt stattfinden – was jedoch NIEMALS auf der Ruhedecke der Fall sein wird. Also lassen Sie auch bei der Verabschiedung die Klienten nicht zum Hund auf die Ruhedecke (→ Praxistipp: Ruhezone und Rückzugsort).

Begrenzen Sie die Therapie auf eine bestimmte Zeit (z.B. eine halbe Stunde), damit Sie weder den Klienten noch sich selbst oder Ihren Hund überfordern.

Führen Sie nicht eine Intervention nach der anderen durch, sondern gönnen Sie dem Hund genügend Ruhezeit und schaffen Sie hierfür eine Ruhezone für ihn.

Achten Sie auf Stresssignale bei Ihrem Hund! Schaffen Sie im Vorfeld die Möglichkeit, den Hund aus der Therapie zu bringen, wenn es wirklich zu viel wird. Dazu benötigen Sie im Zweifel eine Hilfsperson, die den Hund abholt oder Sie in der Zeit vertritt, während Sie den Hund rausbringen. Sollte der Hund im Auto entspannen, stellen Sie bitte sicher, dass die Temperaturen im Auto für den Hund in Ordnung sind. Kurzhaarhunde frieren zum Beispiel schnell. Im Sommer ist es hingegen unerlässlich, sich einen Schattenparkplatz zu suchen und am besten eine hitzeabweisende Folie über das Auto zu legen.

Nachbereitung

Die Klienten sollten sich nach der Sitzung die Hände waschen und verschmutzte Kleidung wechseln. Ist es zu größeren Verschmutzungen gekommen, sollten Sie den Therapieraum selbst reinigen oder eine Reinigung in Auftrag geben.

Zu einer ordentlichen Nachbereitung gehört auch die mündliche Information des zuständigen Arztes, des Therapeuten, der Pflegekräfte oder Betreuer über den Verlauf der Sitzung und die erreichten Ziele, sowie die schriftliche Dokumentation im jeweiligen Dokumentationssystem der Einrichtung.

Sie sollten auch selbst eine Dokumentation führen, welche über die Kurzdokumentation der Einrichtung hinausgeht (→ Kap. 16.11). Hier sollten Sie, neben den von Ihnen beobachteten Wirkungen beim Klienten, auch das Verhalten Ihres Hundes (insbesondere auch aufgetretene Stresssignale) festhalten.

Schließlich sollten Sie für Erholung für Ihren Hund sorgen. Sorgen Sie dafür, dass sich der Hund entspannen und sich lösen kann. Hunde brauchen nach einem Einsatz häufig erholende Aktivitäten. Manche Hunde möchten ihre Ruhe, andere bevorzugen Bewegung, wieder andere lieben es, stundenlang auf einem Kauartikel zu kauen. Das ist, wie bei uns auch, nicht jeden Tag gleich. Es ist enorm wichtig zu erkennen, was der Hund nach den einzelnen Einsätzen benötigt.

Weiterführende Literatur

Glenk, L. M. (2017). Current Perspectives on Therapy Dog Welfare in Animal-Assisted Interventions. Animals, 7(2), 7.

Townsend, L., & Gee, N. R. (2021). Recognizing and Mitigating Canine Stress during Animal Assisted Interventions. Veterinary Sciences, 8(11), 254.

Online-Material

Stresszeichen beim Hund

17 Übungselemente

Wir verzichten bewusst darauf, an dieser Stelle Übungselemente zu beschreiben. Dies hat mehrere Gründe:

- Uns erreichen zahlreiche Anfragen, deren erste Frage ist, welche Übung kann ich bei diesen Klienten mit meinem Hund machen. Dies erscheint uns zu kurz gegriffen (→ Kap. 15.6).
- Wir möchten vorbeugen, dass Übungen gleichsam wie Kochrezepte verwendet werden. Uns ist es vielmehr wichtig, dass die Interaktionen spezifisch auf das jeweilige Arbeitsfeld und spezifisch auf das angestrebte Ziel ausgerichtet sind.
- Es liegen schon zahlreiche Bücher vor, welche für einzelne Arbeitsfelder Übungselemente auflisten und beschreiben. Eine Auswahl finden Sie zum Abschluss dieses Kapitels unter dem Stichwort „Weiterführende Literatur“.
- Die Auflistung spezifischer Übungen und Interaktionen hätte den Umfang dieses Buches gesprengt.

Um Ihnen jedoch einige Anregungen zu geben, finden Sie Hinweise für Interaktionen zwischen Klient und Hund zu unterschiedlichen Bereichen wie Motorik, Kommunikation, Emotion oder Motivation auf der Homepage des Reinhardt Verlages (www.reinhardt-verlag.de/de/downloads).

Sie sollten jedoch die dort beschriebenen Interaktionen nicht ohne Weiteres einfach übernehmen, sondern diese jeweils an Ihr spezifisches Arbeitsgebiet, die Bedürfnisse ihrer Klienten und der individuellen Talente Ihres Hundes anpassen. Auch sollten Sie nicht einfach ihre bisherigen Interaktionen fortführen und diese durch eine Leckerligabe abschließen, das ist aus unserer Sicht keine tiergestützte Therapie. Ebenso wenig ist tiergestützte Therapie ausschließlich „Kuscheltherapie“ (Girard, 2013, 21). Sie sollten vielmehr überlegen, welche Funktion der Hund im Therapieprozess übernehmen und wie die Interaktion genau gestaltet werden soll.

Die folgenden Bücher und Sammlungen enthalten Beispiele für Übungen für, über und mit dem Hund. Wir listen diese auf, ohne dass alle darin vorgestellten Übungen unsere Zustimmung finden.

Weiterführende Literatur

Agsten, L., Führing, P. & Windscheif, M. (2011). Praxisbuch HuPäSch: Ideen und Übungen zur Hundegestützten Pädagogik in der Schule. Norderstedt: Books on Demand.

Baumgartner, M., Koch, P., Reiter, S. & Thielen, S. (2021). Spielekartei Hund: für die tiergestützte pädagogische Praxis. München: Ernst Reinhardt.

Brauer, N. & Röthlisberger, M. (2012). Lernwerkstatt Hund: 2./3. Klasse; Kopiervorlagen mit Lösungen. Wien: Bildungsverlag Lemberger.

Giruc, M. (2011). Tiere, mit denen wir lebten: Tiergestützte Biografiearbeit mit Demenzkranken. Schlütersche.

Heyer, M. & Kloke, N. (2011). Der Schulhund. Eine Praxisanleitung zur hundegestützten Pädagogik im Klassenzimmer. Nerdler/Daun: Kynos.

Jablonowski, K. & Köse, C. (2013). Co-Pädagoge Hund. Kerpen-Buir: Kohl.

Jettenberger, M. (2015). Hunde in der Pflege: Helfer auf vier Pfoten: Ein Ratgeber für die tiergestützte Therapie mit 30 ausgearbeiteten Begegnungen. Verlag an der Ruhr.

Junkers, A. (2013). Tiergestützte Therapie-Der Hund als Co-Therapeut in der Ergotherapie. Idstein: Schulz-Kirchner.

Kahlisch, A. (2010). Tiergestützte Therapie in Senioren-und Pflegeheimen: ein Wegweiser mit Praxisbeispielen für Besuchshundeteams. Nerdler/Daun: Kynos.

Kahlisch, A. & Mengel, I. (2017). Ideenkiste Schulhund. Lehrplanorientierte Praxisideen für die Grundschule. Mührlenbach: Kynos Verlag.

Kirchpfening, M. (2018). Hunde in der Sozialen Arbeit mit Kindern und Jugendlichen, München: Ernst Reinhardt.

Landgraf, D. & Neuse, V. (2021). Praxisbuch tiergestütztes Training und Coaching. Weinheim: Beltz

Putsch, A. (2013). Spurwechsel mit Hund. Soziales Lernen in der Jugendhilfe. Nerdlen/Daun: Kynos.

Voigt-Papke , G. (2019). Ideenbox für Praxis-Hunde: Hundegestützter Einsatz bei Kindern und Senioren. Hüllhorst: Voigt-Papk

Online-Material

Tools und Interventionsbeispiele für den Einsatz in tiergestützter Therapie

18 Qualitätsmanagement

Die besonderen Voraussetzungen tiergestützter Interventionen fordern ein hohes Maß an Kompetenz, fachlicher Qualität und Verantwortung sowie Identifizierung mit der Tätigkeit. Im alltäglichen Sprachgebrauch spricht man dann oft von „guter Arbeit", meist in Zusammenhang mit „hoher" oder „guter Qualität". Wenn etwas nicht gelingt, spricht man von „schlechter Qualität". Doch was kennzeichnet gute Arbeit? Was bedeutet hohe Qualität?

Qualitätsstandards definieren ein Mindestniveau professionellen Handelns in einem spezifischen Handlungsfeld. Die Diskussion über Qualität kann genutzt werden, um innerhalb des Feldes der tiergestützten Interventionen intensiver und zielgerichteter über fachliche Standards nachzudenken. Die „Internationale Gesellschaft für tiergestützte Therapie" (ISAAT), die „Europäische Gesellschaft für tiergestützte Therapie" (ESAAT) sowie der „Bundesverband Tiergestützte Intervention" als maßgebliche Akteure haben mittlerweile gemeinsame Qualitätsleitlinien erarbeitet (Wohlfarth et al., 2013b; Wohlfarth & Olbrich, 2014). Wichtig ist dabei: Die Qualitätskriterien sind so ausgelegt, dass sie an die jeweiligen (spezies-) spezifischen Bedingungen tiergestützten Arbeitens angepasst werden können. Dadurch ist es möglich, diese auch für die hundegestützte therapeutische Intervention anzuwenden und – wo immer notwendig – an die spezifischen Bedürfnisse und Anforderungen bei der Arbeit mit Hunden anzupassen. Im Folgenden sollen die Grundzüge dieser Qualitätskriterien dargestellt werden.

18.1 Warum Qualitätsleitlinien?

Die Notwendigkeit für die Entwicklung von Qualitätsleitlinien für tiergestützte Interventionen ergibt sich aus mehreren Gründen:

In der Vergangenheit ist eine vielfältige Landschaft von tiergestützten Projekten mit unterschiedlichsten Interventionsformen entstanden. Diese

Projekte wurden aufgrund konkreter Bedarfe und Problemlagen in therapeutischen und pädagogischen Einrichtungen entwickelt und basierten im Wesentlichen auf dem Engagement einzelner Personen und Gruppen. Die Entwicklung dieser Projekte und Interventionsformen erfolgte zumeist nicht auf der Basis von Qualitätsleitlinien. Qualitätsleitlinien können jedoch eine hilfreiche Grundlage und auch ein Orientierungsrahmen für die Planung und Durchführung von qualitativ hochwertigen Projekten darstellen. Sie schaffen auch die Voraussetzung für Beurteilbarkeit und Vergleichbarkeit.

Für die Interessenten wie für Institutionen ist die gewachsene Landschaft von tiergestützten Initiativen, Projekten und Interventionen schwer überschaubar. Es ist für Außenstehende kaum möglich, einzelne Angebote zu beurteilen. Vor diesem Hintergrund gab es immer wieder Anfragen an ESAAT und ISAAT, Qualitätskriterien zu entwickeln, um Projekte besser einschätzen und vergleichen zu können.

Um Entscheidungsträgern fachliche Kriterien für die Beurteilung von Angeboten an die Hand zu geben, sind Qualitätsstandards eine wichtige Grundlage. Sie sollen auch dazu dienen, einen sinnvollen und effektiven Mitteleinsatz zu gewährleisten. Für viele Akteure im Feld tiergestützter Interventionen ist gute Arbeit zu leisten ein zentrales Element des professionellen Selbstverständnisses. Qualitätsstandards bieten diesen Anbietern die Möglichkeit, sich von anderen Anbietern zu unterscheiden.

Auf einen weiteren – für uns sehr wesentlichen Punkt, der uns am Herzen liegt – sei hier zusätzlich verwiesen: Die Entwicklung und Sicherung von Qualitätsmaßstäben ist insbesondere wichtig für die Tiere, die wir bei dieser Arbeit einsetzen. Daher müssen bei der Diskussion um Qualität tiergestützter Interventionen immer tierethische Überlegungen einfließen und, wenn wir es mit dem Schutz der Tiere ernst meinen, sogar die Grundlage bilden.

18.2 Wie definiert sich Qualität?

Der Begriff Qualität wird in unterschiedlichen Kontexten verwendet, er hat viele, auch missverständliche Bedeutungen bekommen. Die Qualität tiergestützter Interventionen ist in einem allgemeinen Sinn gegeben, wenn erwünschte Wirkungen erreicht und unerwünschte Wirkungen vermieden werden.

Spezifischer kann man Qualität folgendermaßen beschreiben (Wohlfarth et al., 2013b):

- Ergebnisse tiergestützter Interventionen müssen eindeutig den Interventionsprozessen zugeschrieben werden können (Effektivität).
- Im Mittelpunkt tiergestützter Interventionen stehen die Klienten (Klientenorientierung).
- Tiergestützte Interventionen können unerwünschte Wirkungen haben (z.B. Unfälle, Nebenwirkungen, Komplikationen, Übertherapie). Diese sind zu vermeiden (Klientensicherheit).
- Das Wohlergehen der Tiere muss stets sichergestellt sein (Tierwohl, Tierethik).
- Veränderungen, die durch tiergestützte Intervention erreicht werden, sollten erfasst und bewertet werden (Evaluation).
- Tiergestützte Intervention hat sich am jeweiligen aktuellen Kenntnistand zu orientieren, ihre Qualität sollte weiterentwickelt werden (Qualitätsentwicklung).

Das Qualitätsmanagement steht in engem Zusammenhang mit dem Risiko- und Hygienemanagement.

18.3 Qualitätsdimensionen

Um den umfassenden Begriff „Qualität" zu differenzieren und damit näher bestimmbar zu machen, wird herkömmlich zwischen Struktur-, Prozess-, Ergebnis- und Planungsqualität unterschieden. Auch wir werden unsere weiteren Ausführungen anhand dieser Differenzierung vornehmen.

DEFINITION

Unter **Strukturqualität** werden die personelle, finanzielle und technische Ausstattung sowie die administrativen, gesetzlichen und organisatorischen Bedingungen verstanden.

Die **Prozessqualität** bezieht sich auf die Durchführung von Interventionen, Maßnahmen und Projekten, deren Koordinierung und Klientenorientierung.

Die **Ergebnisqualität** umfasst die der tiergestützten Intervention zuschreibbaren Veränderungen des Gesundheitszustandes, der Lebensqualität, der persönlichen Ressourcen, der Persönlichkeitsentwicklung oder auch der Zufriedenheit der Klienten.

Die **Planungsqualität** bezieht sich u.a. auf die Frage, ob der Bedarf für tiergestützte Interventionen sachlich erhoben und die Bedürfnisse der Zielgruppe bzw. der Zielpersonen erfasst sind, ob die Vorerfahrungen aus anderen Projekten berücksichtigt und die wissenschaftlichen Grundlagen aufbereitet wurden, und ob die Intervention theoriegestützt entwickelt wurde.

18.4 Checkliste zu Qualitätsdimensionen

Im Folgenden werden die vorgehend genannten Aspekte der jeweiligen Qualitätsdimensionen näher beschrieben. Die Checkliste orientiert sich an den von Olbrich und Wohlfarth (2014) ausführlich beschriebenen Qualitätskriterien.

Planung tiergestützter Arbeit:

- Bedarf wurde erhoben.
  ☐ ja ☐ nein
- Zielgruppen sind genau beschrieben.
  ☐ ja ☐ nein
- Förderliche und hemmende Faktoren sind bekannt.
  ☐ ja ☐ nein
- Konzeption für tiergestützte Therapie ist vorhanden.
  ☐ ja ☐ nein
- Finanzielle und personelle Ressourcen sind für eine tiergestützte Therapie ausreichend.
  ☐ ja ☐ nein

Strukturelle Voraussetzungen der tiergestützten Arbeit:

Für tiergestütztes Arbeiten sind vorhanden …

- therapeutischer Grundberuf
  ☐ ja ☐ nein
- Weiterbildung in tiergestützter Therapie
  ☐ ja ☐ nein
- Ausbildung als Mensch-Hund-Team
  ☐ ja ☐ nein
- Räumlichkeiten/Gelände zur Mensch-Tier-Begegnung
  ☐ ja ☐ nein
- notwendige Materialien
  ☐ ja ☐ nein
- Rückzugsmöglichkeiten für die Tiere
  ☐ ja ☐ nein
- ausreichende personelle Voraussetzungen
  ☐ ja ☐ nein
- ausreichende finanzielle Mittel
  ☐ ja ☐ nein

Konzeption und Methodik der tiergestützten Therapie:

- Eine tiergestützte Therapieplanung liegt vor.
  ☐ ja ☐ nein
- Interessenten werden umfassend über tiergestützte Therapie informiert.
  ☐ ja ☐ nein
- Vorerfahrungen mit Tieren werden erfasst und berücksichtigt.
  ☐ ja ☐ nein
- Aversionen und Ängste der Klienten werden erfasst und berücksichtigt.
  ☐ ja ☐ nein
- Schriftliche Einwilligung wird eingeholt.
  ☐ ja ☐ nein
- Bedürfnisse/Ziele der Klienten werden erfasst.
  ☐ ja ☐ nein
- Der Verlauf der tiergestützten Therapie wird dokumentiert.
  ☐ ja ☐ nein
- Das Erreichen von Zielen wird dokumentiert.
  ☐ ja ☐ nein

Hunde:

- Ethologisches Wissen über Hunde ist vorhanden.
  ☐ ja ☐ nein
- Es wurden ausreichend Erfahrungen mit dem eingesetzten Hund im Alltag gesammelt.
  ☐ ja ☐ nein
- Sind die wöchentlichen Einsatzzeiten für den Hund begrenzt?
  ☐ ja ☐ nein
- Wird die Kommunikation und Interaktion zwischen Hund/Klient/Fachperson/ggf. auch Hundebesitzer erfasst?
  ☐ ja ☐ nein
- Wird der empathische Umgang auch von Kollegen erkannt?
  ☐ ja ☐ nein
- Werden (Belastungs-)Signale der Tiere erfasst?
  ☐ ja ☐ nein
- Werden mögliche Risiken in der Interaktion zwischen Mensch und Tier erfasst?
  ☐ ja ☐ nein
- Liegt eine Genehmigung nach dem Tierschutzgesetz vor?
  ☐ ja ☐ nein

Hygiene, Risikobewertung und Risikomanagement:

- Notwendige Impfungen sind durchgeführt.
  ☐ ja ☐ nein
- Ekto- und Endoparasiten werden regelmäßig kontrolliert.
  ☐ ja ☐ nein
- Präventionsmaßnahmen werden beachtet und ergriffen.
  ☐ ja ☐ nein
- Gesundheits- und Pflegezustand werden regelmäßig geprüft.
  ☐ ja ☐ nein
- Krankheitsanzeichen werden erkannt.
  ☐ ja ☐ nein
- Dokumentation tierärztlicher Versorgung liegt vor.
  ☐ ja ☐ nein
- Mögliche Risiken werden systematisch erfasst.
  ☐ ja ☐ nein
- Eine Gefährdungsanalyse wurde durchgeführt.
  ☐ ja ☐ nein
- Ein Sicherheitskonzept liegt vor.
  ☐ ja ☐ nein
- Ein bewilligter Hygieneplan liegt vor.
  ☐ ja ☐ nein

Recht und Versicherung:

- Datenschutzrichtlinien werden eingehalten.
  ☐ ja ☐ nein
- Ein Geschäftsplan liegt vor; die Organisationsform ist festgehalten.
  ☐ ja ☐ nein
- Klienten, Mitarbeiter und Tiere sind haftpflichtversichert.
  ☐ ja ☐ nein
- Klienten, Mitarbeiter und Tiere sind unfallversichert.
  ☐ ja ☐ nein

Dokumentation / Information:

- Ziele, Methoden und Effekte der tiergestützten Intervention werden registriert und in Begriffen der Auftraggeber für diese dokumentiert.
  ☐ ja ☐ nein
- Erklärungen der besonderen Effekte von Tieren werden gegeben.
  ☐ ja ☐ nein
- Mitarbeiter, Interessierte, Zuweiser usw. werden regelmäßig über tiergestützte Interventionen informiert
  ☐ ja ☐ nein

Online-Material

Wohlfarth, R., Olbrich, E. (2014): Qualitätsentwicklung und Qualitätssicherung in der Praxis tiergestützter Interventionen – Ein Leitfaden. Wien / Zürich: Eigenverlag ESAAT & ISAAT.

Checkliste zu Qualitätsdimensionen

19 Rechtliche Grundlagen

In Deutschland, Österreich und der Schweiz gibt es bisher kein Gesetz und keine Verordnung, die den Einsatz von Tieren in Institutionen des Gesundheitswesens zu therapeutischen Zwecken verbieten würden. Jedoch sind unterschiedliche rechtliche Grundlagen zu beachten, bevor in einer Einrichtung tiergestützte Therapie eingeführt werden kann. Diese gesetzlichen Regelungen und Verordnungen dienen dazu, die Gesundheit von Klienten und Personal zu schützen.

Hier werden nur die Regelungen für Deutschland näher ausgeführt. Grundsätzlich gelten jedoch die im Folgenden beschriebenen Regelungen auch für Österreich und die Schweiz. Leser aus der Schweiz oder Österreich sollten aber unbedingt prüfen, ob es Unterschiede in diesen Ländern zu Deutschland gibt, die es zu beachten gilt. In Österreich wurde die Ausbildung und Prüfung von Therapiebegleithunde-Teams 2015 im Bundesbehindertengesetz geregelt. Weitere Hinweise finden sich hier: https://www.vetmeduni.ac.at/therapiebegleithunde/pruefung (27.12.2021).

Rechtsgrundlagen für den Einbezug von Tieren in Therapien sind in Deutschland u. a.:

- Tierschutzgesetz § 1, § 2 und § 11
- Straßenverkehrsordnung
- Heilpraktikergesetz
- Arbeitsschutzgesetz
- Infektionsschutzgesetz
- Biostoffverordnung
- Gefahrstoffverordnung
- Vorschrift der Deutschen Gesetzlichen Unfallversicherung
- die Technische Regel für Biologische Arbeitsstoffe (TRBA), insbesondere die TRBA 250: Biologische Arbeitsstoffe im Gesundheitswesen und in der Wohlfahrtspflege
- die Technische Regel für Gefahrstoffe (TRGS), insbesondere TRGS 525: Gefahrstoffe in Einrichtungen der medizinischen Versorgung

- andere berufsgenossenschaftliche Vorschriften (BGV) und Regeln (BGR), wie zum Beispiel BGR 206: Desinfektionsarbeiten im Gesundheitsdienst oder BGR 209 Umgang mit Reinigungs- und Pflegemitteln

DEFINITION

Das **Tierschutzgesetz** verpflichtet in § 1, dass die Ausbildung und der Einsatz eines Hundes in tiergestützter Therapie nicht mit Schmerzen, Leiden oder Schäden verbunden sein darf. In § 2 des Tierschutzgesetzes wird geregelt, dass Hunde im therapeutischen Einsatz artgemäß gehalten und tiergerecht eingesetzt werden müssen.
§ 11 Tierschutzgesetz besagt, dass das gewerbsmäßige Halten von Tieren zu tiergestützten Interventionen der behördlichen Erlaubnis bedarf. Für die Erteilung der Erlaubnis ist es zwingend erforderlich, den Nachweis der Sachkunde zu erbringen.

Die **Straßenverkehrsordnung** regelt unter anderem das Führen von Hunden im Straßenverkehr sowie die Sicherungspflicht von Tieren im Auto.

Das **Heilpraktikergesetz** legt fest, wer heilkundlich tätig werden darf. Grenzen setzt das Heilpraktikergesetz, da dort der Begriff der Heilkunde beschrieben und festgelegt wird, wer heilkundlich tätig sein darf. Nur Ärzte oder Heilpraktiker dürfen Krankheiten behandeln. Eine Ausnahme gilt für Psychotherapeuten bei psychischen Leiden.

Das **Arbeitsschutzgesetz** regelt die grundlegenden Arbeitsschutzpflichten des Arbeitgebers, aber auch Pflichten und Rechte der Beschäftigten für alle Tätigkeitsbereiche.

Das **Infektionsschutzgesetz** regelt sehr allgemein die Krankenhaushygiene. In einigen Bundesländern sind darüber hinaus noch Krankenhausgesetze bzw. -verordnungen der Länder zu beachten, die jedoch in der Regel keine über die bereits genannten bundesweit gültigen Hygieneanforderungen hinausgehenden Maßnahmen enthalten. Einzelne Landesämter und Landkreise haben jedoch spezifische Verordnungen bezüglich des Einsatzes von Tieren in Krankenhäusern und Heimen erlassen. Auskunft hierüber erteilen Gesundheitsämter und Gewerbeaufsichtsämter. Das **Infektionsschutzgesetz** beschreibt für die tiergestützte Therapie zwei wesentliche Aspekte: Alle Gesundheitseinrichtungen haben einen Hygieneplan zu erstellen. Die Leitung einer Einrichtung verantwortet den Hygieneplan und seine Einhaltung. Wichtig ist: Diese Verantwortung ist nicht übertragbar, daher muss ein Hygieneplan für tiergestützte Therapie unbedingt vom Leiter der jeweiligen Einrichtung bzw. einem seiner Vertreter genehmigt werden.

Die **Biostoffverordnung** und die Gefahrstoffverordnung sind für die tiergestützte Therapie von Bedeutung, da bei Tierkontakten sogenannte Biostoffe auftreten oder freigesetzt werden können. Beschäftigte oder Klienten könnten durch solche Stoffe geschädigt werden, damit in Kontakt kommen, durch sie sensibilisiert werden oder in ihrer Gesundheit geschädigt werden.

In weiteren Verordnungen (Gefahrstoffverordnung und TRGS 525: Gefahrstoffe in Einrichtungen der medizinischen Versorgung) werden die Schutzmaßnahmen im Umgang mit Gefahrstoffen geregelt. Gefahrstoffe werden definiert als Stoffe und Zubereitungen mit bestimmten gefährlichen toxischen oder physikalisch-chemischen Eigenschaften, welche die Gesundheit und die Sicherheit der Beschäftigten gefährden können. Gefahrstoffe, die im Bereich tiergestützter Therapie zum Einsatz kommen, sind Reinigungs- und Desinfektionsmittel.

Aus der **Lebensmittelhygieneverordnung** geht hervor, dass Tiere im Lebensmittel produzierenden Bereich verboten sind.

Trotz aller dieser Gesetze und Verordnungen ist der Einsatz von Hunden prinzipiell in allen Fachgebieten des Gesundheitswesens möglich. Ein definitives Verbot für Tiere besteht nur im Küchenbereich von Gesundheitseinrichtungen.

Jedoch ist die Leitung einer Einrichtung verpflichtet, Risiken und Nutzen eines tiergestützten Einsatzes abzuwägen und Indikationen und Kontraindikationen in einem Hygieneplan festzulegen.

Wichtig ist auch zu wissen, dass Hunde in tiergestützter Therapie den Status als Co-Therapeuten und nicht den Status eines Medizinproduktes besitzen, sonst käme noch das Medizinproduktegesetz zur Anwendung.

Es wird vielfach empfohlen, bevor man tiergestützte Therapie etabliert, dies beim Gesundheitsamt und Veterinäramt zu melden. Auch eine Begehung durch das Veterinäramt wird häufig als sinnvoll angesehen.

Ob dies bei tiergestützter Therapie mit Hunden tatsächlich erfolgen muss, ist aus unserer Sicht wesentlich von den spezifischen Belangen der jeweiligen Einrichtung abhängig, in welcher der tiergestützte Einsatz erfolgt.

19.1 Gefährdungsmanagement

Es bestehen noch immer Bedenken gegen den Einsatz von Tieren, vor allem in Pflegeeinrichtungen oder Kliniken. Daher ist es wichtig, diese Bedenken zu kennen und sich mit ihnen auseinanderzusetzen.

Die wichtigsten Bedenken beziehen sich auf das Verschmutzen von Räumen und Kleidung, das Auslösen von Allergien durch Hundehaare, die Gefahr von Krankheitskeimen (Zoonosen), Sicherheitsaspekte wie Anspringen, Kratzen oder Beißen bis zur Verursachung von Lärm zum Beispiel durch Bellen. Es wird auch angeführt, dass durch die Anwesenheit des Tieres die geregelten Abläufe unterbrochen und der Alltag chaotischer und die Arbeitsbelastung des Personals durch vermehrte Reinigungs- und Desinfektionsarbeiten höher werden. Aber auch der zusätzliche Aufwand für einen spezifischen Hygieneplan und für die Prävention von Unfällen wird genannt.

Denn sollte es tatsächlich einmal zu einer Schädigung kommen, dann liegt es an der Einrichtung zu beweisen, dass alles getan wurde, um die Risiken zu minimieren. Schon im Jahr 1983 hat der Bundesgerichtshof festgehalten: „Wer grundlos von Standardmethoden zur Bekämpfung möglicher Risiken abweicht, muss Schadenersatzansprüche und die Folgen einer Beweislastumkehr fürchten“ (BGB Urteil vom 10.5.1983, VI ZR 270/81). Folglich sollten die Gefährdungen, welche sich aus dem Umgang und Einsatz von Hunden ergeben sorgfältig analysiert, Präventionsmaßnahmen dargelegt und das Vorgehen bei einer Schädigung beschrieben werden. Praktisch heißt dies, eine Gefährdungsanalyse durchführen, einen Hygieneplan für tiergestützten Einsatz ergänzen oder einen spezifischen Hygieneplan erstellen sowie einen Notfallplan, in dem das Vorgehen bei einem Unfall detailliert beschrieben wird.

Gefährdungsbeurteilung

Eine Gefährdungsbeurteilung ist notwendig, da der Therapeut, andere Mitarbeitende oder Klienten eventuell mit Stoffen in Berührung kommen, die die Gesundheit beeinträchtigen. Beispiele sind Allergien, welche durch Hundehaare ausgelöst werden oder Unfälle durch Hunde, wie Kratzen oder Beißen.

Eine einheitliche Vorgabe zur Konkretisierung des Arbeitssicherheitsgesetzes (ASiG) gibt die Unfallverhütungsvorschrift „DGUV Vorschrift 2 – Betriebsärzte und Fachkräfte für Arbeitssicherheit“.

Grundsätzlich gilt, dass jeder Unternehmer eine schriftliche Gefährdungsbeurteilung erstellen muss, in der er die potenziellen Gesundheitsgefahren im Betrieb erfasst, Maßnahmen festlegt, um sie zu beseitigen, und diese dann auch umsetzt. Diese Gefährdungsbeurteilung sollte bei allen gravierenden Veränderungen im Betrieb aktualisiert werden, spätestens aber nach fünf Jahren. Dazu ist die Unterstützung eines Betriebsarztes oder einer Fachkraft für Arbeitssicherheit notwendig. Unterlagen, die zur Gefährdungsbeurteilung herangezogen werden sollten, sind u. a. Betriebsanweisungen, Dokumentationen zum Qualitätsmanagement, Gefahrstoffverzeichnisse, Notfallpläne, Unfallanzeigen, Anzeigen auf Verdacht einer Berufskrankheit, Verbandbücher.

Wesentliche Elemente einer Gefährdungsbeurteilung sind die Gefahren, welche von Zoonosen, Allergien, Unfällen (u. a. Stürze, Bisse) oder Reinigungs- bzw. Desinfektionsarbeiten ausgehen. Der Hygieneplan ist daher Teil der Gefährdungsbeurteilung.

Je nach Einrichtung sollten folgende Fragen in einer Gefährdungsbeurteilung für tiergestützte Therapie mit Hunden beantwortet werden:

Checkliste Gefährdungsbeurteilung

- Gibt es eine verantwortliche Bezugsperson für den Hund?
- Besitzt diese Bezugsperson einen Sachkundenachweis bzw. ausreichende Kenntnisse über die Körpersprache des Hundes?
- Sind die Mitarbeiter informiert worden?
- Existiert eine Dokumentation zum Therapiebegleithund inklusive aller erforderlichen Nachweise (z. B. Impfungen, Entwurmungen, Dokumentation der tierärztlichen Untersuchungen)?
- Werden Hinweise angebracht, wenn der Hund im Einsatz ist?
- Besteht bei den Beschäftigten der Verdacht auf eine Tierhaarallergie?
- Wird die Fütterung außerhalb der Einrichtung durchgeführt? Wenn nein, wo?
- Wird bei Personalneueinstellung auf eine Tierhaarallergie hingewiesen?
- Wird der Hund nur tagsüber oder auch nachts eingesetzt?
- Ist die Anwesenheit der Bezugsperson durchgängig sichergestellt?
- Hat das Mensch-Hund-Team eine anerkannte Ausbildung erfolgreich absolviert?
- Wird jährlich eine „Nachprüfung" durchgeführt?
- Wird ein Gesundheitscheck des Hundes nachweislich vierteljährlich durchgeführt?
- Wird die Entwurmung des Hundes nachweislich vierteljährlich durchgeführt?
- Wird der Hund artgerecht gehalten?
- Ist eine regelmäßige Fellpflege gegeben?
- Wird der Hund regelmäßig auf Parasiten wie Flöhe, Zecken etc. untersucht?

- Ist sichergestellt, dass der Hund eine Freilauffläche zur Verrichtung seiner Notdurft benutzen kann?
- Wird der Hund vor Betreten der Räumlichkeiten bei Regen und Schnee gesäubert und getrocknet?
- Ist die Kostenübernahme für Tierarzt, Steuer, Futter, Zubehör und Versicherung geklärt und sichergestellt?
- Wird das das Futter ausschließlich von der Bezugsperson verabreicht?
- Ist eine Eingewöhnungsphase des Hundes in der Einrichtung durchgeführt worden?
- Bestimmt ausschließlich die Bezugsperson des Hundes über die Kontakte mit den Klienten?
- Sind interne Umgangs- und Verhaltensregeln dynamisch in Abhängigkeit zu den Persönlichkeits- und Verhaltenseigenschaften des Hundes erstellt?
- Werden von externer Seite regelmäßige Besuche durchgeführt, um die Einhaltung der geforderten hygienischen und veterinärmedizinischen Bedingungen sowie die artgerechtete Haltung des Hundes zu kontrollieren?
- Ist die maximale Arbeitsbelastung des Hundes pro Tag begrenzt, z. B. auf zweimal 20 Minuten und nicht öfter als dreimal in einer Woche?
- Besteht ein Notfallplan bei Unfall/Verletzung des Hundes?
- Besteht ein Notfallplan bei Unfall/Verletzung von Klienten?

Die Gefährdungsbeurteilung soll auch sicherstellen, dass Betriebsanweisungen vorhanden sind, eine Unterweisung und Schulung erfolgte und das Vorgehen nach Verletzungen (Notfallplan) wie Stürzen oder Hundebissen bzw. -kratzern festgelegt und dokumentiert ist.

Betriebsanweisungen sind arbeitsplatz- und tätigkeitsbezogene verbindliche Anordnungen und müssen den Mitarbeiterinnen und Mitarbeitern zugänglich gemacht werden. Für risikoträchtige Tätigkeiten, gerade auch im Hinblick auf Hundebisse, sollten konkrete Arbeitsanweisungen vorliegen, die einen sicheren Umgang mit dem Hund anschaulich beschreiben. Jedoch sollten nicht nur die Mitarbeiter einer Einrichtung entsprechende Anweisungen erhalten, sondern auch den Klienten sollte anschaulich schriftlich vermittelt werden, wie sie mit dem Hund umgehen sollen.

Mündliche Unterweisungen und Schulungen der Mitarbeiter müssen vor Aufnahme der Tätigkeit und regelmäßig mindestens einmal jährlich durchgeführt werden. Im Bereich tiergestützter Therapie sollten die Unterweisungen praktische Übungen im Umgang mit dem Hund enthalten und dokumentiert werden. Insbesondere sollen die Mitarbeiter die grundlegenden Verhaltensweisen eines Hundes kennen und deuten können.

Das Vorgehen nach Unfällen oder Verletzungen durch den Hund ist festzulegen, zu dokumentieren und bekanntzugeben. Es muss ein schriftlicher Maßnahmenplan mit Anlaufstellen und Telefonnummern vorliegen.

Weiterführende Literatur

https://www.bgw-online.de/bgw-online-de/service/medien-arbeitshilfen/medien-center/gefaehrdungsbeurteilung-in-der-tiermedizin-20162 (27.12.2021)

Online-Material

Checkliste Gefährdungsbeurteilung.

Unfälle und Verletzungen durch den Hund

Unfälle mit Tieren können nicht völlig ausgeschlossen werden. Unfälle durch Anstoßen und nachfolgendem Sturz, vor allem von unsicheren und älteren Menschen, können sich ereignen. Nach einer Erhebung in den USA kam es bei 10000 Besuchsdienst-Einsätzen (mit Tieren) in Pflegeeinrichtungen in 19 Fällen zu einem Unfall, davon wiesen zwei Unfallopfer Knochenbrüche auf. Eine Abschätzung der Häufigkeit von Biss- und Kratzverletzungen durch Heimtiere erlauben die Ergebnisse einer Patientenbefragung in der Schweiz: 325 Personen von 100 000 der Bevölkerung und Jahr erlitten eine entsprechende Verletzung, von denen 60 % durch Hunde und 25 % durch Katzen verursacht wurden. Für Deutschland werden wesentlich niedrigere Zahlen genannt: 35 000 Zwischenfälle pro Jahr, das heißt, auf 100 000 Personen kommen lediglich 43 Vorfälle.

Die genannten Zahlen sollten nicht dazu führen, das Unfallrisiko zu unterschätzen. Bissverletzungen kommen wahrscheinlich selten vor. Nach unseren eigenen Erfahrungen kommt es häufiger zu kleineren Verletzungen durch Kratzen, diese werden jedoch meist nicht gemeldet.

Kratzverletzungen entstehen insbesondere beim Spielen oder Leckerli geben.

Nach Junkers (2013) empfiehlt es sich, dass Klienten robuste Kleidung tragen und bei älteren Klienten ein Tuch zwischen Hund und Klient gelegt wird. Häufig entstehen kleinere Verletzungen auch, wenn der Hund beim Pfötchen-Geben nicht die Hand, sondern den Unterarm erwischt. Das Abrutschen vom Unterarm kann Kratzer verursachen (Junkers, 2013). Der Hund sollte Leckerli ohne Bedrängen abnehmen können. Manchmal schließen Klienten aus Spaß kurz die Hand, dann beginnen manche Hunde an der Hand zu kratzen, um an das Leckerli zu kommen. Auch betteln manche Hunde um Zuneigung oder Futter, indem sie mit ausgefahrenen Krallen Pfötchen geben (Junkers, 2013).

Verletzungen können auch indirekt entstehen, zum Beispiel indem der Klient über den Hund stolpert oder sich über eine Reaktion des Hundes erschrickt. Hier hilft nur, dass das therapeutische Setting sehr strukturiert ist und dass der Hund entsprechend ausgebildet wurde. Auch die Klienten sollten so im Umgang mit dem Hund angeleitet werden, dass die Gefahr eines Unfalls vermindert wird.

Bei Unfällen ist auf jeden Fall ein Unfallbericht anzufertigen.

Bissverletzungen vorbeugen

- Der eingesetzte Hund ist sorgfältig ausgebildet.
- Der Hundebesitzer ist während der Therapie immer anwesend.
- Hund hat immer die Möglichkeit, sich aus der therapeutischen Situation zurückzuziehen.
- Vor der Therapie ist festgelegt, ab welchen Stresszeichen die Therapie abgebrochen wird (wenn der Hund sich nicht schon vorher von selbst zurückgezogen hat).
- Stressreaktionen des Hundes werden frühzeitig erkannt und es wird darauf reagiert.
- Klienten werden vor Beginn der Therapie Verhaltensregeln im Umgang mit dem Hund vermittelt.
- Personal muss in den Umgang mit Hunden eingewiesen werden.
- Übergriffe durch den Klienten werden unterbunden.

Unfälle und Verletzungen beim Hund

Auch für den Hund bestehen Risiken beim Einbezug in Therapien, welche bedacht werden müssen. So kann es zu Verletzungen kommen, beispielsweise durch das Verschlucken von herumliegenden Kleinteilen oder das Herunterspringen von Betten. Es können Vergiftungen auftreten durch das Essen von auf dem Boden liegenden Medikamenten oder durch das Füttern von ungeeigneten Leckerlis durch Klienten. Vergiftungen können auch durch das Verschlucken von Desinfektionsmittel entstehen. Ein nicht an Umgebungsfaktoren gewöhnter Hund kann außerdem durch rutschige Böden, grelles Licht oder ungewohnten Lärm traumatisiert werden. Besonders ein rutschiger Boden stellt ein erhebliches Unfallrisiko dar.

Um Stress vorzubeugen, sollte während der therapeutischen Sitzung der Hund immer die Möglichkeit bekommen, sich in eine Transportbox oder auf eine Decke zurückzuziehen, um dort völlig ungestört zu sein. Zudem sollte immer die Möglichkeit bestehen, eine Interaktion mit dem Hund vorzeitig zu beenden. Dies sollte so geschehen, dass es für alle Beteiligten passend und stimmig ist. Dies bedeutet, dass der Therapeut immer einen Plan „B" für eine Therapie ohne Hund haben sollte.

Alle diese Gefahren können durch eine sorgfältige Vorbereitung gemindert werden. So sollte ein Hund gelernt haben, nichts vom Boden zu essen oder vom Bett heruntergehoben zu werden. Zudem sollte er langsam an die ungewohnte Umgebung gewöhnt werden.

Auch muss darauf geachtet werden, dass dem Hund von den Klienten nur geeignete Leckerlis gefüttert werden. Daher sollte der Hund nur bei bewusst gestalteten Begegnungen in Ihrer Anwesenheit mit von Ihnen bereitgestellten Leckerlis gefüttert werden. Achten Sie darauf, dass Ihr Hund kein zusätzliches Futter oder Leckerli von Mitarbeitern, Klienten oder Angehörigen erhält. Wird der Hund daran gewöhnt, ständig und überall gefüttert zu werden, besteht die Gefahr, dass er mit der Zeit penetrant Futter fordert, was die Verletzungsgefahr erhöht. Auch beachtet werden sollte, dass vor allem demente Klienten manchmal unbeabsichtigt Medikamente als Leckerli geben, was für den Hund gesundheitsgefährdend und lebensbedrohlich werden kann. Und nicht zuletzt halten vor allem ältere Klienten, die dem Hund etwas Gutes tun wollen, Schokolade oder andere für den Hund ungesunde Lebensmittel bereit.

Die unterschätzte Gefahr: Süßstoff Xylitol kann tödlich sein

Xylitol ist ein natürlicher Zuckeralkohol, der in zahlreichen Gemüse- und Obstsorten steckt. Da Xylitol auch in der Rinde bestimmter Baumarten steckt, ist die Substanz auch als Birkenzucker bekannt. Heute wird jedoch Xylitol vor allem aus Mais gewonnen. Xylitol wird zunehmend in der Lebensmittelproduktion verwendet, da es weitaus weniger Kalorien hat als Saccharose (haushaltsüblicher Zucker), und den menschlichen Blutzuckerspiegel nicht beeinflusst, so dass es zum Süßen von Diabetikerprodukten genutzt werden kann.

Xylitol kann in zahlreichen Produkten enthalten sein: Kaugummi, Schokolade, Bonbons, Erdnuss-Butter, Mandelbutter, Zahnpasta, Medikamente, Vitamintabletten, Kekse, Eiscreme, Joghurt, Marmelade, Fruchtsäfte und vielem anderem. Der Stoff ist mit E 967 auf Lebensmitteln gekennzeichnet.

Vor allem als Süßstoff in Diät- und Diabetikerprodukten ist Xylitol immer häufiger im Handel anzutreffen – und hier liegt die Gefahr für Hunde. Für Hunde kann Xylitol ausgesprochen gefährlich werden. Es führt zu einer starken Ausschüttung von Insulin, die wiederum zu lebensbedrohlichen Hypoglykämien (Abfall des Blutzuckerspiegels) führt. Auch kann es zu schweren Leberschäden bis hin zu einem tödlichen Leberversagen kommen. Als tödliche Dosis gilt für einen Hund etwa 3–4 Gramm Xylitol pro Kilogramm Körpergewicht.

Therapeuten, welche ihren Hund einsetzen, sollten unbedingt darauf achten, dass Klienten den Hund nicht mit diesen „Leckereien" füttern. Am besten sollten nur selbst mitgebrachte Leckerli verfüttert werden. Also Achtung, dass der Hund nicht beispielsweise Bonbons oder sogar Kaugummi aus Taschen und Rucksäcken stibitzt und frisst!

19.2 Hygienemanagement

Die wesentlichen Bedenken gegen tiergestützte Therapie bestehen aufgrund möglicher Infektionskrankheiten. Tiergestützt tätige Therapeuten kommen häufig mit Menschen in Kontakt, die einen geminderter Allgemeinzustand aufweisen, die mit bestimmten Medikamenten behandelt werden oder bei denen Vorerkrankungen oder eine Immunschwäche bestehen, welche mit einer erhöhten Infektionsgefahr einhergehen. Auch sind sie oft in Kontakt mit Personen mit chronischen Krankheiten, Behinderungen, Multimorbidität und Pflegebedürftigkeit. Diese Gefährdung erfordert ein besonders hygienebewusstes Verhalten. Die folgende Übersicht über hygienische Maßnahmen und deren Grundlagen basieren auf Schwarzkopf (2012) und Weber und Schwarzkopf (2003). Für die Schweiz sind die Übersicht von Marschall und Mitarbeitern (2005) und die Guidelines „Therapie- und Blindenführhunde im Spital" (Schlegel, 2016) von Bedeutung.

Verantwortung für Hygieneplan
Der Leiter der Einrichtung trägt die Verantwortung für die Sicherung der hygienischen Erfordernisse und nimmt seine Verantwortung durch Anleitung und Kontrolle wahr. Die Sicherung der personellen, materiell-technischen und räumlichen Voraussetzungen liegt in der Verantwortlichkeit des jeweiligen Trägers. Dies bedeutet, dass Sie zwar einen Hygieneplan für tiergestütztes Arbeiten (gemeinsam mit der Hygienefachkraft) ausarbeiten können, dieser muss aber zwingend vom Leiter der Einrichtung oder von einer von ihm dafür bestimmten Person in Kraft gesetzt (d.h. unterschrieben) werden.

Infektionen bzw. Infektionskrankheiten

Da sehr viele Hunde gehalten werden, gibt es entsprechend viele Beschreibungen von übertragbaren Infektionen. Die am häufigsten übertragbaren Infektionen entstehen durch

- pathogene Darmbakterien (Salmonellen, Campylobacter, seltener Yersinien oder Shigellen)
- Pilze (Microsporum, Trichophyton)
- Parasiten (Flöhe, seltener Milben)
- Endoparasiten wie Spulwürmer (Toxocara canis) und Echinokokken
- Einzeller wie Giardia lamblia, Isospora belli, Sarcocystis und Kryptosporidien.

Besteht ein ausreichender Impfschutz für Tollwut, dann haben Viren keine wesentliche Bedeutung. Auch seltene Infektionen wie Leptospirose, Q-Fieber und Brucellose durch Brucella canis besitzen beim Menschen nur eine untergeordneter Bedeutung (Schwarzkopf, 2012).

Rohfutter und tiergestützter Einsatz
Ein Problem bei der Fütterung mit Rohfutter ist die Übertragung von Krankheitserregern wie Bakterien (unter anderem Salmonellen, Echerichia coli), mit Protozoen (Toxoplasmen) und Würmern. Eine kanadische Studie ergab, dass bei 30% der Hunde, die gebarft wurden, Salmonellen ge-

funden wurden, ohne dass die Hunde selbst erkrankten. Sie stellten aber für andere eine Infektionsquelle dar. Besonders häufig treten Salmonellen dann auf, wenn Eier oder Geflügelfleisch verfüttert werden.
Dieses gilt es vor allem zu berücksichtigen, wenn der Hund Umgang mit Kindern, Schwangeren, älteren Menschen, chronisch Kranken oder Immunsupprimierten hat, da diese durch die Rohfütterung einem erhöhten Infektionsrisiko ausgesetzt sind (80 % des Fleisches ist mit Salmonellen belastet). Obwohl die Studien keine detaillierten Aussagen zum konkreten Ansteckungsrisiko des Menschen machen, sind viele Organisationen in Nordamerika nun sehr vorsichtig, Hunde vor allem bei Klienten mit einem eingeschränkten Immunsystem einzusetzen. Einige Organisationen verbieten sogar den Einsatz von Hunden, die in den letzten 90 Tagen mit Rohfleisch gefüttert wurden. So haben die Organisationen „Pet Partners" und „Therapet" die Hunde, die mit Rohfutter gefüttert werden, aus der tiergestützten Therapie ausgeschlossen.
In Deutschland hat bislang noch keine Diskussion darüber begonnen, ob Hunde, welche mit Rohfutter gefüttert werden, in tiergestützter Therapie eingesetzt werden dürfen. Während Tierärzte und Krankenhaushygieniker Barf eher kritisch gegenüberstehen, scheint Barfen bei vielen Personen, welche tiergestützt tätig sind, sehr beliebt zu sein. Wir empfehlen, wenn Sie ihren Hund barfen, dann sollten Sie industriell gefertigtes Rohfutter verwenden, dabei aber die Kühlkette genau beachten.
Auch sollte im Hygieneplan bei gebarften Hunden genau beschrieben werden, welche Vorsichtsmaßnahmen ergriffen werden, um ein Infektionsrisiko auszuschließen.

Allergische Reaktionen

Als eine weitere mögliche Gesundheitsgefährdung durch Hunde in tiergestützter Therapie gilt, dass allergische Reaktionen durch Tierhaare oder andere tiergebundene Antigene (Speichelbestandteile, Hautschuppen und gelegentlich Urinbestandteile) ausgelöst oder verschlimmert werden können. Daher müssen mögliche allergische Reaktionen einzelner Klienten oder Mitarbeiter berücksichtigt werden. Dies gilt auch dann, wenn der Tierkontakt abgelegen von den Hauptaufenthaltsräumen oder Patientenzimmern stattfindet und ein direkter Kontakt der Betroffenen mit dem Tier vermieden wird. Denn Allergene können auch über die Kleidung von Personen, die Kontakt mit dem Tier hatten, verschleppt werden. Stark allergische Menschen werden so indirekt mit dem Allergen konfrontiert und spüren Beschwerden.

Multiresistente Keime

Hunde in tiergestützten Interventionen sind einem gewissen Risiko ausgesetzt, zu Trägern von Infektionen zu werden wie etwa Clostridium difficile.

Hunde können ebenso wie Menschen mit multiresistenten, nosokomialen Infektionserregern, zum Beispiel Methicillin-resistenter S. aureus (MRSA), besiedelt sein. Sie sind daher auch in der Lage, solche Keime zu übertragen.

Daher sollten Hunde, die mit MRSA besiedelt sind, nicht bei Menschen mit niedrigem Immunstatus eingesetzt werden. Der Kontakt zwischen MRSA-Trägern und Therapiebegleithunden sollte möglichst unterbleiben. MRSA-Träger sind daher in der Regel von der tiergestützten Therapie ausgeschlossen. Die Einzelfallentscheidung obliegt jedoch dem Hygienefachpersonal.

Hygienische Maßnahmen

Ausgangspunkt jedes Hygieneplanes ist der im Infektionsschutzgesetz formulierte Auftrag: Hygiene als Aufgabe der Leitung einer Einrichtung im Gesundheitswesen. Der Leitung einer Einrichtung obliegt – wie schon beschrieben – die Verantwortung für den Infektionsschutz.

Ziel ist, dass jede Einrichtung (auch jede Praxis), die für sie relevanten und notwendigen Hygienemaßnahmen identifiziert, in einem einrichtungsspezifischen Hygieneplan dokumentiert und entsprechend umsetzt.

Ein Hygieneplan enthält alle Hygienestandards, welche die einzelne Einrichtung zum Infektionsschutz festlegt. Er erfüllt damit eine Doppelfunktion: zum einen als Arbeitsinstrument, um Fehler zu vermeiden, und gleichzeitig als Nachweis dafür, dass gesetzliche Bestimmungen erfüllt werden.

Ein allgemeingültiges Hygienekonzept, das jede Einrichtung oder Praxis übernehmen kann, gibt es nicht. Jede Einrichtung muss für sich analysieren, ob und welche Infektionsrisiken und Gefährdungen in der eigenen Einrichtung bestehen. Das ist immer abhängig von den Klienten, die zur Therapie kommen und ihren Erkrankungen, von ausgeführten Tätigkeiten, manchmal von Baulichkeiten, ob Dritte, z. B. Beschäftigte geschützt werden müssen und natürlich von den eingesetzten Tieren.

Folgende Punkte können je nach Einrichtung Teil eines Hygieneplanes sein:

Checkliste Hygieneplan

- Es sollte eine veterinärmedizinische Eingangsuntersuchung und halbjährliche Folgeuntersuchungen stattfinden. In einer jährlich zu erneuernden Bescheinigung muss erklärt werden, dass gegen den Einsatz des Tieres als Therapiebegleithund keine Bedenken bestehen.
- Es muss die Bezugsperson des Hundes namentlich benannt werden.
- Diese ist dafür verantwortlich, dass die für die tiergestützte Therapie mit Hund festgelegten Rahmenbedingungen eingehalten werden.
- Zur Therapie kommt das Tier gesäubert, frisch gekämmt und auf Ektoparasiten inspiziert.
- Die Krallen müssen kurz geschnitten und frei von scharfen Kanten sein.
- Der Hund darf keine Zeichen einer akuten Infektion aufweisen. Bei den geringsten Krankheitszeichen ist ein Veterinärmediziner aufzusuchen. Dieser legt fest, wann der Hund wieder einsatzfähig ist.
- Der Hund darf sich nicht unbeaufsichtigt in der Einrichtung bewegen. Er ist in der Gesundheitseinrichtung als „Therapietier im Dienst" (i. d.R. durch eine spezielle Weste oder Halsband) erkennbar.
- Die Teilnahme an einer tiergestützten Therapie sollte durch den behandelnden Arzt schriftlich angeordnet werden. Hierbei werden ärztlicherseits ggf. spezifische Festlegungen zum Umgang des Klienten mit dem Hund getroffen.
- Das Personal des Bereichs, in dem sich der Hund regelmäßig aufhält, muss diesbezüglich weitgehendes Einverständnis zeigen („Keine Aversion gegen Tiere"). Es ist über die erforderlichen Hygienemaßnahmen und Prävention von Gefährdungen regelmäßig zu belehren. Medizinisches Personal darf in Dienstkleidung keinen Kontakt zum Tier haben.
- Ein bereichsspezifischer Hygieneplan muss erarbeitet werden.
- Kontraindikationen/Ausschlusskriterien zum Umgang mit Tieren sollten festgelegt werden.
- Der Umgang des Personals und der Klienten mit dem Tier muss angeleitet und überwacht werden.
- Vor und nach dem Kontakt sowie bei Kontaminationen mit dem Tier, muss eine Händehygiene (bevorzugt Händedesinfektion, ggf. Händewaschen) erfolgen. Eine Möglichkeit zum Händewaschen ist im Therapieraum oder in dessen Nähe erforderlich. Wenn keine Spenderausstattung mit alkoholischem Händedesinfektionsmittel möglich ist, muss ein Händedesinfektionsmittel im Bedarfsfall durch das Personal ausgegeben werden.

- Es sollte zu keinem Gesichtskontakt oder zu keinem Küssen des Tieres kommen. Bei ungewollten derartigen Kontakten sollten die Stellen mit Wasser und Seife gewaschen werden. Sollte es während des Kontaktes mit dem Tier zu Kontaminationen der Kleidung kommen, ist diese zu wechseln.
- Der Kontakt zum Tier soll ausschließlich in Therapieräumen unter Aufsicht erfolgen.
- Das Tier darf keinen Zugang zu Küche, Speiseräumen und medizinischen Diensträumen (Untersuchungsräume, Pflegestützpunkt) haben.
- Ist der Aufenthalt des Tieres auch in den Patientenzimmern gewünscht, dann nur unter Aufsicht und bei Klienten ohne Risikofaktoren (auf keinen Fall darf das Tier Zugang in den Sanitärbereich und zu Nahrungsmitteln haben).
- Das Füttern der Tiere ist nur nach Anweisung des Therapeuten erlaubt (Trocken-Snacks).
- Der Trinknapf ist sauber zu halten und täglich zu reinigen, besser zu desinfizieren.
- Die Aufenthaltsbereiche und Dienstzeiten für das Tier sind zu fixieren. Das Tier benötigt einen Rückzugsort abseits der medizinischen Diensträume.
- Die Fußböden und Gegenstände, mit denen das Tier Kontakt hat, sind täglich bzw. bei Kontamination unverzüglich zu desinfizieren.
- Die tierbezogenen Utensilien (Leine, Spielzeug, Weste u.ä.) sollen möglichst wischdesinfiziert werden können. Das Waschen von Decken erfolgt regelmäßig (wöchentlich) durch den Halter im häuslichen Bereich, möglichst bei 60°C. Matten und andere Gegenstände, die nicht gewaschen werden können, sind regelmäßig auszutauschen. Bei der Lagerhaltung dieser Gegenstände ist auf strikte Trennung zu krankenhausspezifischen Gegenständen zu achten.

Weiterführende Literatur

Beck, E.G. & Schmidt, P. (Hrsg.). (2013). Hygiene in Krankenhaus und Praxis. Heidelberg: Springer.

Hoffmann, C., Herr, C. & Eikmann, T. (2010). Hygienische Anforderungen bei tiergestützter Arbeit in Krankenhäusern, Rehabilitations-Kliniken und Heimen. Umweltmedizin in Forschung und Praxis, 15(3), 148–157.

Kompetenzzentrum (CoC) Hygiene und Medizinprodukte der Kassenärztlichen Vereinigungen und der Kassenärztlichen Bundesvereinigung (2022). Hygiene in der psychotherapeutischen Praxis. Ein Leitfaden. Online Ressource: https://www.kvbw-admin.de/api/download.php?id=2206

Landesamt für Gesundheit und Soziales Mecklenburg-Vorpommern (2017). Hygienemerkblatt „Tiergestützte Therapie" in Krankenhäusern und Rehabilitationseinrichtungen mit Therapiehunden. Online

Ressource: https://service.mvnet.de/_php/download.php?datei_id=1594365 (27.12.2021)

Schwarzkopf, A. (2015). Tiere in Einrichtungen des Gesundheitsdienstes und der Pädagogik. Aura a. d. Saale: Support.

Schwarzkopf, A. (2021). Praxiswissen für Hygienebeauftragte: Anleitungen für stationäre Pflegeeinrichtungen einschließlich Rehabilitationseinrichtungen und für ambulante Dienste. Stuttgart: Kohlhammer.

Online-Material

Checkliste Hygieneplan

19.3 Weitere rechtliche Aspekte

Es gibt in Deutschland einige Gesetze, welche indirekt tiergestützte Einsätze betreffen. Diese sind das Heilpraktikergesetz, Tierschutzgesetz, das Bürgerliche Gesetzbuch sowie länderspezifische Hundeverordnungen.

Für Österreich und die Schweiz gelten jeweils spezifische Gesetze und Verordnungen, welche hier jedoch nicht näher ausgeführt werden können.

Weitere rechtliche Aspekte wie Aufklärung des Klienten, schriftliches Einverständnis zur tiergestützten Arbeit wurden schon im Kapitel „Organisation“ (Kap. 16) besprochen.

Heilpraktikergesetz

Leider gibt es keine spezifischen gesetzlichen Regelungen zur tiergestützten Therapie, daher kann jeder, der ein Tier besitzt, behaupten, er biete tiergestützte Therapie an. Grenzen setzt nur das Heilpraktikergesetz, da dort der Begriff der Heilkunde beschrieben wird. Dort heißt es in § 1: „Wer die Heilkunde, ohne als Arzt bestallt zu sein, ausüben will, bedarf dazu der Erlaubnis. Ausübung der Heilkunde im Sinne dieses Gesetzes ist jede berufs- oder gewerbsmäßig vorgenommene Tätigkeit zur Feststellung, Heilung oder Linderung von Krankheiten, Leiden oder Körperschäden bei Menschen, auch wenn sie im Dienste eines anderen ausgeübt wird.“

Kurz gefasst: Nur Ärzte oder Heilpraktiker dürfen Krankheiten behandeln. Eine Ausnahme gilt für Psychotherapeuten bei psychischen Leiden. Die selbstständige Ausübung der Heilkunde für „medizinische Assistenzberufe" wie zum Beispiel Ergotherapie, Logopädie, Physiotherapie ist bislang untersagt, soweit sie eigenverantwortlich über das „Ob" (Anordnungsverantwortung) und das „Wie" und „Wann" (Durchführungsverantwortung) ihrer Tätigkeit entscheiden möchten.

Tierschutzgesetz

Verbindliche Rechtsgrundlage für die Haltung von und den Umgang mit Tieren ist in Deutschland das Tierschutzgesetz (TSchG).

Nach §1 TSchG darf niemand einem Tier ohne vernünftigen Grund Schmerzen, Leiden oder Schäden zufügen. Wer ein Tier hält oder betreut, muss das Tier seiner Art und seinen Bedürfnissen entsprechend angemessen ernähren, pflegen und verhaltensgerecht unterbringen. Er darf die Möglichkeit des Tieres zu artgemäßer Bewegung nicht so einschränken, dass ihm Schmerzen oder vermeidbare Leiden oder Schäden zugefügt werden und er muss über die für eine angemessene Ernährung, Pflege und verhaltensgerechte Unterbringung des Tieres erforderlichen Kenntnisse und Fähigkeiten verfügen (§2 TSchG).

Die Tierschutz-Hundeverordnung konkretisiert die allgemeinen Anforderungen des §2 TSchG für die Haltung von Hunden. Sie enthält Vorschriften zur Fütterung und Pflege sowie für die Betreuung bei gewerbsmäßigen Züchtern.

Personen, die Tiere „planmäßig, fortgesetzt und mit der Absicht, Gewinn zu erzielen" im tiergestützten Bereich einsetzen möchten, benötigen in der Regel eine Erlaubnis nach §11 TSch. Für diese Tätigkeit geltend sind Tierschutzgesetz §11 Nr. 8a („gewerblicher Einsatz") und 8d („zur Schau stellen"). Das Verfahren der Erlaubniserteilung beinhaltet eine Prüfung der Sachkunde. Dazu gehören eingehende theoretische Kenntnisse und praktische Fähigkeiten, die Prüfung der Zuverlässigkeit der für die Tätigkeit verantwortlichen Person, sowie eine Kontrolle der Einsatzbedingungen.

Der Therapeut, welcher seinen Hund einsetzen möchte, muss daher vor Aufnahme einer (gewerblichen) Tätigkeit einen Antrag beim zuständigen Veterinäramt stellen. Die Sachkunde ist nicht nur für die Gewährleistung des Tierschutzes, sondern auch für die Qualitätssicherung und Absicherung gegen mögliche Haftungsansprüche von Bedeutung. Für den Nachweis bzw. Erwerb der erforderlichen Sachkunde dienen insbesondere fachspezifische Aus- und Weiterbildungen sowie umfangreiche berufliche oder sonstige Erfahrungen im Umgang mit Hunden. Neben der Vorlage entsprechender

Belege beim Veterinäramt kann der Nachweis der Sachkunde auch in einem Fachgespräch mit dem Amtstierarzt oder mit Hilfe einer Sachkundeprüfung erfolgen.

Leider wird die Umsetzung § 11 des Tierschutzgesetzes von nahezu jedem Veterinäramt unterschiedlich gehandhabt, so dass keine allgemein gültigen Aussagen getroffen werden können. Manche Veterinärämter betonen, dass tiergestützte Therapie nicht unter § 11 falle, andere meinen der § 11 gelte nur, wenn mehrere Tiere eingesetzt werden, andere wiederum prüfen die Haltungsbedingungen Zuhause und am Einsatzort, lassen sich Einsatzpläne vorlegen und fordern ausführliche Fachgespräche.

Praxistipp

Sie sollten sich auf jeden Fall, bevor Sie Ihren Hund in der tiergestützten Therapie einsetzen, sich mit dem zuständigen Veterinäramt in Verbindung setzen und nach den spezifischen Bedingungen für den Sachkundenachweis fragen.

Weiterführende Literatur

Allgemeine Informationen der Tierärzte für den Tierschutz:
https://www.tierschutz-tvt.de/alle-merkblaetter-und-stellungnahmen/?no_cache=1&download=TVT_MB_131_Tiere_im_sozialen_Einsatz_Nov._01.pdf&did=178 (29.12.2021)
Spezifische Informationen über Hunde im sozialen Einsatz:
https://www.tierschutz-tvt.de/alle-merkblaetter-und-stellungnahmen/?no_cache=1&download=TVT-MB_131.4__Hunde_im_soz._Einsatz_Juni_2018.pdf&did=181 (29.12.2021)

Online-Material

Das hedonische Budget
Tierschutzgesetz und Sachkunde

Bürgerliches Gesetzbuch: Haftpflicht

Jeder Hundehalter ist verantwortlich für mögliche Schäden, die sein Tier verursacht. Hierunter fallen sowohl Personenschäden als auch Sachschäden. Die Tierhalterhaftung ist vom Gesetzgeber in § 833 BGB geregelt: „Wird durch ein Tier ein Mensch getötet oder der Körper oder die Gesundheit eines Menschen verletzt oder eine Sache beschädigt, so ist derjenige, welcher das Tier hält, verpflichtet, dem Verletzten den daraus entstehenden Schaden zu ersetzen. Die Ersatzpflicht tritt nicht ein, wenn der Schaden durch ein Haustier verursacht wird, das dem Beruf, der Erwerbstätigkeit oder dem Unterhalt des Tierhalters zu dienen bestimmt ist, und entweder der Tierhalter bei der Beaufsichtigung des Tieres die im Verkehr erforderliche Sorgfalt beobachtet oder der Schaden auch bei Anwendung dieser Sorgfalt entstanden sein würde."

Bei § 833 BGB handelt es sich um eine reine Gefährdungshaftung. Das heißt, der Hundehalter haftet unabhängig von seinem Verschulden für alle von seinem Hund verursachten Schäden. Dies ist vom Gesetzgeber bewusst so gewollt, da es sich bei einem Hund um kein „von der Vernunft gesteuertes Geschöpf" handelt. Aus Sicht des Gesetzgebers ist das Verhalten von Tieren unberechenbar und Tierhaltung daher immer mit einer Gefahr für Leben, Gesundheit und Eigentum Dritter verbunden.

Eindeutige Haftungsfälle ergeben sich, wenn der Hund eine andere Person beißt, fremde Sachen verwüstet oder an anderen Personen hochspringt und dabei deren Kleidung verschmutzt oder beschädigt. Auch Verletzungen, welche durch Hochspringen oder durch Kratzen beim Spielen verursacht werden, zählen zu Haftungsfällen. Erschrickt sich ein Kind durch das Bellen eines Hundes und fällt hin, liegt ebenfalls ein ersatzpflichtiger Schaden vor.

Das unberechenbare Verhalten des Tieres führt stets zu einer Haftung des Tierhalters: So soll nach einem Urteil des Amtsgerichts Frankfurt der Tierhalter selbst dann haften, wenn sich eine Person von seinem Hund bedroht fühlt, vor diesem wegläuft und hierbei zu Schaden kommt. Ebenso haftet der Hundehalter, wenn der Hund in seiner Abwesenheit einen Schaden verursacht. Der Hundehalter hat vor seiner Abwesenheit die Pflicht, sich um eine Überwachung seines Tieres zu kümmern, so dass dieses keinen Schaden verursachen kann.

In der tiergestützten Therapie kommt es manchmal vor, dass man seinen Hund für kurze Zeit einer anderen Person überlassen muss. Tritt während dieser Zeit ein Schaden ein, welcher durch den Hund verursacht wurde, haftet nach § 833 BGB ebenso der Hundehalter. Übrigens haftet der Hundehalter, unabhängig von seinem Verschulden, auch für Schäden, welche der Hund beim Betreuer verursacht zum Beispiel, wenn der Hund den Betreuer umreißt und dieser sich dabei an der Hand verletzt.

Die Haftpflicht umfasst den Ersatz beschädigter Sachen, Arztkosten, Verdienstausfall, Schmerzensgeld oder Unterhaltszahlungen. Sind Hunde in Unfälle verwickelt, kann es schnell zu enormen finanziellen Schäden von mehreren hunderttausend Euro kommen.

Daher ist der Abschluss einer Tierhalterhaftpflichtversicherung unerlässlich. In einige Bundesländer ist eine solche Versicherung schon Pflicht. Wichtig für die tiergestützte Therapie: Lassen Sie sich vom Versicherungsunternehmen schriftlich bestätigen, dass der therapeutische (gewerbliche) Einsatz des Hundes mitversichert ist. Es gibt Hundehalterhaftpflichtversicherungen, die sofort kündigen, wenn sie von therapeutischen Einsätzen der Hunde erfahren. Achten Sie darauf, dass auch der gewerbliche Einsatz nach BGB § 833 mitversichert ist, denn viele Versicherungen begrenzen den Versicherungsschutz auf ehrenamtliche, d. h. unentgeltliche, Tätigkeiten.

Hundehalterhaftpflicht muss unbedingt tiergestützte Therapie beinhalten

Sofern es zu Unfällen ohne Beteiligung des Hundes kommt (z. B. Stürzen) sind die Klienten in einer stationären Einrichtung über diese versichert. In privaten oder ambulanten Einrichtungen sind daher jeweils entsprechende Haftpflichtversicherungen abzuschließen. Für Verletzungen oder andere Schäden, welche mittel- oder unmittelbar durch den Hund verursacht werden, ist der Hundehalter haftbar. Daher sollten Sie, auch wenn Sie in einem Angestelltenverhältnis arbeiten, unbedingt eine Hundehalterhaftpflicht-Versicherung mit maximaler Deckungssumme abschließen, welche die gewerbliche (entgeltliche) tiergestützte Therapie miteinschließt. Lassen Sie sich dies unbedingt von Ihrer Versicherung schriftlich bestätigen.

Online-Material

Haftpflicht

Landeshundegesetze

In einzelnen deutschen Bundesländern gelten jeweils länderspezifische Landeshundegesetze, die zum Beispiel den Umgang mit sogenannten „Kampfhunden", den Sachkundenachweis oder auch die Leinenpflicht regeln. Dies ist für die tiergestützte Therapie insofern von Bedeutung, als zum Beispiel nach dem Landeshundegesetz in Nordrhein-Westfalen (§ 2 Allgemeine Pflichten) Leinenpflicht in öffentlichen Gebäuden, Schulen und Kindergärten besteht. In Schleswig-Holstein ist es gar verboten, Hunde in Kirchen, Kindergärten, Schulen und Krankenhäuser mitzunehmen (Gefahrhundegesetz – GefHG § 2 Allgemeine Pflichten). Die Inhaberin oder der Inhaber des Hausrechts der genannten Einrichtungen kann Ausnahmen zulassen, wenn im Einzelfall Menschen, Tiere oder Sachen nicht gefährdet werden. In Niedersachsen muss man einen theoretischen und praktischen Sachkundenachweis erbringen, wenn man Hunde halten möchte (Gesetz über das Halten von Hunden § 3).

Wir empfehlen daher dringend, sich nach den bundesländerspezifischen Gegebenheiten bezüglich Hundehaltung, Leinenzwang oder generellen Betretungsverboten zu erkundigen.

20 Ein etwas anderer Ausblick

Zu Beginn haben wir die Frage gestellt: Ist tiergestützte Therapie mit dem Hund Traumtänzerei, Tierquälerei oder tatsächlich ein sinnvoller Einsatz? Nachdem Sie dieses Buch gelesen haben, werden Sie uns zustimmen, dass es weder Traumtänzerei, noch Tierquälerei sein muss. Hierzu müssen jedoch Hunde auf ihre Jobs als Co-Therapeuten behutsam und geduldig vorbereitet werden. Das beginnt bei der Auswahl der geeigneten Tiere, fordert einen gezielten Beziehungsaufbau, die Gewöhnung an verschiedenste Umweltreize und endet schließlich in einem tiefen gegenseitigen Vertrauen. Nur wenn ich dem Hund und der Hund mir wirklich vertrauen kann, wird die wunderbare Beziehung zwischen mir, dem Klienten und dem Tier wirksam werden, die nötig ist, um die therapeutischen Kräfte tatsächlich frei zu setzen. Doch nicht nur die Hunde müssen ausgebildet werden, auch die Therapeuten. Neben ihrem therapeutischen Grundberuf müssen sie sich in tiergestützter Therapie weiterbilden. Das erfordert von den Menschen, die tiergestützt arbeiten, eine hohe Bereitschaft zu lernen, Erfahrungen zu sammeln und diese in das tägliche Arbeiten einfließen zu lassen. Zum Abschluss möchten wir Ihnen noch die sieben Schlüssel für Ihren persönlichen Erfolg mit hundegestützter Therapie an die Hand geben (ausführlich bei Wohlfarth & Mutschler, 2020):

Der erste Schlüssel ist, das Tier nicht als Therapeuten zu sehen, sondern als eine außergewöhnliche Möglichkeit zur Selbstreflexion, Motivation und Kommunikation. Und möchten Klienten tatsächlich Nutzen aus tiergestützter Therapie ziehen, darf das tierische Erlebnis – wie wir schon geschrieben haben – nicht so stehen bleiben. Es muss vielmehr auf den Lebenskontext des Klienten bezogen werden.

Der zweite Schlüssel ist das „dritte Auge“, ein Auge für unterschwellige Zeichen, welche vom Klienten wie vom Tier ausgesendet werden. Was sich in der Klient-Tier Interaktion genau zuträgt, ist nicht immer offensichtlich und Erkenntnisse entstehen nicht immer da, wo man sie am ehesten, sondern dort, wo man sie am wenigsten vermutet. Wir müssen deshalb unser Bewusstsein, unser drittes Auge, darauf trainieren, auch feinste Veränderungen achtsam wahrzunehmen.

Der dritte Schlüssel ist das „Loslassen-Können". Als tiergestützt-arbeitender Therapeut muss es möglich sein, zumindest für die Therapiestunde, dem Klienten das Feld zu überlassen. Denn darum geht es: Sich zurücknehmen, wenn es ansteht und wieder in Kontakt gehen, wenn es nötig erscheint. Dazu muss man sein Tier sehr genau kennen, seine Kommunikation verstehen und natürlich auch sich selbst immer wieder reflektieren.

Der vierte Schlüssel ist die Freiwilligkeit. Wir versuchen in der Therapie, ein Umfeld zu schaffen, das den Tieren möglichst viel Freiheit gibt, mit uns zu kommunizieren, mit uns zu kommen oder sich von uns abzusetzen, ganz wie sie es mögen. Wir sagen dazu: Das Tier darf „nein" sagen.

Der fünfte Schlüssel ist die Sicht der Tiere. Um tierische Co-Therapeuten wirksam einsetzen zu können, dürfen wir die Welt nicht nur von uns aus, vom Menschen her, sondern müssen sie auch vom jeweiligen Tier her denken. Nur so besteht die Chance, dass wir die Würde und Integrität der Tiere achten. Denn unsere Tiere dürfen als tierische Individuen – als Du – mit uns interagieren und müssen nicht Trickkünstler, Animateur oder gar menschlicher Therapeut sein.

Der sechste Schlüssel ist das Wohl der Tiere. Dies steht für uns an oberster Stelle. Tauchen während einer Intervention Bedenken auf, Tier oder Klient könnten sich nicht wohlfühlen, dann muss man die Bedingungen so verändern, dass das Wohlbefinden wieder hergestellt wird. Ist dies nicht möglich, was immer mal wieder geschehen kann, brechen wir den Tierkontakt ab. Das ist meist gar nicht tragisch und kann dem Klienten sogar viele neue Erkenntnisse ermöglichen.

Der siebte Schlüssel ist: Tiere sind Individuen mit individuellen Fähigkeiten. Sie sind mehr als ein Werkzeug, eine Methode oder Medium, sie sind unsere Mitarbeiter auf vier Beinen. Und wie menschliche besitzen auch tierische Mitarbeiter sehr unterschiedliche Begabungen – kein Wunder, dass sie sehr unterschiedlich wirken. Und nicht jede Tierart und nicht jedes Tier ist für die therapeutische Mitarbeit geeignet. Ob, in welchem Umfang und in welchem Bereich ein Tier als Co-Therapeut eingesetzt werden kann, hängt letztlich von vielen Faktoren ab.

Wir freuen uns sehr, wenn dieses Buch der Ausgangspunkt, der Motor und die Triebfeder für neue Entdeckungen, neue Erkenntnisse und für eine neue Sicht auf die Dinge ist. Wenn es einlädt, kritisch zu hinterfragen und eine eigene Haltung zu entwickeln und Inspiration ist für einen kreativen, ehrlichen und reflektierten Umgang mit unseren Hunden, welche ein großer Schatz als therapeutisches Medium sind.

Literatur

Agsten, L., Führing, P. & Windscheif, M. (2011). Praxisbuch HuPäSch: Ideen und Übungen zur Hundegestützten Pädagogik in der Schule. Norderstedt: Books on Demand.

Barzen, A. (2019). Kritische Reflexion von Erklärungsansätzen zur Wirkung tiergestützter Interventionen. Grüne Texte, 24, 1–24. https://www.fpi-publikation.de/downloads/?doc=barzen-kritische-reflexion-erklaerungsansaetze-wirkung-tiergestuetzte-interventionen-gruene-texte-24-2019pdf.pdf (28.12.2021

Bauer, J. (2006). Warum ich fühle, was du fühlst. Intuitive Kommunikation und das Geheimnis der Spiegelneurone. München, Zürich: Heyne.

Beck, A. M. & Katcher, A. H. (1996). Between pets and people: The importance of animal companionship. West Lafayette: Purdue University Press.

Beck, A. M., & A. H. Katcher (1983). Between pets and people: The importance of animal companionship. New York: G. P. Putnam's Sons.

Beck, E. G. & Schmidt, P. (Hrsg.) (2013). Hygiene in Krankenhaus und Praxis. Heidelberg: Springer.

Beck, L. & Madresh, E. A. (2008). Romantic partners and four-legged friends: An extension of attachment theory to relationships with pets. Anthrozoös, 21(1), 43–56.

Beetz, A. (2009). Psychologie und Physiologie der Bindung zwischen Mensch und Tier. In C. Otterstedt & M. Rosenberger (Hrsg.), Gefährten–Konkurrenten–Verwandte: Die Mensch-Tier-Beziehung im wissenschaftlichen Diskurs (S. 133–152). Göttingen: Vandenhoeck & Ruprecht.

Beetz, A., Kotrschal, K., Turner, D. C., Hediger, K., Uvnäs-Moberg, K. & Julius, H. (2011). The effect of a real dog, toy dog and friendly person on insecurely attached children during a stressful task: an exploratory study. Anthrozoös, 24(4), 349–368.

Beetz, A., Riedel, M. Wohlfarth, R. (2021). Tiergestützte Interventionen: Handbuch für die Aus- und Weiterbildung (2. Aufl.). München: Ernst Reinhardt Verlag.

Bergler, R. (1986). Mensch und Hund. Psychologie einer Beziehung. Köln: edition agrippa gmbh.

Blesch, K. (2020). Tiergestützte Therapie mit Hunden: Grundlagen, Tierethik und Praxis der therapeutischen Arbeit. Heidelberg: Springer.

Bowlby, J. (2021). Bindung als sichere Basis: Grundlagen und Anwendung der Bindungstheorie. München: Ernst Reinhardt Verlag.

Burger, E., Stetina, B. U., Turner, K., McElheney, J. & Handlos, U. (2011). Dog-assisted therapy in prison: emotional competences and emotional status of drug-addicted criminal offenders. Journal of Veterinary Behavior: Clinical Applications and Research, 6(1), 79–80.

Colby, P. M. & Sherman, A. (2002). Attachment styles impact on pet visitation effectiveness. Anthrozoös, 15(2), 150–165.

Corson, S. A., Arnold, L. E., Gwynne, P. H. & Corson, E. O. L. (1977). Pet dogs as nonverbal communication links in hospital psychiatry. Comprehensive Psychiatry, 18(1), 61–72.

Dogtale Movies (2014). Von der Hand in die Welt – das A-Z des Hundes (Video). Bad Münstereifel: Dogtale Movies.

Fine, A..H. (Ed.). (2015). Handbook on Animal-Assisted Therapy: Foundations And Guidelines for Animal-Assisted Interventions (4th ed.). Elsevier Academic Press.

Fraser, D. (2008). Understanding Animal Welfare. Acta Veterinaria Scandinavica, 50(1), 1–7.

Friedmann, E., Katcher, A. H., Lynch, J. J. & Thomas, S. A. (1980). Animal companions and one-year survival of patients after discharge from a coronary care unit. Public health reports, 95(4), 307–312.

Friedmann, F., Son, H. & Saleem. M. (2015). The Animal–Human Bond: Health and Wellness. In A. Fine (Ed.), Handbook of Animal Assisted Therapy. Foundations and Guidelines for Animal-Assisted Interventions (pp. 73–88). London: Elsevier.

Girard, B. (2013). Mit dem Therapiehund in humorvoller Interaktion. plan B – Zeitschrift für Pflege, Krisenbetreuung und Adoption, 1, 20–21.

Giruc, M. (2011). Tiere, mit denen wir lebten: Tiergestützte Biografiearbeit mit Demenzkranken. Augsburg: Schlütersche.

Glenk, L. M., Kothgassner, O. D., Stetina, B. U., Palme, R., Kepplinger, B., & Baran, H. (2014). Salivary cortisol and behavior in therapy dogs during animal-assisted interventions: A pilot study. Journal of Veterinary Behavior: Clinical Applications and Research, 9(3), 98–106.

Graham, J. D., & Bair, M. J. (2019). Animal Assisted Interventions to Treat Pain and Associated Mental Health Comorbidities: A Systematized Review. Proceedings of IMPRS, 2(1).

Grimm, H. & Otterstedt, C. (2012). Das Tier an sich: disziplinenübergreifende Perspektiven für neue Wege im wissenschaftsbasierten Tierschutz. Göttingen: Vandenhoeck & Ruprecht.

Halm, M.A. (2008). The healing power of the human-animal connection. American Journal of Critical Care, 17, 373–376.

Herbst, C. (2013). Tiergestützte Therapie in der Suchtrehabilitation: Eine qualitative Befragung (Bachelorarbeit). Freiburg: Pädagogische Hochschule.

Hoffmann, C., Herr, C. & Eikmann, T. (2010). Hygienische Anforderungen bei tiergestützter Arbeit in Krankenhäusern, Rehabilitations-Kliniken und Heimen. Umweltmedizin in Forschung und Praxis, 15(3), 148–157.

Hoffmann, A.O..M., Lee, A.H., Wertenauer, F., Ricken, R., Jansen, J.J., Gallinat, J. & Lang, U.E. (2009). Dog-assisted intervention significantly reduces anxiety in hospitalized patients with major depression. European Journal of Integrative Medicine, 1, 145–148.

Howie, A. (2015). Teaming with Your Therapy Dog. West Lafayette: Perdue University Press.

IAHAIO (2018). White Paper: The IAHAIO Definitions for Animal Assisted Intervention and Animal Assisted Activity and Guidelines for Wellness of Animals involved. http://iahaio.org/wp/wp-content/uploads/2021/06/iahaio-white-paper_2018_german_final.pdf; 29.12.2021

Jansen, K. (2018). Die Welpen-Fibel. Junge Hunde im ersten Lebensjahr: Sozialisierung, Erziehung, Beschäftigung. Hamburg: Diplomica Verlag

Jettenberger, M. (2015). Hunde in der Pflege: Helfer auf vier Pfoten: Ein Ratgeber für die tiergestützte Therapie mit 30 ausgearbeiteten Begegnungen. Mühlheim: Verlag an der Ruhr.

Jones, M..G., Rice, S..M., & Cotton, S..M. (2019). Incorporating Animal-Assisted Therapy in Mental Health Treatments for Adolescents: A Systematic Review of Canine Assisted Psychotherapy. PloS one, 14(1), e0210761.

Junkers, A. (2013). Tiergestützte Therapie: Der Hund als Co-Therapeut in der Ergotherapie. Idstein: Schulz-Kirchner.

Juul, J. (2012). 4 Werte, die Kinder ein Leben lang tragen. München: Gräfe und Unzer.

Julius, H., Beetz, A., Kotrschal, K., Turner, D.C. & Uvnäs-Moberg, K. (2014). Bindung zu Tieren: Psychologische und neurobiologische Grundlagen tiergestützter Interventionen. Göttingen: Hogrefe.

Jung, C. & Pörtl, D. (2015). Tierisch beste Freunde: Mensch und Hund: Von Streicheln, Stress und Oxytocin. Wissen & Leben. Stuttgart: Schattauer.

Kahlisch, A. (2010). Tiergestützte Therapie in Senioren- und Pflegeheimen: ein Wegweiser mit Praxisbeispielen für Besuchshundeteams. Nerdlen/Daun: Kynos.

Kirchpfening, M. (2018). Hunde in der Sozialen Arbeit mit Kindern und Jugendlichen. München: Ernst Reinhardt.

Körner, J. (1996). Bruder Hund & Schwester Katze: Tierliebe – die Sehnsucht des Menschen nach dem verlorenen Paradies. Köln: Kiepenheuer & Witsch.

Kompetenzzentrum (CoC) Hygiene und Medizinprodukte der Kassenärztlichen Vereinigungen und der Kassenärztlichen Bundesvereinigung (2022): https://www.kvbw-admin.de/api/download.php?id=2206, 27.12.2021.

Kotrschal, K. (2009). Die evolutionäre Theorie der Mensch-Tier-Beziehung. In C. Otterstedt & M. Rosenberger (Hrsg.), Gefährten–Konkurrenten–Verwandte: Die Mensch-Tier-Beziehung im wissenschaftlichen Diskurs (S. 55–77). Göttingen: Vandenhoeck & Ruprecht.

Kotrschal, K. (2012). Wolf, Hund, Mensch. Die Geschichte einer Jahrtausende alten Beziehung. Wien: Brandstätter.

Kotrschal, K. (2014). Einfach beste Freunde: Warum Menschen und andere Tiere einander verstehen. Wien: Brandstätter.

Kotrschal, K. (2016). Hund & Mensch: Das Geheimnis unserer Seelenverwandtschaft. Wien: Brandstätter.

Landesamt für Gesundheit und Soziales Mecklenburg-Vorpommern (2014). Hygienemerkblatt „Tiergestützte Therapie" in Krankenhäusern und Rehabilitationseinrichtungen mit Therapiehunden. Online Ressource: http://service.mvnet.de/_php/download.php?datei_id=133049; 16.2.2016

Landgraf, D. & Neuse, V. (2021). Praxisbuch tiergestütztes Training und Coaching. Weinheim: Beltz

Levinson, B.M. (1962). The dog as co-therapist. Mental Hygiene, 46, 59–65.

Levinson, B.M. (1969). Pet-oriented child psychotherapy. Springfield, IL: Charles C. Thomas.

López-Cepero, J. (2020). Current Status of Animal-Assisted Interventions in Scientific Literature: A Critical Comment on Their Internal Validity. Animals, 10(6), 985.

Marino, L. (2012). Construct validity of animal-assisted therapy and activities. How important is the animal on AAT? Anthrozoös, 25 (1), 139–151.

Marschall, J., Francioli, P. & Mühlemann, K. (2005). Therapie- und Blindenführhunde im Spitalbereich: Prävention von nosokomialen Zoonosen, Swiss-NOSO, 12 (4),30–32.

McConnell, P.B. & Rau, G. (2012). Das andere Ende der Leine: was unseren Umgang mit Hunden bestimmt. München: Piper.

McNamara, M., Moga, J. & Pachel, C. (2015). What's Love Got to Do with It? Selecting Animals for Animal-Assisted Mental Health Interventions. In H. A. Fine (Ed.), Handbook of animal-assisted therapy: Theoretical foundations and guidelines for practice (4rd Ed.) (pp. 91–103). London: Academic Press.

McNicholas, J. & Collis, G.M. (2006). Animals as social supports: Insights for understanding animal-assisted therapy. In H.A. Fine (ed.), Handbook on animal-assisted therapy: Theoretical foundations and guidelines for practice. Second Edition (49–72). San Diego, CA: Academic Press.

Miklósi, Á. (2011). Hunde: Evolution, Kognition und Verhalten. Stuttgart: Kosmos.

Mormann, F., Dubois, J., Kornblith, S., Milosavljevic, M., Cerf, M., Ison, M. et al. (2011). A category-specific response to animals in the right human amygdala. Nature Neuroscience, 14, 1247–1249.

Müller, C.A., Schmitt, K., Barber, A.L. & Huber, L. (2015). Dogs Can Discriminate Emotional Expressions of Human Faces. Current Biology, 25(5), 601–605.

Mutschler, B. & Wohlfarth, R. (2014). Du bist mir wichtig: Bindung in der Mensch-Hund-Beziehung. Stuttgart: Kosmos.

Nagasawa, M., Mitsui, S., En, S., Ohtani, N., Ohta, M., Sakuma, Y., Onaka, T., Mogil, K. & Kikusui, T. (2015). Oxytocin-gaze positive loop and the coevolution of human-dog bonds. Science, 348(6232), 333–336.

Niepel, G. (1998). Mein Hund hält mich gesund. Der Hund als Therapeut für Körper und Seele. Augsburg: Naturbuch.

Oeser, E. (2004). Hund und Mensch: die Geschichte einer Beziehung. Darmstadt: Primus.

Olbrich, E. (2009). Bausteine einer Theorie der Mensch-Tier-Beziehung. In C. Otterstedt & M. Rosenberger (Hrsg.), Gefährten–Konkurrenten–Verwandte: Die Mensch-Tier-Beziehung im wissenschaftlichen Diskurs (S. 111–132). Göttingen: Vandenhoeck & Ruprecht.

Olbrich, E. & Otterstedt, C. (2003). Menschen brauchen Tiere. Stuttgart: Kosmos.

Otterstedt, C. (2007). Mensch und Tier im Dialog. Stuttgart: Kosmos.

Otterstedt, C. & Rosenberger, M. (Hrsg.). (2012). Gefährten–Konkurrenten–Verwandte: Die Mensch-Tier-Beziehung im wissenschaftlichen Diskurs. Göttingen: Vandenhoeck & Ruprecht.

Parish-Plass, N. (Ed.) (2013). Animal-assisted psychotherapy: Theory, issues, and practice. West Lafayette: Purdue University Press.

Pelz, J. (2013). Tierschutzhunde – eine kritische Auseinandersetzung. Online Ressource: www.miteinanderlernen.de/tierschutzhunde-eine-kritische-auseinandersetzung/; 16.2.2016

Peralta J., Fine A., (2021) (Eds.) s. The Welfare of Animals in Animal Assisted Interventions. Heidelberg: Springer Veterinary Medicine

Perkins, J., Bartlett, H., Travers, C. & Rand, J. (2008). Dog-assisted therapy for older people with dementia. Australasian Journal of Ageing, 27, 177–182.

Prothmann, A. (2012). Tiergestützte Kinderpsychotherapie. 2. Auflage. Frankfurt a. M.: Peter Lang.

Putsch, A. (2013). Spurwechsel mit Hund. Soziales Lernen in der Jugendhilfe. Nerdlen/Daun: Kynos.

Rogers, C. R. (1983). Die klientenzentrierte Gesprächspsychotherapie. Frankfurt a. M.: S. Fischer.

Roloff, V. (2016). Arbeitsschutz für Pferde? mensch & pferd international, 8(1), 24–28.

Romero, T., Konno, A. & Hasegawa, T. (2013). Familiarity Bias and Physiological Responses in Contagious Yawning by Dogs Support Link to Empathy. PLoS ONE 8(8): e71365. doi:10.1371/journal.pone.0071365.

Santaniello, A., Dicé, F., Claudia Carratú, R., Amato, A., Fioretti, A., & Menna, L. F. (2020). Methodological and Terminological Issues in Animal-Assisted Interventions: An Umbrella Review of Systematic Reviews. Animals, 10(5), 759.

Schlegel, M. (2016). Therapie- und Blindenführhunde im Spital. Online Ressource: https://kssg.guidelines.ch/guideline/1568; 29.12.2021.

Schneider, M. S. & Harley, L. P. (2006). How dogs influence the evaluation of psychotherapists. Anthrozoös, 19 (2), 128–142.

Schwarzkopf, A. (2021). Praxiswissen für Hygienebeauftragte: Anleitungen für stationäre Pflegeeinrichtungen einschließlich Rehabilitationseinrichtungen und für ambulante Dienste. Stuttgart: Kohlhammer.

Schwarzkopf, A. (2012). Tiere in Einrichtungen des Gesundheitsdienstes und der Pädagogik. Aura a. d. Saale: Support.

Schöberl, I., Beetz, A., Solomon, J., Wedl, M., Gee, N. & Kotrschal, K. (2015). Social factors influencing cortisol modulation in dogs during a strange situation procedure. Journal of Veterinary Behavior: Clinical Applications and Research. doi:10.1016/j.jveb.2015.09.007

Serpell, J. A. (2015). Animal-assisted interventions in historical perspective. In H. A. Fine (Ed.). Handbook of animal-assisted therapy: Theoretical foundations and guidelines for practice (4rd Ed.) (pp. 11–19). London: Academic Press.

Souter, M.A. & Miller, M.D. (2007). Do animal-assisted activities effectively treat depression? A meta-analysis. Anthrozoös, 20 (2), 167–180.

Spectra (2013). Ein Leben ohne Haustier ist für viele Österreicher undenkbar: Katze, Hund & Co sind Freund oder sogar vollwertiges Familienmitglied. Online-Ressource: www.freizeitforschung.at/data/spectra/Aktuell_03_13_Haustiere_startseite.pdf; 16.2.2016

Steed, H.N. & Smith, B.S. (2002). Animal assisted activities for geriatric patients. Activities, Adaptation & Aging, 27, 49–61.

Stetina, B., Turner, K., Burger, E., Glenk, L.M., McElheney, J., Handlos, U. & Kothgassner, O.D. (2011). Learning emotion recognition from canines? Two for the road. Journal of Veterinary Behavior: Clinical Applications and Research, 6(2), 108–114.

Störr, M. (2011). Hunde helfen heilen: Einsatzmöglichkeiten in Physiotherapie, Ergotherapie und Logopädie. Nerdlen/Daun: Kynos.

Tanner–Frick, R.A. & Frick Tanner, E.B. (2016). Praxis der tiergestützten Psychotherapie. Göttingen: Hogrefe.

Townsend, L., & Gee, N.R. (2021). Recognizing and Mitigating Canine Stress during Animal Assisted Interventions. Veterinary Sciences, 8(11), 254.

Turner, D.C., Wohlfarth, R., Beetz, A. (2021) Geschichte tiergestützter Interventionen. In A. Beetz, M. Riedel, R. Wohlfarth (Hrsg.). Tiergestützte Interventionen: Handbuch für die Aus- und Weiterbildung (2. Aufl.) (S. 14–17). München: Ernst Reinhardt Verlag.

TVT-Tierärzte für den Tierschutz (2018). Nutzung von Tieren im sozialen Einsatz (131.4 Hunde). Online Ressource: https://www.tierschutz-tvt.de/alle-merkblaetter-und-stellungnahmen/?no_cache=1&download=TVT-MB_131.4__Hunde_im_soz._Einsatz_Juni_2018.pdf&did=181; 29.12.2021

Vernooij, M.A. & Schneider, S. (2010). Handbuch der tiergestützten Intervention: Grundlagen, Konzepte, Praxisfelder. Wiebelsheim: Quelle & Meyer.

Virués-Ortega, J., Pastor-Barriuso, R., Castellote, J.M., Población, A. & de Pedro-Cuesta, J. (2012). Effect of animal-assisted therapy on the psychological and functional status of elderly populations and patients with psychiatric disorders: a meta-analysis. Health Psychology Review, 6(2), 197–221.

Voigt-Papke, G. (2019). Ideenbox für Praxis-Hunde: Hundegestützter Einsatz bei Kindern und Senioren. Hüllhorst: Voigt-Papke

Vormbrock, J.K. & Grossberg, J.M. (1988). Cardiovascular effects of human-pet dog interactions. Journal of behavioral medicine, 11(5), 509–517.

Weber, A. & Schwarzkopf, A.(2003). Heimtierhaltung-Chancen und Risiken für die Gesundheit. Gesundheitsberichterstattung des Bundes Heft 19. Berlin: Robert Koch Institut. Online Ressource: https://edoc.rki.de/bitstream/handle/176904/3168/25uDLpnVUj7Y_53.pdf?sequence=1&isAllowed=y, 21.12.2021

Wesley, M.C., Minatrea, N.B. & Watson, J.C. (2009). Animal-assisted therapy in the treatment of substance dependence. Anthrozoös, 22(2), 137–148.

Wild, M. (2008). Tierphilosophie zur Einführung. Hamburg: Junius.

Wilson, E.O. (1984). Biophilia: The Human Bond with Other Species. Cambridge & London: Harvard University Press.

Winkle, M., Johnson, A., & Mills, D. (2020). Dog Welfare, Well-being and Behavior: Considerations for Selection, Evaluation and Suitability for Animal-Assisted Therapy. Animals, 10(11), 2188.

Wohlfarth R. & Beetz A. (2021). Ethik und tiergestützte Interventionen. In. Beetz A., Riedel M., Wohlfarth R. (Hrsg.). Tiergestützte Interventionen: Handbuch für die Aus- und Weiterbildung (S. 74–84). München: Ernst Reinhardt Verlag.

Wohlfarth, R. & Beetz, A. (2019). Erklärungsansätze für die positiven Wirkungen der Mensch-Tier-Beziehungen. Sozialmagazin, 12, 52–58

Wohlfarth, R., Mutschler, B., Beetz, A., Kreuser, F. & Korsten-Reck, U. (2013a). Dogs motivate obese children for physical activity: key elements of a motivational theory of animal-assisted interventions. Frontiers in Psychology, 4, 796. doi: 10.3389/fpsyg.2013.00796.

Wohlfarth, R., Mutschler, B., & Bitzer, E. (2013b). Wirkmechanismen tiergestützter Therapie: Theoretische Überlegungen und empirische Fundierung. In I. Strunz (Hrsg.), Tiergestützte Pädagogik in Theorie und Praxis, 180–214, Hohengehren: Schneider.

Wohlfarth, R. & Mutschler, B. (2011/2015). Die Kunst der Hundeerziehung – Ein Weg zum Wir. Heidelberg: Springer.

Wohlfarth, R. & Mutschler, B. (2020). Die Heilkraft der Tiere. Wie der Kontakt mit Tieren uns gesund macht. München: btb.

Wohlfarth, R. & Olbrich, E. (2014). Qualitätsentwicklung und Qualitätssicherung in der Praxis tiergestützter Interventionen. Wien, Zürich: ESAAT, ISAAT. https://www.tiergestuetzte.org/fileadmin/Redaktion/Dokumente/Broschuere_zur_Qualitaetsicherung.pdf (28.12.2021)

Zilcha-Mano, S., Mikulincer, M. & Shaver, P.R. (2011). An attachment perspective on human–pet relationships: Conceptualization and assessment of pet attachment orientations. Journal of Research in Personality, 45(4), 345–357.

Bildnachweis

Georg Münster: Abb. 2, 7a–b, 11, 13, 14, 15, 17, 18, 19, 20, 37, 38a–c
Franziska Speiser: Abb. 3, 12, 21, 41, 46
Monika Stähli: Abb. 10, 26, 27, 29, 33, 50
Gabriele Winnewisser: Abb. 8, 30, 31, 32

Nicht gesondert aufgeführte Abbildungen wurden von den jeweils abgebildeten Personen zur Verfügung gestellt.

Sachregister